现代中医妇产科诊断与处理

孔 宁 ◎著

黑龙江科学技术出版社

图书在版编目（CIP）数据

现代中医妇产科诊断与处理 / 孔宁著. -- 哈尔滨：
黑龙江科学技术出版社，2022.4（2023.1 重印）
ISBN 978-7-5719-1290-1

Ⅰ.①现… Ⅱ.①孔… Ⅲ.①妇产科病–中医诊断学
②妇产科病–中医治疗法 Ⅳ.①R271

中国版本图书馆CIP数据核字(2022)第033081号

现代中医妇产科诊断与处理
XIANDAI ZHONGYI FUCHANKE ZHENDUAN YU CHULI

作　　者	孔　宁
责任编辑	陈元长
封面设计	刘彦杰
出　　版	黑龙江科学技术出版社
地　　址	哈尔滨市南岗区公安街70-2号 邮编：150001
电　　话	（0451）53642106　传真：（0451）53642143
网　　址	www.lkcbs.cn www.lkpub.cn
发　　行	全国新华书店
印　　刷	三河市元兴印务有限公司
开　　本	787mm×1092mm　1/16
印　　张	17.5
字　　数	412千字
版　　次	2022年4月第1版
印　　次	2023年1月第2次印刷
书　　号	ISBN 978-7-5719-1290-1
定　　价	50.00元

前　言

步入 21 世纪后,经济快速发展使得当代人的压力增大,生活节奏等加快,造成女性妇科炎症的患病率呈现逐年上升的趋势,妇科炎症成了威胁众多女性健康的元凶。虽然现在是新时代,但仍有一些女性讳疾忌医。随着医学飞速进步,中医学和现代科技结合越来越紧密,中医妇科学中的传统外治法与现代科技结合也衍生出了许多新的奇思妙想。本书从读者需求出发,以临床实用性为目的,使之成为贴近中医妇科临床的参考用书。

本书共十一章,主要内容包括月经病、带下病、妊娠病、产后病、子宫内膜异位症与子宫腺肌病、多囊卵巢综合征、高催乳素血症、卵巢早衰、女性生殖系统炎症、不孕症、前阴疾病,包含 100 多种妇科疾病的致病机制、诊断与鉴别诊断、因证辨治、其他疗法、转归与预后、预防与调护等。全书内容丰富实用,可供中医、中西医结合妇科临床、科研教学人员参阅。

由于作者水平有限加之编写时间仓促,书中存在缺点和不足在所难免,真切希望各位读者提出修改意见。书中若有不足之处,恳请读者指正。

编　者

目　录

第一章　月经病

月经病是指月经周期、经期、经量的异常，或伴随月经周期出现的各种症状为特征的一类疾病。

以月经周期异常的有月经先期、月经后期、月经先后无定期；以经期异常的有经期延长；以经量异常的有月经过多、月经过少；以月经周期、经期、经量都异常的有崩漏。非生理性的月经停闭为闭经。围绝经期前后，伴随月经周期反复出现的病症有痛经、经行乳房胀痛、经行头痛、经行眩晕、经行目暗、经行吐衄、经行口糜、经行呕吐、经行泄泻、经行浮肿、经行风疹块、经行音哑、经行感冒、经行发热、经行身痛、经行情志异常等。绝经期前后出现的与绝经期生理、病理有关的症候，称为绝经前后诸证。

月经病是妇科临床最常见的病证，常是机体受病的反映，历代医籍中论述月经病的内容极为丰富。早在《黄帝内经·素问·阴阳别论》中就提出了心脾为病导致闭经的复杂机制及转归。《妇人大全良方》列有调经门，分为二十论，并引"王子亨方论"云："经者常候，谓候其一身之阴阳愆伏，知其安危。故其来必以月，太过不及皆为不调。过于阳则前期而来，过于阴则后时而至。其有乍多乍少，断绝不行，崩漏不止，亦由阴阳衰盛，寒热为邪。"《景岳全书·妇人规》强调月经病的治疗："当察脏气，审阴阳，详参形证脉色，辨而治之。"中医学论治月经病的理论与实践，体现了中医从整体调整月经的优势，值得发扬。

月经病的发生与经期的生理状态、患者的素体情况、致病因素、生活环境、年龄阶段有密切关系。妇女在月经周期冲任、胞宫气血从经前充盛状态，经期泻溢至经后暂虚，气血藏泻变化较大，易虚易实，易受病邪入侵；或因七情过度，或感受六淫，或饮食失调，劳损太过，加之体质关系，以致脏腑功能失常，气血失调，冲任损伤，导致肾气、天癸、胞宫、冲任之间失于协调，则常常发生月经病。由于患者素体差异，病因不尽相同，故临床又表现为不同病症。而这些病症又常夹杂出现或相互转化，例如：月经先期与月经过多常合并为病，甚或发展为崩漏；月经后期与月经过少常相并出现，也可渐转为闭经。但也有月经后期兼月经过多，月经先期又兼月经过少者。伴随月经周期出现的有关诸证，病机相同，每可几种证候会同时出现。如经行乳胀可与经行腹痛，或与月经的期、量异常同时发生；经行浮肿与经行泄泻并见；绝经前后诸证常伴有月经紊乱或绝经后复见出血。此外，不同年龄阶段的月经病患者发病机制各有侧重，正如刘完素在《素问病机气宜保命集·妇人胎产论》中所云："妇人童幼天癸未行之间，皆属少阴；天癸既行，皆从厥阴论之；天癸已绝，乃属太阴经也。"此说可作为调治月经病的参考。

月经病的诊断，主要根据其主证来确定，包括经行的提前错后、经血量的多少、月经持续时间的延长短缩及伴随症状等。临床要特别注意将崩漏、月经过多、经期延长、经间期出血与宫外孕、胎动不安、胎漏、堕胎、杂病下血等鉴别，月经后期、闭经应与妊娠、绝经鉴别。

月经病的辨证，主要根据月经的期、量、色、质、气味、经行兼症、全身病象，参考舌脉来辨别。通过四诊所获得的信息,综合辨其脏腑、气血、虚实、寒热。月经周期短缩,多为血热或气虚;周期迟延,多为血虚或血寒;周期先后错杂不定,多为肝郁或肾虚;经期延长,多为气虚、血瘀或血热。经血量多,以气虚、血热多见;经血量少,多为血虚、血寒;血从阳化色正红,紫黑者属热,暗红者属寒,浅淡红者属虚。经质黏稠者属热属实,清稀者属寒属虚,夹杂血块者属瘀结。气味臭秽者属热,腥臭者属寒。经期兼杂症,发生于经前、经初者,多属实证;发生于经后、经末者,多属虚证。经间期症状较轻、经期加重者,多属瘀血阻滞或湿热瘀结。

月经病的治疗,以调经治本为原则。妇人以血为用,病理改变多见肝脾肾功能失调,故临床常用补肾疏肝健脾以调经。同时也要重视调理气血,病在血者,以治血为主,辅以补气行气;病在气者,以治气为主,佐以养血活血。针对气血的病机,气虚者补之,气陷者升之,气郁者疏之,气滞者行之,血虚者补之,血热者清之,血寒者温之,血瘀者活之。调经的要点如《景岳全书·妇人规》所云:"调经之要,贵在补脾胃以资血之源,养肾气以安血之室,知斯二者则尽善矣。"

临床治疗月经病的思路主要有:先辨病之先后,如先有月经不调而后生诸病,先调经,经调则诸病自愈;如先因诸病而后经不调,先治诸病,病愈则经自调。次辨标本缓急,急则治标,缓则治本。再辨月经周期,月经周期的不同时间,生理特点也异,要顺应月经周期不同时间的生理特点因势利导。月经前期宜补肾温经,酌以疏导;月经期宜活血调经,顺经血下行之势,通因通用;月经后期宜养肝肾精血而补阴;纲组期宜温阳通络,活血调经。此外,古代医家曾强调少年重肾,生育期重肝,绝经期重脾的学术思想,对临床仍有重要的指导意义。

随着社会的进步,妇女社会使命的加重,不少妇女出现月经不调继而为月经病。临床时根据中医审证求因、辨证论治,同时还可再联系有关章节,如闭经联系多囊卵巢综合征、崩漏联系功能失调性子宫出血、痛经联系子宫内膜异位症等,当更有利于中西医互补,发挥中医治疗优势,提高疑难病的疗效。

第一节　月经先期

月经周期提前 7 日以上,即月经周期不足 21 日,连续 2 个周期以上者,称月经先期。古称先期经行、经早、一月经再行、不及期而经先行、月经趱前等。相当于西医学月经失调中的月经过频。

宋代《普济本事方》指出本病的病机为"阳气乘阴,则血流散溢……故令乍多而在月前。"《女科济阴要语万金方》云:"妇经事谓之月水,以其一月一至也,若一月二至者血热也……女人经事参前而来者,血热也。"薛己《校注妇人良方》云:"每月一至,太过不及皆为不调,阳太过则先期而至。"《景岳全书·妇人规》认为"所谓经早者,当以每月大概论,所谓血热者,当以通身藏象论,勿以素多不调而偶见先期者为早,勿以脉证无火而单以经早者为热。"黄元御《四圣心源》云:"先期者木气之疏泄,崩漏之机也""其通多而塞少者,木气泄之,故先期而至"。《女科指掌》云:"先期而至日趱前,血热阴虚土不坚,怒气伤肝及劳役,固经凉血始安然。"

【致病机制】

以血热为多,血热又有虚实之分。实热多有素体阳盛,或过食辛辣助阳之品;或情志伤肝,肝郁化火;或瘀血阻络,气机逆乱,久蕴成热。虚火多由形瘦阴亏生热,热伏冲任,下扰血海,血海不宁而下行,则经血早泄。此外,尚有饮食、劳倦、思虑过度损伤脾气,脾虚失于统摄;或先天禀赋不足,或多产房劳伤肾,肾虚失于闭藏,冲任不固,则不及期而经先行。

【诊断与鉴别诊断】

一、诊断

月经周期缩短,少于21日而有规律性者,即可诊为月经先期。如每月提前不过5~6日,或偶见1次,余无所苦不应诊为先期。

二、鉴别诊断

经间期出血:常发生在月经周期第12~16日,出血量较少,或表现为透明黏稠的白带中夹有血丝,出血持续数小时以至2~7日自行停止。经间期出血较月经期出血量少,临床常表现为出血量一次多一次少的现象,结合基础体温(basal body temperature, BBT)测定,即可确诊。

【因、证、辨、治】

常见病因有脾气虚弱、肾气不固、肝经郁热、阴虚血热、阳盛血热、血瘀6种。宜结合月经的量、色、质及全身证候进行辨证。患者形盛体壮,面红口渴,经血量多,深红或紫而有块,气秽者,属实热;颧红口干,经血量少,色紫,质稠,为虚热;经血淡,质清稀为气虚;经行不爽,经血有凝块,为瘀血内停;经血紫红,质稠,胸腹胀满,脉弦数,为郁热。治疗原则宜热者清之,虚者补之,有瘀者化之。

一、脾气虚弱证

[病因病机]素体脾虚,或久病伤气,或劳逸失常,思虑过度,损伤脾胃,中气不足,失于摄纳,冲任不固,血失统摄,致月经先期而至。

[临床证候]月经周期提前,经量多,色淡质稀,神疲乏力,倦怠嗜卧,气短懒言,或脘腹胀闷,食少纳呆,少腹空坠,大便溏,舌淡红,苔薄白,脉虚缓无力。

[辨证依据]

(1)每次月经周期不足21日,色淡质稀。

(2)体倦乏力,食少,大便溏,或有脾胃损伤史。

(3)舌淡,苔白腻,脉虚缓。

[治疗原则]健脾益气,摄血调经。

[方药选用]

(1)补中益气汤(《脾胃论》)。

人参　黄芪　甘草　当归　陈皮　升麻　柴胡　白术

心悸失眠者,加炒枣仁、远志;经血量多者,加乌贼骨、茜草;腹痛者,加白芍。

(2)归脾汤(《济生方》)。

人参　黄芪　当归　白术　茯神　龙眼肉　远志　枣仁　木香　甘草

二、肾气不固证

[病因病机]先天禀赋不足,肾气虚衰;或胎产房室过频,耗损肾气,肾失封藏,冲任失约,以至月经先期。

[临床证候]月经提前7日以上,经血量多,色淡质稀,腰脊酸冷,下肢疲软,手足不温,小便清长,夜尿频频,舌淡暗,苔薄白,脉沉细而弱。

[辨证依据]

(1)月经提前7日以上,色淡质稀。

(2)见于青春期或绝经期前。

(3)腰脊酸冷,小便清长。

(4)舌淡,苔薄白,脉沉细。

[治疗原则]补肾益气,固冲调经。

[方药选用]

(1)归肾丸(《景岳全书》)。

熟地黄　山药　山茱萸　茯苓　当归　枸杞子　杜仲　菟丝子

经血多者,加乌贼骨;不眠者,加珍珠母。

(2)固阴煎(《景岳全书》)加续断、枸杞子。

人参　熟地黄　山药　山茱萸　远志　炙甘草　五味子　菟丝子

三、肝经郁热证

[病因病机]情志所伤,肝气郁结,久而化火,热伏冲任,扰及血海,血海不宁。

[临床证候]经期超前,量多少不定,色紫红有块,质稠,头晕目眩,胸胁胀满,少腹胀痛,精神抑郁,心烦易怒,口苦咽干,喜叹息,舌暗红,苔黄,脉弦滑数。

[辨证依据]

(1)经期超前,量多,色紫红有块。

(2)精神抑郁,心烦易怒,胸胁胀满,口苦目眩。

(3)舌暗红,苔黄,脉弦数。

[方药选用]

(1)丹栀逍遥散(《内科摘要》)。

牡丹皮　栀子　当归　白芍　柴胡　白术　茯苓　炙甘草　薄荷　煨姜

(2)清肝达郁汤(《重订通俗伤寒论》)。

焦栀子　生白芍　当归须　柴胡　牡丹皮　炙甘草　橘白　薄荷　菊花　鲜青橘叶

(3)化肝煎(《景岳全书》)。

青皮　陈皮　芍药　牡丹皮　栀子　泽泻　土贝母

四、阴虚血热证

[病因病机]素体阴虚,或久病耗伤津血,或多产房劳,精血两亏,阴虚生内热,热扰冲任,血海沸溢,以致经行先期。

[临床证候]月经提前,经血量少,色红质稠,形体消瘦,皮肤干燥,头晕目眩,心烦咽干,渴不欲饮,手足心热,或颧红潮热,舌体瘦小色红,少苔或无苔,脉细数。

[辨证依据]

(1)月经先期,量少色红。

(2)形瘦,颧红,五心烦热。

（3）舌瘦色红，少苔，脉细数。

［治疗原则］养阴清热调经。

［方药选用］

（1）两地汤（《傅青主女科》）。

生地黄　玄参　白芍　麦冬　阿胶　地骨皮

头晕目眩，潮热耳鸣者，加龟版、鳖甲、沙苑子；经血量多者，加女贞子、墨旱莲；便秘者，加紫菀、知母。

（2）地骨皮饮（《医宗金鉴》）。

当归　生地黄　白芍　川芎　牡丹皮　地骨皮

口干咽燥者，加麦冬、石斛。

五、阳盛血热证

［病因病机］素体阳盛，或过食辛热助阳之品，蕴而化热，或感受热邪，热伏冲任，扰动血海，迫血妄行，致月经先期而至。

［临床证候］经行超前，经血量多，色深红或紫黑，质稠有块，面赤口渴，心烦，喜冷饮，大便秘，小便黄，舌红，苔黄，脉滑数或洪滑。

［辨证依据］

（1）月经提前，量多，色深红，质稠。

（2）烦热，面赤，口渴，大便秘，小便黄。

（3）舌红，苔黄，脉滑数或洪滑。

［治疗原则］清热泻火，凉血调经。

［方药选用］

（1）清经散（《傅青主女科》）。

牡丹皮　地骨皮　白芍　熟地黄　青蒿　茯苓　黄柏

经血量多者，加地榆、马齿苋、槐花，去茯苓；心烦、尿黄者，加木通、黄连。

（2）芩连四物汤（《医宗金鉴》）。

熟地黄　川芎　白芍　当归　黄芩　黄连

（3）清化饮（《景岳全书》）。

芍药　麦冬　牡丹皮　茯苓　黄芩　生地黄　石斛

六、血瘀证

［病因病机］感受寒热之邪，影响胞宫冲任，血得寒则凝，热灼质稠，运行失畅，皆可成瘀。瘀血不去，新血难生，冲任不固，致经血先期而下。

［临床证候］月经先期，量多有块，伴小腹疼痛，块下痛缓，面色暗，舌有瘀点瘀斑，脉涩或沉弦。

［辨证依据］

（1）月经先期，量多有块，经行腹痛。

（2）舌有瘀点瘀斑，脉涩或沉弦。

［治疗原则］活血化瘀调经。

[方药选用]

(1)桃红四物汤(《医宗金鉴》)加益母草。

桃仁 红花 当归 川芎 白芍 熟地黄

经血量多者,加三七粉、茜草、炒蒲黄;小腹胀痛者,加乌药、香附;手足不温者,加肉桂;热者,加牡丹皮。

(2)姜芩四物汤(《医宗金鉴》)。

当归 熟地黄 赤芍 川芎 姜黄 黄芩 牡丹皮 延胡索 香附

【转归与预后】

本病治疗得当,多易痊愈。如伴经量过多、经期延长者,可发展为崩漏,使病情反复难愈,故应积极治疗。

第二节　月经后期

月经周期延后7日以上,甚至3~5个月一行,已连续2个周期以上者,称月经后期,又称月经错后、经行后期、经迟、经水过期。如偶尔延后1次,或每月仅延后3~5日,且无不适者,属正常。在青春期初潮后1~2年或进入更年期者,月经时有延后,且无其他证候者,也不作病论。

本病首见于汉代《金匮要略·妇人杂病脉证并治》云"至期不来"。《妇人大全良方·调经门》引王子亨方论,阐述月经后期的病机为"过于阴则后时而至"。《陈素庵妇科补解》主张经水过期而行属血虚血少。朱震亨在《丹溪心法》指出月经过期的治法,血虚宜补血,用四物加黄芪、陈皮、升麻;紫黑有块血热必作痛,四物加香附、黄连;色淡痰多,二陈汤加川芎、当归。吴昆《医方考》总结月经后期的机制有寒、郁、气、痰之分。孙志宏《简明医彀》提出禀赋薄弱,自幼多病,性急多怒,起居不常,思虑耗损,经行饮食生冷,犯于房事等,皆可致月经后期,小腹作痛。《景岳全书·妇人规》认为血热血寒皆可致经迟,血热为水亏血少燥涩所致;血寒阳气不足,寒从中生,生化失期而致经行错后。《四圣心源》从肝木生理失常论述月经后期的机制为"其塞多而通少者,木不能泄,则后期而至。以木气郁遏,疏泄不行,期过一月,而积蓄既多,血室莫容,然后续下,是以来迟也"。

【致病机制】

病机有虚实不同。虚者多由水谷不化为精血,脉道空虚而源乏,血海不能按时满盈;实者多由经脉气机受阻,经血迟滞,不能按期蓄注冲任,导致月经周期延长月事迟延而错后。

【诊断与鉴别诊断】

一、诊断

月经周期延后,较正常月经周期迟至超过7日,并已连续2个周期以上。

二、鉴别诊断

1.并月、居经

并月是月经惯常2个月一行。居经是月经周期基本为3个月。两者都属个别的特殊情况,经常如此,且无其他证候。如青春期月经初潮后1~2年,月经偶有2个月或3个月一行,无其他病证者,乃肾气未稳定之故,俟肾气充足后,月经便可按期来潮,不属本病范畴。

2.胎漏

妊娠早期,有阴道下血者,应通过B超等检查方法,诊断鉴别其是否早孕胎漏、胎动不安。

【因、证、辨、治】

病机有虚、实、寒、湿、痰、瘀之分。虚者经血量少,色淡质稀,兼形体虚弱,或腹痛绵绵,脉迟缓无力。实者经血量较多,有块,色暗,或少腹剧痛,胸胁胀满,脉弦大有力。寒者经血量少,色淡暗,小腹冷痛,喜温喜按,四肢不温。痰湿者,经行前后带下量多或黏液不绝,形体肥胖,或经行前肢体胀满、浮肿。瘀者经血量或多或少,有块,色暗,伴腰痛,瘀块下则腹痛缓解。

治法应分别以虚者补之、实者泻之、寒者温之、湿者运之、痰者化之、瘀者祛之,疏通经脉以调经。

一、气血虚弱证

[病因病机]素体气血不足,或久病脾胃虚衰;或饮食劳倦所伤,中气不振,化源匮乏;或胎产损伤,阴血不充,血海空虚,以致周期延长。

[临床证候]月经延后,经血量少,色淡,经行小腹绵绵而痛,面色黄白或萎黄,体倦乏力,食少,头晕眼花,心悸少寐,舌淡红,苔白,脉细弱无力。

[辨证依据]

(1)月经延后,量少色淡。

(2)体质虚弱,或有慢性消耗病史。

(3)神疲食少,体倦乏力,面色黄或萎黄。

(4)舌淡红,苔白,脉细弱。

[治疗原则]补气养血调经。

[方药选用]

(1)补中汤(《陈素庵妇科补解》)。

白术　茯苓　人参　山药　陈皮　当归　白芍　熟地黄　川芎　炙甘草　葛根　香附　生姜　大枣

(2)人参养荣汤(《太平惠民和剂局方》)。

人参　白术　茯苓　炙甘草　当归　白芍　熟地黄　肉桂　黄芪　五味子　远志　陈皮　生姜　大枣

(3)归地滋血汤(《中医妇科治疗学》)。

当归　熟地黄　鹿角霜　党参　白术　桑寄生　枸杞子　山茱萸　香附

二、阴虚证

[病因病机]慢性久病,或孕产频多,伤精耗血,阴虚亏损,津液暗耗,血海空虚,不能按期满溢,因而月经后期。

[临床证候]经行错后,经血量少,色暗质稠,潮热心烦,腰膝酸软,头晕耳鸣,咽干口燥,大便秘,舌红,少苔或花剥苔,脉沉细数。

[辨证依据]

(1)有久病或伤阴病史。

(2)经行错后,量少色暗。

(3)潮热心烦,咽干口燥,舌红,少苔,脉沉细数。

[治疗原则]滋阴清热,养血调经。

[方药选用]

(1)阴煎(《景岳全书》)。

生地黄　熟地黄　芍药　麦冬　甘草　牛膝　丹参

心烦者,加龟版胶;多汗不眠者,加酸枣仁、五味子;血少者,加当归、丹参;潮热者,加地骨皮、银柴胡;大便秘者,加知母、玄参。

(2)知柏地黄丸(《症因脉治》)。

熟地黄　山药　山茱萸　茯苓　泽泻　牡丹皮　知母　黄柏

三、血寒证

[病因病机]经期产后,调摄失宜,过食生冷;或冒雨涉水,寒邪内侵;或久服苦寒药物,血为寒凝;或素体脾肾阳虚,脏腑失于温养,气血化生运行迟滞,冲任受阻而致月经后期。

[临床证候]月经延后,经血量多,色暗有块,经行腰腹冷痛,肢冷喜热,面色苍白,大便溏,小便清长,舌淡暗,苔白,脉沉迟。

[辨证依据]

(1)有感寒或脾胃虚寒史。

(2)月经延后,色暗有块,经行腰腹冷痛,得热痛减。

(3)舌淡暗,苔白,脉沉迟。

[治疗原则]温经散寒,通滞调经。

[方药选用]

(1)当归四逆汤(《伤寒论》)。

当归　桂枝　芍药　细辛　炙甘草　木通　大枣

(2)温经汤(《妇人大全良方》)。

人参　当归　川芎　白芍　肉桂　莪术　牡丹皮　甘草　牛膝

(3)姜黄散(《证治准绳》)加细辛、附子。

姜黄　白芍　延胡索　牡丹皮　当归　莪术　红花　川芎　桂心

四、痰湿证

[病因病机]脾气损伤,运化失职,水湿不化,聚湿生痰,流注冲任,滞阻胞脉,血海不能按时下泄,以致月经延后。

[临床证候]月经错后,色淡或赤白夹杂,经行前后带下清稀,或黏液混杂,形体肥胖,眩晕心悸,脘闷呕恶,咳吐痰涎,舌胖有齿痕,苔白腻。

[辨证依据]

(1)月经错后,经血混杂黏液,平素带下量多。

(2)形体肥胖,脘闷呕恶,咳吐痰涎。

(3)舌胖,苔白腻,脉滑利。

[治疗原则]健脾化痰,利水调经。

[方药选用]

(1)六君子汤(《校注妇人良方》)加香附、当归。

人参 白术 茯苓 甘草 半夏 陈皮

(2)导痰汤(《校注妇人良方》)。

半夏 陈皮 茯苓 甘草 胆南星 枳实

五、气滞血瘀证

[病因病机]经行产后,调理不当,或寒热失调,或精神抑郁,气机郁滞,血行不畅,停滞成瘀,阻于胞脉,以致血海不能按时满溢,因而经行后期。

[临床证候]经行延后,色紫暗有块,腹胀痛,块下痛减,肌肤不润,舌紫暗有瘀斑,脉弦或沉涩。

[辨证依据]

(1)经行延后,有块,色紫暗。

(2)经行腹痛,块下则疼痛缓解。

(3)舌紫暗有瘀斑,脉沉涩。

[治疗原则]活血化瘀,调经止痛。

[方药选用]

(1)过期饮(《证治准绳》)。

当归 白芍 熟地黄 香附 川芎 红花 桃仁 莪术 木通 炙甘草 肉桂 木香

(2)促经汤(《古今医统大全》)。

香附 熟地黄 白芍 莪术 木通 苏木 当归 川芎 红花 肉桂 桃仁 甘草

(3)加味乌药汤(《医宗金鉴》)。

乌药 砂仁 木香 延胡索 香附 甘草 槟榔

【转归与预后】

月经后期合并月经血量过少者,如未及时治疗或治疗不当,病势加重,可发展为闭经。

【预防与护理】

1.适寒温

经前及经期注意调摄寒温,尽量避免受寒、冒雨、涉水等,以防血为寒湿所凝,导致月经病的发生。

2.节饮食

经期不宜过食寒凉生冷之物,以免经脉壅涩,血行受阻。

3.调情志

情绪稳定,心境安和,避免七情过度。

4.查病因

注意因多囊卵巢综合征、垂体微腺瘤所引起的月经后期。

第三节　月经先后无定期

月经周期时而提前时而错后达 7 日以上者,称月经先后无定期,亦称月经愆期、经行或前或后、经乱等。

有关本病的记载,较早见于《圣济总录·妇人血气门》,其中月经不调有经水不定的描述。万全在《万氏妇人科》首先提出"经水或前或后,悉从虚治之"的原则。明代李梴《医学入门·妇人门》记载了月经病的症状"或前或后""或逾月不至,或一月再至"。《景岳全书·妇人规》称为"经乱",证候有肾虚、血虚之分。肾虚多由情志、房室损伤所致;血虚者宜察脏气,审阴阳,参形证色脉,辨而治之。

【致病机制】

饮食、情志、房室、外感等损伤肝、脾、肾功能,气血失调,冲任功能失和,血海蓄溢失常,致月经先后不定,潮而无信。

【诊断与鉴别诊断】

一、诊断

其以月经周期的异常,或先或后 7 日,更迭不定,连续发生 3 次以上,即可诊断,但其月经持续时间正常。

二、鉴别诊断

1.月经先期

月经周期缩短,其周期缩短时间不一,但无月经周期的延后。

2.月经后期

月经周期延后,超过正常周期 7 日,后延时间可有长短之异,但不会短于正常周期。

【因、证、辨、治】

肝郁、肾虚、脾虚为月经先后无定期的常见原因。以月经血量多少不定,有块,色暗红,小腹胀,连及胸胁者,多属肝郁;经血量偏少,色淡质清稀,腰部酸痛,多属肾虚;经血量或多或少,色淡红,或带下清稀量多,气短食欲缺乏者,多属脾虚。脾虚、肝郁之轻症,仅见脾虚或肝郁的全身证候,如日久不愈,五脏之伤,穷必及肾,则可兼有肾虚证候,或转为肾虚证。

一、脾虚证

[病因病机]饮食、劳倦损伤脾胃,脾气虚衰,功能紊乱,不能化生营血,血海不能按时满盈,则月经推迟;脾虚气失统摄,冲任不固,经血妄行,月经则先期而至。

[临床证候]经来前后错杂不定,色淡质稀,疲乏无力,倦怠嗜卧,气短懒言,心悸失眠,纳呆,大便溏,舌淡,苔白,脉缓弱无力。

[辨证依据]

(1)月经先后错杂,色淡质稀。

(2)气短无力,纳呆,大便溏,或有脾胃损伤史。

(3)舌淡,苔白,脉缓弱无力。

[治疗原则]健脾强胃,补气调经。

[方药选用]

(1)温胃饮(《景岳全书》)。

人参　白术　扁豆　陈皮　干姜　炙甘草　当归

大便溏者,去当归,加茯苓;心悸失眠者,加炒枣仁;经血多者,加艾叶炭、乌贼骨、茜草。

(2)加减八物汤(《女科秘要》)。

人参　白术　茯苓　炙甘草　白芍　当归　陈皮　香附　牡丹皮

(3)芎归四君子汤(《类证治裁》)。

川芎　当归　人参　白术　茯苓　甘草

二、肾虚证

[病因病机]先天禀赋不足,肾气未盛;或情欲房事不节,胎产、久病损伤,肾精亏耗,肾气不守,封藏失职,冲任失调,血海蓄溢紊乱,不循常制,则经行提前或推后,无有定期。

[临床证候]月经先后不定,色淡暗,质清稀,兼腰膝酸冷,四末不温,小便清长,夜尿频多,或头晕耳鸣,腰骶酸痛,舌淡,苔白,脉沉细弱。

[辨证依据]

(1)有房事过度,或多胎产育史。

(2)月经先后错杂,量少质稀。

(3)腰酸,肢冷形寒,小便清长,舌淡,脉沉细弱。

[治疗原则]补肾调经。

[方药选用]

(1)固阴煎(《景岳全书》)加当归、白芍。

人参　熟地黄　山药　山茱萸　远志　炙甘草　五味子　菟丝子

腰冷痛者,加肉桂、巴戟天;腰酸痛者,加枸杞子、杜仲,重用熟地黄;经血量少者,加丹参、鸡血藤;经血量多者,加乌贼骨、茜草。

(2)补阴益肾汤(《罗氏会约医镜》)。

熟地黄　山药　菟丝子　枣皮　五味子　杜仲　金樱子　续断　当归　枸杞子

三、肝郁证

[病因病机]情志内伤,肝气郁结,疏泄功能失常,血海蓄溢无常,时而太过,时而不及,疏泄太过则月经先期而至,疏泄不及则月经后期而行。

[临床证候]月经周期不定,时先时后,经血量或多或少,色紫红有块,血行不畅,胸胁、乳房、少腹胀痛,情志不舒,心烦易怒,嗳气食少,喜叹息,脉沉弦。

[辨证依据]

(1)有暴怒或情志不节史。

(2)周期长短不定,经血量或多或少,色暗红。

(3)胸胁、乳房、少腹胀痛,脉沉弦。

[治疗原则]疏肝解郁,和血调经。

[方药选用]

（1）逍遥散（《太平惠民和剂局方》）。

柴胡　当归　白芍　白术　茯苓　甘草　煨姜　薄荷

心烦口苦者，加牡丹皮、栀子；血行有块，下行不畅者，加牡丹参、泽兰；少腹冷痛者，加小茴香、香附；头晕目眩者，加石决明、菊花、钩藤；腹胀食少者，加陈皮、厚朴；腰膝痛者，加菟丝子、熟地黄。

（2）柴胡抑肝汤（《医学入门》）。

柴胡　赤芍　牡丹皮　青皮　连翘　生地黄　地骨皮　香附　苍术　栀子　川芎　甘草　神曲

【转归与预后】

月经先后无定期为月经周期紊乱，如疏于调护治疗，致病势加重，转化为闭经或经漏，可引起不孕。及时调护，可望治愈。

第四节　月经过多

月经量较正常明显增多，月经周期、持续时间基本正常者，称月经过多，又称经多、经水过多。常与周期、经期异常同时发生，如先期量多、经期延长合并月经过多，故治疗时应参考有关合并症综合施治。本病可见于有排卵型功能失调性子宫出血病所致的月经过多及子宫肥大等。

月经过多，最早见于金代刘河间《素问病机气宜保命集·妇人胎产论》，以四物汤加黄芩、白术治疗"妇人经水过多"。《丹溪心法》论述月经过多的病机有血热、痰多、血虚，为辨证论治月经过多奠定了基础。明清医家对本病的治疗多有论述，各有见地，丰富了月经过多的诊治理论和经验。《万氏妇人科》从血热立论，强调"经水来太多者，不问肥瘦皆属热也。"《证治准绳·女科》认为病机为虚所致，"经水过多，为虚热，为气虚不能摄血也。"《妇科玉尺》根据肥瘦鉴别寒热，"平日肥壮，不发热者，体虚寒也""平日瘦弱，常发热者，由火旺也。"《医宗金鉴·妇科心法要诀》根据经血的质、色、味及带下特点，辨别月经过多的寒热虚实。

【致病机制】

病因有气虚、血热、血瘀、虚寒的不同，主要病机是冲任不固，经血失于制约。气虚则血失统摄；邪热内窜，因而扰动血海，经血妄行；瘀血阻塞胞脉，脉道气机不利，血失常轨，皆可造成经血过多。

【诊断与鉴别诊断】

一、诊断

主要症状是经量明显增多。月经周期基本正常，持续时间多在3～7日。月经过多作为症状还可见于月经先期、后期、痛经等疾病，应参考有关疾病辨证施治。

如人工流产、放置宫内节育器后最初几个月内，出现月经血量增多者，可按月经多施治。

二、鉴别诊断

1.崩中

经乱无期，出血往往不能自止，崩漏交替。如既往经量正常，突然下血量多如注，不能自止者,则属崩中。

2.流产

早期自然流产者,尤其是孕后不久而流产,称暗产。其下血量较以往增多,且伴有腹痛,检查可见胚胎组织,血或尿人绒毛膜促性腺激素(human chorionic gonadotropin,HCG)测定可资鉴别。

【因、证、辨、治】

以经血量多为主证,其中质清稀、色浅淡多属气虚;质黏稠、色鲜红或紫红多属血热;紫黑有块,伴经行腹痛多属血瘀。经血色紫者,如紫赤色鲜,浓而成片成条者为经血妄行,多因内热;紫而兼黑,色败陈旧,为真气内损,多属虚寒。

治疗原则,在经期血多之际侧重止血,以减少出血量;经后宜辨证治本,或清血中邪热,或化瘀导滞,或健脾益气。总之宜标本兼顾,依病势分清主次,灵活掌握。

一、气虚证

[病因病机]素体虚弱,或思虑不解,或饮食劳倦伤脾,中气不振,脾失统摄,经行不固而量多。

[临床证候]经行量多,色淡红,质清稀,伴面色黄白,气短乏力,小腹绵绵作痛,舌淡,苔薄白,脉细弱。

[辨证依据]

(1)体弱或有脾胃受伤史。

(2)经血量多,色淡质稀,面色黄白,气短乏力。

(3)舌淡,苔薄白,脉细弱。

[治疗原则]补气摄血,养血调经。

[方药选用]

(1)举元煎(《景岳全书》)。

人参 黄芪 升麻 白术 炙甘草

血多如注者,加阿胶、乌贼骨、茜草;心悸者,加珍珠母、酸枣仁;小腹冷痛者,加补骨脂、杜仲、赤石脂。

(2)圣愈汤(《妇科心法要诀》)加升麻、柴胡。

人参 黄芪 当归 川芎 熟地黄 白芍

二、血热证

[病因病机]素体阳盛,五志化火;或嗜食辛辣,或感受热邪,热伏血海,扰动胞宫,胞脉不固,经血下而不藏,故血量增多。

[临床证候]经血量多,色鲜红或深红,有光泽,质稠,伴心烦口渴,身热面赤,大便干结,小便黄赤或有灼热感,舌红绛,苔黄,脉数。

[辨证依据]

(1)阳盛体质,或嗜辛辣,或感受热邪史。

(2)经血量多,色红质稠,身热面赤,心烦口渴。

(3)舌红绛,苔黄,脉数。

[治疗原则]清热凉血,止血调经。

[方药选用]

(1)保阴煎(《景岳全书》)。

生地黄　熟地黄　白芍　山药　续断　黄芩　黄柏　甘草

大便秘结者,加知母;经血多如注者,加地榆、墨旱莲;口燥咽干者,加沙参、麦冬。

(2)芩术四物汤(《医宗金鉴》)。

黄芩　白术　川芎　当归　熟地黄　白芍

三、血瘀证

[病因病机]肝气郁结,或经行产后,感受外邪,致胞脉气机不畅,瘀血停留,脉络被阻,新血不得循经,故经血量多。

[临床证候]经血量多,色紫黑有块,小腹疼痛,肌肤不泽,腰酸腹痛,舌紫暗有瘀点斑点,脉沉涩或沉弦。

[辨证依据]

(1)经血量多,色紫黑有块,小腹疼痛。

(2)舌紫暗有瘀斑点,脉涩或弦。

[治疗原则]活血化瘀,止血调经。

[方药选用]

(1)失笑散(《太平惠民和剂局方》)加血余炭、茜草、益母草、乌贼骨。

蒲黄　五灵脂

(2)桃红四物汤(《医宗金鉴》)。

桃仁　红花　川芎　当归　白芍　熟地黄

四、虚寒证

[病因病机]经行产后,胞脉空虚,风寒侵袭胞门子户,日久不去,气机被阻,寒凝血结,血不循经;或肾阳不足,寒从中生,阳气不布,则小腹冷痛,闭藏无权,则经血量多。

[临床证候]经行量多,色淡红或暗黑,可夹有血块,腰骶酸冷,小腹冷痛,平时带下清稀,舌淡,苔薄白,脉沉细迟。

[辨证依据]

(1)有感寒或有肾阳虚病史。

(2)经血量多,色暗黑,有血块。

(3)腰酸冷痛,小腹不温而冷痛。

(4)舌淡,苔薄白,脉沉迟。

[治疗原则]温经摄血调经。

[方药选用]

(1)温经汤(《金匮要略》)。

当归　川芎　白芍　甘草　人参　桂枝　吴茱萸　牡丹皮　阿胶　半夏　麦冬　生姜

(2)人参养血丸(《济阴纲目》)加艾叶炭、炮姜。

熟地黄　乌梅　当归　人参　川芎　赤芍　炒石菖蒲

第五节 月经过少

经行血量明显减少,或点滴即净,经行持续时间不足 3 日,称月经过少,又称经水少、经水涩少、经行微少、经量过少、经少等。临床可见于幼稚子宫、子宫发育不良、子宫内膜结核、宫腔粘连等。

月经过少,周期一般正常,但可与月经后期、先期、先后不定期并见。

月经过少,早见于王叔和《脉经》,认为"经水少"的病机为"亡其津液"。宋代《史载之方·诊室女妇人诸脉》认为"肺脉浮,主妇人血热,经候行少"。金代刘完素《素问病机气宜保命集·妇人胎产论》以"四物四两加熟地黄、当归各一两",治妇人"经水少而血色和者"。明代《万氏妇人科》结合体质辨虚实,提出"瘦人经水来少者,责其血虚少也,四物人参汤主之""肥人经水来少者,责其痰碍经髓也,用二陈加芎归汤主之"。《医学入门·妇人门》认为:"内寒血涩可致经水来少,治以四物汤加桃仁、红花、牡丹皮、葵花。"

从上述历代医家所论,可见月经过少的病机包括阴血不足、血热、血寒、血涩、痰饮等。

【致病机制】

病机有虚、实之异。虚者多由肾气未盛或亏损,营血不足,阴津匮乏,源竭而血海难满;实者多由气滞、寒冷或痰饮,闭塞脉道,胞脉不畅,血不灌胞,而经血量少。

【诊断与鉴别诊断】

一、诊断

以月经量明显减少为主要特征,甚或点滴即净,持续时间长短不定。

二、鉴别诊断

激经指受孕早期,月经仍按月来潮,经血量较未孕前明显减少,且多伴有早孕反应。尿妊娠试验或子宫 B 超检查有助于鉴别。

【因、证、辨、治】

宜结合病史、全身证候及经期兼症,经血色、质综合辨别。如初潮后,经血量一直较少,不孕,即或无其他兼症,也多属肾虚;经行少腹疼痛拒按,多属血瘀;肥胖之妇,经血少而带下量多,多属痰湿;如久病损伤,身体虚弱,多属血虚。治法以虚者濡养精血,健脾益肾;实者宜攻宜通,疏导气机,以畅血行,辅以补气养血,不可蛮攻,以免损伤正气,由实转虚。

一、肾虚证

[病因病机]先天禀赋不足,肾气不充;或后天房劳、产伤,损及肾元,天癸不充,精血耗损,血海不盈,以致经行量少。

[临床证候]经血量少,质薄,腰骶酸冷,小腹凉,夜尿多,或外阴发育差,宫体小,月经初潮迟,舌体瘦薄色淡红,苔薄白,脉沉细缓。

[辨证依据]

(1)有初潮迟,或有房劳、产伤史。

(2)经血量少,腰酸冷痛,子宫发育不良。

(3)舌淡红,苔薄白,脉沉细。

[治疗原则]补肾益精,养血调经。

[方药选用]

(1)归肾丸(方见月经先期)。

(2)乌鸡白凤丸(《中华人民共和国药典》)。

二、血虚证

[病因病机]大病久病,堕胎多产,数伤营血;或饮食劳倦伤脾,化源不足,血海不满,以致经量过少。

[临床证候]经血量少,或由常量而逐渐减少,甚或点滴即净,色淡红,质清稀元块,经行小腹绵绵作痛,面色萎黄,头晕眼花,心悸气短,爪甲苍白无华,舌淡,苔白薄,脉细弱无力。

[辨证依据]

(1)久病大病或有亡血伤精史。

(2)经血量少,色淡质稀。

(3)面色萎黄,爪甲苍白无华,心悸气短。

(4)舌淡,脉细弱无力。

[治疗原则]补气养血调经。

[方药选用]

(1)滋血汤(《证治准绳》)。

人参 黄芪 茯苓 山药 当归 川芎 熟地黄 白芍

(2)圣愈汤(方见月经过多)加卷柏、牛膝。

三、血寒证

[病因病机]经行产后摄生不慎,寒邪入侵;或阳虚生寒,寒客胞中与血搏结,气血运行受阻,以致经行不畅而涩少。

[临床证候]经血量少,色暗红,排出不畅,形寒怕冷,小腹冷痛,得热痛减,小便清长,舌暗淡,苔白,脉沉紧。

[辨证依据]

(1)有感寒或阳虚病史。

(2)经血量少,色暗红。

(3)形寒怕冷,小腹冷痛,小便清长。

(4)舌暗淡,脉沉紧。

[治疗原则]温经散寒,活血通经。

[方药选用]

(1)艾附暖宫丸(《沈氏尊生书》)。

香附 艾叶 当归 黄芪 吴茱萸 川芎 白芍 地黄 官桂 续断

(2)温经定痛汤(《中医妇科治疗学》)。

当归 川芎 延胡索 红花 桂枝 莪术 乌药

四、气滞血瘀证

[病因病机]情志所伤,气机郁滞,气滞则血滞;或产后(包括人流、自然流产)瘀血内停,或经期感寒,寒邪客于冲任,血为寒凝,血行不畅,而量少涩滞。

[临床证候]经血量少,下而不畅,色暗红,夹有血块,胸胁满闷,小腹胀痛或阵痛,舌紫暗有瘀斑瘀点,脉沉弦涩。

[辨证依据]

(1)有肝郁或流产史。

(2)经血量少,色暗红,夹有血块。

(3)胸胁满闷,小腹胀痛。

(4)舌紫暗有瘀斑点,脉弦涩。

[治疗原则]理气化瘀,活血调经。

[方药选用]

(1)柴胡疏肝散(《景岳全书》)加当归、桃仁、红花。

柴胡　枳壳　香附　川芎　白芍　甘草　陈皮

(2)牛膝散(《济阴纲目》)。

牛膝　瞿麦　当归　通草　滑石　葵子

五、痰湿阻滞证

[病因病机]脾气不健,水谷不为营血,湿气不化,聚液成痰,痰饮阻滞于冲任,血不畅行,致经量减少。

[临床证候]经行量少,混杂黏液,色淡质稀或黏稠,形体肥胖,毛发浓密,倦怠乏力,胸脘满闷,纳食不馨,四肢肿胀,舌胖边有齿痕,苔白滑或白腻,脉弦滑。

[辨证依据]

(1)经血量少,质稀。

(2)体胖,困倦乏力,胸中满闷。

(3)舌胖边有齿痕,脉弦滑。

[治疗原则]健脾化痰,养血调经。

[方药选用]

(1)二陈加芎归汤(《万氏妇人科》)。

陈皮　白茯苓　当归　川芎　香附　枳壳　半夏　甘草　滑石

(2)丹溪治湿痰方(《丹溪心法》)。

苍术　白术　半夏　茯苓　滑石　香附　川芎　当归

【转归与预后】

月经过少、后期、稀发者,调治失误或不及时,可转为闭经、不孕症。服用避孕药期间经血量过少者,停药后多可恢复正常。因贫血等原因所致者,治愈原发病后,经血量也可逐渐恢复正常。

第六节　经期延长

月经周期基本正常,经行持续时间达7日以上,甚至淋漓半月始净者,称经期延长,又称月水不断、月水不绝、经事延长。

有关经期延长的记载,《诸病源候论》称"月水不断",病机为"劳伤经脉,冲任之气虚损,故不能制其经血。"《妇人大全良方·调经门》认为"凡月水不止而合阴阳",以及"寒热邪气客于胞中,滞于血海",皆可致经期延长。治疗以补为主,《校注妇人良方》认为"调养元气,病邪自愈,攻其邪则元气反伤。"清代萧埙《女科经纶》指出本病有内伤不足,外感有余,然"有余不足当参以人之强弱也"。

【致病机制】

由于外感内伤,脏腑经脉气血功能失调,阳气不足,冲任不能约制经血;热邪内扰血海,血热沸腾不宁;或瘀血阻滞胞宫脉络,瘀血不去,新血难安,皆可导致经行延长。

【诊断与鉴别诊断】

一、诊断

以经行时间超过7日,甚至淋漓不净达半月之久为主症。周期基本正常,血量正常或增多。

二、鉴别诊断

1.漏下

周期紊乱,持续时间无规律,往往出血时间超过半月,甚至数月淋漓不净,常与崩交替出现。

2.赤带

月经持续时间正常,经净后流出似血非血的赤色带下,自觉阴中灼热,检查可见阴道或宫颈充血、糜烂。

【因、证、辨、治】

辨证须根据经血量、色、质的不同,结合全身兼症及体征综合分析。如经血量多,色淡,质清稀,多属气虚或脾肾阳虚;经血量少,质稠,色鲜红或暗红,多属虚热。如色暗如败酱夹杂黏液,阴中灼热,多为湿热;血块多而色黑,多为瘀血。

月经期的治疗重在止血,分别以清热、利湿、补气、化瘀等随证施治。

一、气虚证

[病因病机]素体脾虚气弱,或劳倦过度伤脾,气虚失于统摄,冲任虚损不能约制经血,以致经期延长。

[临床证候]经行逾期7日不止,每月反复,经血色淡,质清稀,疲乏倦怠,肢软无力,动则头晕眼花汗多,腹满食少,舌淡,苔薄白,脉细弱。

[辨证依据]

(1)月经持续7日以上,经血色淡,质稀。

(2)倦怠乏力,腹满食少。

(3)舌淡,脉细弱。

[治疗原则]补气固冲,止血调经。

[方药选用]

(1)归脾汤(方见月经先期)加乌贼骨、茜草、棕榈炭。

(2)举元煎(方见月经过多)加艾叶炭、炮姜炭、茜草、乌贼骨。

二、脾肾阳虚证

[病因病机]饮食劳伤,房事不节,经行产后失于调养,伤及脾肾,脾肾阳气不充,血海失摄,则血行延长。

[临床证候]经行延长10余日,兼下腹冷痛,神疲体倦,气短懒言,食少纳呆,腰膝酸冷,大便溏,小便频,舌淡胖,脉沉细或沉缓。

[辨证依据]

(1)经行延长。

(2)腰膝酸冷,小腹冷痛,体倦气短。

(3)舌淡胖,脉沉细缓。

[治疗原则]健脾补肾,温经止血。

[方药选用]

(1)禹余粮丸(《妇人大全良方》)。

禹余粮 鹿角胶 紫石英 续断 赤石脂 熟地黄 川芎 干姜 黄芪 艾叶 柏叶 当归 人参 白茯苓

腰冷痛者,加杜仲、菟丝子;小便频者,加益智仁、桑螵蛸;气短者,加黄芪;浮肿便溏者,加泽泻。

(2)健固汤(《傅青主女科》)加补骨脂、乌贼骨。

人参 白术 茯苓 巴戟天 薏苡仁

三、阴虚内热证

[病因病机]素体阴虚,或多产房劳,或久病耗血伤阴,阴虚内热,热伏冲任,扰动血海,血海不宁,致经期延长。

[临床证候]经行持续时间延长,量不多,色鲜红或暗红,质稠,形体消瘦,颧红,潮热心烦,咽干口燥,舌红而干,少苔或无苔,脉细数。

[辨证依据]

(1)素体阴虚,或有伤精亡血史。

(2)经期延长,量少,色鲜红或暗红。

(3)心烦潮热,咽干口燥,舌红,苔少,脉细数。

[治疗原则]滋阴清热,调经止血。

[方药选用]

(1)固经丸(《医学入门》)加生地黄、墨旱莲。

黄柏 龟版 白芍 黄芩 樗根皮 香附

潮热者,加地骨皮;口渴者,加麦冬;经血多者,加地榆。

(2)保阴煎(方见月经过多)。

四、湿热蕴结证

[病因病机]经产之际,胞室空虚,疏于调护,湿热之邪乘虚而入,滞于冲任,扰动血海,血海不宁,以致经行延长。

[临床证候]经血淋漓,多日不净,色暗如酱,经血与黏液混杂,气味秽臭,身热起伏,腰腹胀痛,疲乏懒言,平时带下量多,色黄,臭秽,舌胖色红,苔黄腻,脉濡数。

[辨证依据]

(1)经行延长,混杂黏液,色如败酱。

(2)身热不扬,腰脚重,腹胀痛,带下量多,色黄臭秽。

(3)舌胖色红,苔黄腻,脉濡数。

[治疗原则]清热利湿,止血调经。

[方药选用]

(1)四妙散(《成方便读》)加败酱草、地榆、茵陈、银花藤。

苍术 黄柏 薏苡仁 牛膝

(2)大分清饮(《景岳全书》)加乌贼骨。

茯苓 泽泻 木通 猪苓 栀子 枳壳 车前

五、气滞血瘀证

[病因病机]情志抑郁,肝气不舒,气郁血滞,郁而成瘀;或经期产后,情志不舒,气结血滞,脉络壅阻,瘀血不去,新血难安,以致经期延长。

[临床证候]经期延长,色暗有块,伴小腹疼痛拒按,面色暗,唇舌紫暗有瘀斑,脉沉弦或沉涩。

[辨证依据]

(1)有气滞血瘀或感邪病史。

(2)经期延长,色暗,块多。

(3)小腹痛,腰骶痛。

(4)舌紫暗有瘀斑,脉涩。

[治疗原则]活血化瘀,止血调经。

[方药选用]桃红四物汤(《医宗金鉴》)。

桃仁 红花 川芎 当归 白芍 熟地黄

腹痛不止者,加失笑散;经血量多者,加茜草、乌贼骨、牡蛎;经血量少淋漓者,佐以清补,加墨旱莲、蒲黄;经行初量少者,侧重于温补调经,加艾叶、香附炭、益母草。

【预防与调护】

(1)改善生活环境,调节精神生活,使精神舒畅愉快,心情平和,则经候如常。

(2)饮食有节,不可恣食生冷,行经期尤宜谨慎。血热经量多者忌食辛辣刺激之物。

(3)避免劳倦过度,损伤气血,避免房劳多产,耗损肾气。

(4)月经量过多,腹痛较重者应卧床休息。形寒腹凉者用热水袋热敷。

第七节　经间期出血

在两次月经中间,出现周期性的少量子宫出血,或带下夹血,称经间期出血。

《证治准绳》引袁了凡云"天地生物,必有氤氲之时,万物化生,必有乐育之候……凡妇人一月经行一度,必有一日氤氲之候……此的候也……顺而施之,则成胎矣。"可见当时已观察到受孕有一定的时间,即"一日氤氲之候"的氤氲期,又称为经间期,也有称为"的候""真机"者,即现今所指的排卵期。

经间期出血,历代医籍未见有此病名载录,可能视为经"一月再行""月经过少""赤带"之属。

【致病机制】

经间期,是继经行之后血海由虚至盛,阴精充实,阴极化阳,阳气内动的生理时期。有类《辞海》注释氤氲"乃气的运动状态"之意。

当氤氲期间,如素体阴亏阳盛,或抑郁忿怒郁而化火,或体内宿有湿热留滞或瘀血内阻,则经间期内动之阳气即可引动伏火或湿热或瘀血,扰及血海,伤损阴络,因而出血。也有因先天禀赋不足,此期阴阳气机转化不健,阳动阴气不调,阴血失守而出血者。过此期间,阴阳渐趋平均,血海宁静;或素有太过不及,尚不足扰动血海,波及阴血,故血可自止,但病因未除,下次再值此期,又复发作。

西医学认为排卵期促黄体素(luteinizing hormone,LH)分泌达到高峰,促卵泡激素(follicle stimulating hormone,FSH)分泌量也增多,排卵后雌激素水平短暂性下降,这种波动可引起子宫内膜表层突破性出血,或导致血管通透性改变而红细胞渗出血管,造成少量子宫出血,称排卵期出血。

【诊断与鉴别诊断】

一、诊断

(一)临床表现

多发生于两次月经中间,在月经周期第12～16日出现少量的阴道流血,常持续1～3日即可自止,呈周期性发作。有的伴有下腹部一侧作胀作痛,腰酸不适,或带量增多,色白质黏腻如蛋清样等征象。也有出血延至数日,甚至达下次月经来潮的,但此种情况多伴有其他病证如月经失调、子宫内膜炎等。如出血量很少仅1～2日即尽,或偶然发生1次,不作病论。

(二)检查

1.妇科检查

常无明显阳性体征,宫颈无赘生物,无接触性出血,宫颈黏液透明呈拉丝状夹有血丝。

2.实验室检查

①宫颈黏液结晶检查。②阴道细胞涂片检查。③出血期诊断性刮宫病理:子宫内膜呈增生晚期改变。④血清雌、孕激素水平偏低。

3.测量基础体温

多见高、低相交替时出血,基础体温升高则出血停止,也有基础体温升高后继续出血者。

4.B超检查

子宫附件未见明显异常。也可监测排卵,确定排卵期。

二、鉴别诊断

注意与月经先期、月经过少、宫颈息肉、安置宫内节育器,以及子宫内膜息肉等鉴别。

【因、证、辨、治】

经间期出血,因有阴虚阳盛、肝郁化火、湿热留滞及瘀血内阻之异,但以阴虚阳盛者常见,阴虚之中又以肾水不足为主因。不同原因,所呈现的阴道出血的血色、血质及全身症状和舌脉征各异。辨证首应了解阴道出血的色、质,不同病因常呈现不同的血色、血质。如阴虚阳盛或肝郁化火而致者,血色多鲜红或紫红而质稠黏;如血质黏腻夹有较多黏涎者,又属湿热内滞之候,同时尚须结合全身征象及舌脉征进行综合分析。治法上,经间期出血时宜标本同治,在辨证求因和审因论治的基础上酌加固冲止血之品;平时当求因治本,直至病因消解,不复再有出血。

一、阴虚阳盛证

[病因病机]禀质素弱,肾阴不足;或失血伤阴,或因多产房劳耗损精血,以致阴液亏虚,虚热内生。值经间阳气内动之期,阴不敛阳,内动阳气与虚火并扰血海,灼伤阴络以致血外溢而发。

[临床证候]经间期阴道少量出血,色鲜红,质黏稠无块,颧红潮热,咽干口燥,或腰腿酸软,大便干结,小便短黄,舌红,苔少,脉细数。

[辨证依据]

(1)禀质素弱,或有多产房劳、失血伤阴史。

(2)经间期出血,色鲜红,质黏稠无块。

(3)颧红潮热,咽干口燥,大便干结,小便短黄,舌红,少苔,脉细数。

[治疗原则]滋阴清热,宁血止血。

[方药选用]

(1)两地汤(方见月经先期)。

出血时,加女贞子、墨旱莲、炒地榆;血中有块者,加牡丹皮、赤芍、丹参;腰腿酸软者,加菟丝子、续断;颧红潮热者,加知母、黄柏。

(2)六味地黄丸(《小儿药证直诀》)合二至丸(《医方集解》)。

熟地黄　山药　山茱萸　茯苓　泽泻　牡丹皮　女贞子　墨旱莲

二、肝郁化火证

[病因病机]情怀不畅或恚怒伤肝,气不调畅,郁而化火,值经间阳气内动之时,引发木火,扰及血海,灼伤阴络,以致经间期阴道出血。

[临床证候]经间期阴道出血,量或多或少,色紫红质稠黏或夹小块,烦躁易怒,胸胁胀闷,小腹胀痛,或口苦咽干,舌红,苔薄黄,脉弦数。

［辨证依据］

(1)素性抑郁,或有忿怒发作史。

(2)经间期出血,色紫红质稠黏或夹小块。

(3)烦躁易怒,胸胁胀闷,舌红,苔薄黄,脉弦数。

［治疗原则］舒肝清热,凉血止血。

［方药选用］

(1)丹栀逍遥散(方见月经先期)。

出血时,去当归,加茜草根、乌贼骨、大蓟、小蓟;血中夹有小块者,加丹参、赤芍、蒲黄、五灵脂、田三七;烦躁易怒甚者,加青黛拌灯芯草、竹叶、黄芩。

(2)滋水清肝饮(《医宗己任编》)。

熟地黄　山药　山茱萸　茯苓　牡丹皮　泽泻　栀子　柴胡　当归　白芍　大枣

三、湿热留滞证

［病因病机］经期、产后或流产手术时,胞脉空虚,此时如摄生不慎,湿热之邪乘虚内侵;或因肝气郁结,横侮中土,脾失运化,水谷精微内停生湿,肝热与脾湿相合,酿生湿热,留滞冲任胞脉,乘经间阳气内动之机而作祟,损伤脉络,以致出血。

［临床证候］经间期阴道出血,量或多或少,色暗红,质黏腻,夹有黏涎,胸闷纳呆,腰骶酸楚或下腹胀痛,平素带下量多,色黄质稠有臭味,舌红,苔黄腻根部尤甚,脉濡数或滑数。

［辨证依据］

(1)或有经期、产后、流产术后,摄生不慎或房事所伤史。

(2)经间期出血,色暗红,质黏腻,夹有黏涎。

(3)胸闷纳呆,腰骶酸楚,带下异常,舌红,苔黄腻,脉濡数或滑数。

［治疗原则］清热利湿止血。

［方药选用］清肝止淋汤(《傅青主女科》)。

白芍　当归　生地黄　阿胶　黄柏　牡丹皮　牛膝　香附　红枣　黑豆

属湿热留滞者,去阿胶;出血多时,去当归、牛膝,加大蓟、小蓟、车前子、贯众、薏苡仁、马齿苋;腰骶酸楚者,加续断、狗脊;血色暗质黏有块者,加赤芍、桃仁、泽兰。

四、瘀血内阻证

［病因病机］素体不足,复因经产留瘀,瘀阻胞络,或因七情内伤,气滞冲任,久而成瘀。适值氤氲之时,阳气内动,血瘀与之相搏,胞络伤损,以致出血。

［临床证候］经间期出血,量多少不一,色紫黑或有血块,少腹胀痛或刺痛,胸闷烦躁,舌暗红边有紫点,脉细弦。

［辨证依据］

(1)素体不足或有情志内伤史。

(2)经间期出血,色紫黑或有血块。

(3)少腹胀痛或刺痛。

(4)胸闷烦躁,舌暗红边有紫点,脉细弦。

[治疗原则]化瘀止血。

[方药选用]逐瘀止血汤(《傅青主女科》)。

生地黄　大黄　当归尾　赤芍　牡丹皮　炒枳壳　炙龟甲　桃仁

出血时,加茜草、蒲黄、大蓟;烦躁口干者,加地骨皮、女贞子、墨旱莲;少腹胀痛或刺痛者,加柴胡、郁金、丹参、香附。

第八节　崩　漏

崩漏属月经周期、经期、经量严重失常的一种月经病,是指经血非时暴下如崩或淋漓不断如漏,前者称崩中或经崩,后者称漏下或经漏。崩与漏虽有不同,但两者常相转化,故概称为崩漏。如因器质性病变或胎、产、杂病引起的似崩似漏的阴道下血症,不属本节范畴。

有关崩的记载,最早见于《素问·阴阳别论》"阴虚阳搏谓之崩",此说为后世医家研究崩漏奠定了理论基础。漏,始见于《金匮要略》,并提出了不同病证的鉴别。《诸病源候论》首列"漏下候""崩中候",指出崩中、漏下属非时之经血,明确了崩漏的概念,并观察到"崩中"与"漏下"可以并见,概括其病机为伤损冲任。《景岳全书·妇人规》明确将崩漏归属于月经病范围,指出崩漏为"经病""血病""经乱之甚者也"。方广在《丹溪心法附余》中归纳总结出"塞流、澄源、复旧"的治崩大法,至今仍为临床医家所推崇。唐容川《血证论》云:"崩漏者,非经期而下血之谓也。少者名曰漏下,多则名为血崩……古名崩中,谓血乃中州脾土所统摄,脾不摄血,是以崩溃,故曰崩中。示人治崩必治中州也。"提出了崩漏论治当需重脾的见解,可资临证参考。

西医学的功能失调性子宫出血(简称"功血")中无排卵型功血的临床表现与崩漏症状相同,可归属本病范畴论治。

【致病机制】

月经的正常维持,有赖于脏腑功能正常、气血调和、冲任通盛、血海蓄溢有常。无论何种病因一旦损伤了冲任,不能约制经血,可使胞宫蓄溢失常,经血非时妄行。常见病因有虚、瘀、热,虚则经血失统,瘀则经血离经,热则经血妄行。但其发病并非单一,常是因果相干,气血同病,多脏受累,"穷必及肾",易于反复。如怒动肝火之实热崩漏证,虽肝不藏血,冲任蓄溢失度为其主要病机,但肝病侮脾及肾又可有脾虚失统,肾虚失固的病变而见虚实夹杂、肝脾肾同病的征象。又如,无论何种原因所致的崩漏,失血耗气以致有不同程度的气血虚弱的见证,甚则气阴两虚或阴阳俱虚。故崩漏病势反复,属妇科复杂之重证。

【诊断与鉴别诊断】

由于阴道出血常是多种疾病的共有症状,故必须详询病史和全身体检(包括妇科检查)及辅助检查,排除器质性病变和其他病症所致的阴道下血证,才能确定崩漏的诊断。

一、诊断

(一)病史

应了解患者的年龄、月经史、胎次、产次、分娩史、一般健康状况,有无慢性病史如肝病、血液病、高血压、代谢性疾病等,有无精神紧张、情绪冲动、恐惧忧伤等影响正常月经的因素。对流血情况更需详细询问,如发病时间、流血量、持续时间、出血性质、流血前有无停经或流血等病史。

(二)临床表现

主症是阴道出血,其特点是月经不按周期妄行,出血时间长短不一,血量时多时少,流血时断时续,或骤然大量出血继以淋漓不断,或淋漓连月不止,也有停经数周或数月又暴下或淋漓的。

(三)检查

1.包括全身检查、妇科检查及血液化验等

以排除全身性疾病和生殖器官器质性病变。如属功血表现如崩漏症状者,可借助功血有关检查、诊断的方法协助本病的诊断,以利判断疗效。

2.辅助检查

(1)诊断性刮宫:诊刮时需注意宫腔的大小和形态、宫壁是否平滑、刮出物的性质和量。诊刮取组织活检以明确诊断,同时刮净宫内膜可达到止血的目的。

(2)基础体温测定:基础体温呈单相型提示无排卵;如显示双相,但升高时期短(9～11日),多为黄体功能不全;虽呈双相,但经期下降缓慢,多为子宫内膜剥落不全。

(3)宫颈黏液结晶检查:已临经期仍出现羊齿状结晶,提示无排卵。

(4)阴道脱落细胞涂片检查:反映雌激素或孕激素影响程度。无排卵可有雌激素作用,黄体功能不全时则孕激素作用不足,缺乏典型的细胞堆集和皱褶。

(5)激素测定:根据了解目的选择测定项目,如了解卵巢功能失调可测雌激素、孕二醇、17-羟、HCG 等水平。

以上辅助检查证实属卵巢功能失调而又具崩漏的临床表现者,可诊断为崩漏。

二、鉴别诊断

(1)全身性疾病,如高血压、血液病、肝病、甲状腺功能亢进或低下等可影响月经的期和量。

(2)异常妊娠和妊娠并发症,如流产、宫外孕、滋养细胞疾病、胎盘残留、子宫复旧不良、胎盘息肉等也可出现子宫不规则出血。

(3)生殖道感染,如急慢性子宫内膜炎、子宫肌炎等。

(4)生殖器肿瘤,如子宫内膜癌、子宫肌瘤、卵巢肿瘤等。

(5)性激素类药物使用不当,可引起阴道不规则出血。

(6)与月经先期、月经先后无定期、月经过多、经期延长、赤带等病证相鉴别。

【因、证、辨、治】

确诊崩漏后,应根据其出血时间、血量、血色、血质及兼证、舌脉征,审证求因,辨其证候的虚、实属性。

崩漏以虚证多而实证少,热证多而寒证少,即使是热也多虚热。血势急骤,多属气虚;血色鲜红或紫亮,多属热;淋漓不断,时来时止,时闭时崩,多为瘀滞。临证时又需根据其发病机制,注意患者有无肾阴肾阳失衡、肝经疏泄失度、脾气统摄无权等证;青春期患者有无肾气不足,冲任未充之证;育龄期患者有无冲任受损的病史;更年期患者有无肝肾亏损的见证。应当参合四诊,掌握辨证要点,结合不同时期的生理特点,分清证候的属性,从而分证论治。

本病采取"塞流、澄源、复旧"三法分步治疗。

塞流:止血。对暴崩者,经治疗后24小时内出血量应明显减少。止血方法有固气止血、固涩止血、求因止血、针灸止血、刮宫止血等。可用生脉散(《内外伤辨惑论》)气阴双补,配伍与证相应的具有止血作用的药物,以期气固阳复而达止血目的。如2日后血势不减,可考虑诊断性刮宫以止血,如贫血严重应予输血。

澄源:谨守病机,正本清源。经止血后待血势稍缓则审证求因,辨证论治。根据不同证类又当兼顾气血脏腑,适时调补肝肾、补益心脾以资血之源,安血之室,调经固本。

复旧:善后调理,以巩固月经周期的恢复和经量的正常。对青春期患者,宜补肾气益冲任;对育龄期患者,重在舒肝和脾以调理冲任;对更年期患者,则主要补脾滋肾以调固冲任。

塞流、澄源、复旧分步论治又不可截然划分,当寓澄源于塞流、复旧以治本。

一、阴虚血热证

[病因病机]素体阴虚,或多产房劳,或久病失血以致阴伤,阴虚水亏,虚火内炽,损伤冲任,扰动血海而致经血非时妄行。

[临床证候]经血非时突然而下,量多势急或量少淋漓,色鲜红而质稠,头晕耳鸣,心烦潮热,舌红,苔薄黄,脉细数。

[辨证依据]

(1)素体阴虚,或有多产房劳、久病、失血史。

(2)经血非时而下,色鲜红而质稠。

(3)头晕耳鸣,心烦潮热,舌红,苔薄黄,脉细数。

[治疗原则]养阴清热,凉血止血。

[方药选用]上下相资汤(《石室秘录》)。

人参 沙参 麦冬 玄参 玉竹 五味子 熟地黄 山茱萸 车前子 牛膝

下血如崩者,加仙鹤草、益母草、乌贼骨、马齿苋;淋漓不断者,加蒲黄、三七末、血竭;病久血不止,气血亏耗,症见面色苍白,气短倦怠,血色淡而质清者,加黄芪、桑葚子;出血日久而色鲜红者,加蚤休;烦躁,口渴,血色淡暗,量多者,宜重用方中固气填阴之品,如人参、熟地黄、山茱萸等。必要时可考虑输血。

二、肝郁血热证

[病因病机]素体阳盛或情志郁伤,易动肝火;或素性抑郁,郁而化火,肝司血海,肝病失司,血海蓄溢无度,加之肝热扰动血海而致崩漏。

[临床证候]经血非时而至,时淋漓时崩下,或时来时止,色深红或质稠有块,两侧少腹胀痛,或胁肋乳房胀痛,心烦易怒,舌红,苔黄,脉弦数。

[辨证依据]

(1)情志素多抑郁或有情志创伤史。

(2)崩漏,血色深红,质稠有块。

(3)胁肋、乳房或少腹胀痛,心烦易怒,舌红,苔黄,脉弦数。

[治疗原则]清肝开郁，止血调冲。

[方药选用]

(1)滋水清肝饮(方见月经前后诸证)。

出血如崩者，去当归，加地榆、贯众、夏枯草;肝郁伐脾，兼脾虚之气短、食欲缺乏者，加人参、白术、黄芪。

(2)生脉二至止血汤(《中医妇科学》)加马齿苋、蚤休。

人参 麦冬 北五味子 女贞子 墨旱莲 茜草根 益母草 补骨脂 夏枯草 乌贼骨 大枣 甘草

心烦易怒，口干欲吹者，加牡丹皮、栀子;大便干结者，加制川军、地榆。

三、脾气虚证

[病因病机]素体脾虚，或忧思不解，或劳倦过度，脾伤失统，冲任不固，不能约制经血，以致崩中或漏下。

[临床证候]经血非时大下，色淡质清稀，神疲气短，面色㿠白，或心悸，舌淡，苔薄白，脉缓无力。

[辨证依据]

(1)素体脾虚，或有忧思、劳倦、饮食不慎史。

(2)崩漏，血色淡而质清稀。

(3)神疲气短，舌淡，苔薄白，脉缓无力。

[治疗原则]补脾益气，养血固冲。

[方药选用]固本止崩汤(《傅青主女科》)合举元煎(方见月经过多)。

黄芪 白术 人参 熟地黄 当归 黑姜

腰痛酸软乏力者，加菟丝子、桑寄生、续断、阿胶;面色萎黄，倦怠者，加枸杞子、桑葚子;心悸怔忡者，加五味子、麦冬、炙远志。

四、肾气虚证

[病因病机]先天禀赋不足，肾气稚弱，冲任未充;或久病伤肾，肾失封藏，冲任不固，不能约制经血而成崩漏。

[临床证候]经乱无期，出血量多或淋漓不止，或停经数月又暴下不止，色淡红或暗淡，质清稀，面色晦暗，腰膝酸软，小便清长，舌淡嫩，苔白润，脉沉弱。

[辨证依据]

(1)多见于青春期，常有初潮过早或推迟的病史，或月经不调史，或有久病史。

(2)崩漏，血色淡红或暗淡，质清稀。

(3)面色晦暗，腰膝酸软，舌淡嫩，苔白润，脉沉弱。

[治疗原则]补肾固冲，止血调经。

[方药选用]通脉大生片(《中医妇科治疗学》)。

杜仲 续断 菟丝子 桑寄生 艾叶 砂仁 茯苓 山药 鹿角霜 何首乌 乌药 当归 肉苁蓉 车前子 枸杞子 紫河车 荔枝核

出血期服生脉二至止血汤，血止后服通脉大生片;虚寒者，加熟附片、仙茅、炮姜、艾叶。

五、肝肾亏损证

[病因病机]素禀不足,或早婚多产耗伤精血,或于更年期肾气渐虚,因故重虚;或久病及肾,以致肾精暗耗,肝失濡养,肝肾亏虚,冲任受损,经血失约而成崩漏。

[临床证候]经来无期,淋漓不断,忽又暴下量多;或经停数月又暴崩如故,血色暗黑无光泽,质薄或有块,头晕耳鸣,视物昏花;或面色无华,发易脱落,舌暗淡,苔少或薄黄,脉细或细数。

[辨证依据]

(1)多见于绝经前期,或有早婚、多产(包括流产)史,或有月经不调及其他病史。

(2)崩漏,血色暗黑无光泽,质薄。

(3)头晕耳鸣,视物昏花,发易脱落,舌暗淡,苔少,脉细。

[治疗原则]滋补肝肾,调固冲任。

[方药选用]

(1)归肾丸(方见月经先期)。

(2)两地汤(方见月经先期)。

出血期间用育阴汤,兼肾阳虚者用通脉大生片。

六、血瘀证

[病因病机]七情所伤,或经期、产后余血未净,又感寒、热、湿邪壅滞经脉,形成血瘀;或久病致瘀,瘀阻冲任,新血不得归经,而致崩漏。

[临床证候]经乱无期,淋漓不止或时下时止,或骤然下血量多;或停经日久又突然暴下,继而淋漓不断,色暗黑,质稠有块,小腹疼痛或胀痛。舌暗红或有瘀斑,苔薄白,脉沉涩或沉弦。

[辨证依据]

(1)平素性情抑郁,或有情志创伤史,或有经期产后感邪,或经期摄生不慎,或有久病史。

(2)崩漏,血色暗黑,质稠,有较明显血块。

(3)小腹疼痛或胀痛,舌暗红或有瘀斑,脉沉涩或沉弦。

(4)因寒、热、湿、郁成瘀不同而兼有相应的某些全身瘀滞征象。

[治疗原则]活血化瘀,止血固冲。

[方药选用]

(1)四物汤(《太平惠民和剂局方》)合失笑散(方见月经过多)。

当归　川芎　白芍　地黄

肝郁气滞血瘀者,加柴胡、郁金;寒凝血瘀者,加炒艾叶、炮姜;热灼而瘀者,加益母草、夏枯草、茜草根、贯众炭。服6剂以上化瘀之剂,经血不减者,又当调补脾气,补益肾气,所用方药不宜过补而滞留气血,可选参苓白术散加寿胎丸。

(2)逐瘀止血汤(《傅青主女科》)加蒲黄、槐花。

生地黄　大黄　赤芍　牡丹皮　当归尾　枳壳　桃仁　龟版

【止血药的选用】

凉血止血:大蓟、小蓟、紫草、生地黄、牡丹皮、地榆(炭)、侧柏(炭)、贯众(炭)、墨旱莲、仙鹤草、槐花、鸡冠花、蟇头回、紫珠草。温经止血：炒艾叶、炮姜炭、百草霜、伏龙肝、牛角、补骨脂。养血止血：龟版胶、阿胶、鹿角胶、炒白芍、当归炭、制何首乌。固气止血：人参、党参、黄芪、大枣、炙甘草。升提止血：升麻（炭）、柴胡炭、芥穗炭。化瘀止血：三七、益母草、茜草根（炭）、牡丹皮、蒲黄、降香、山楂炭、花蕊石、白芨、炒五灵脂。理气止血：香附炭、乌药灰。收涩止血：赤石脂、煅龙骨、煅牡蛎、海螵蛸、乌梅、五倍子、棕榈炭、珍珠母。

【其他疗法】

(一)单方验方

(1)苦参30～50 g,将饮片炒至颜色变深为度,加红糖50 g。每次2剂,早晚水煎温服,如服药后出现恶心、呕吐者应停药。

(2)炒鸡冠花30 g,红糖30 g,水煎代茶饮。

(3)金线重楼30 g,水煎服。

(4)血见愁30 g,水煎后与15 g白米酒拌匀,顿服。

(5)蚕沙6 g,铁锅炒炭即冲水吞服,每日3次。

(6)乌贼骨粉1 g,每日早晚各1次。

(7)断血流(生药)10 g,每日3次。

(二)针灸

(1)断红穴(手背第二、三指掌关节间向前1寸处)先针后灸,留针20分钟。

(2)灸隐白、百会、神厥、关元穴,以回阳固脱。

(3)耳针取子宫、卵巢、缘中(脑)、屏间(内分泌)。两耳交替取2～3穴,间歇运针,留针1～2小时。

【预防与调护】

(1)患者应忌食辛辣刺激生冷之品,以防动血凝血。

(2)出血期间不宜涉水冒雨或负重过劳。应加强营养。

(3)血未净时尤应注意局部卫生。

(4)出血多时宜卧床休息。对住院患者应详细记录出血的期、量、色、质及相随证情的变化。

第九节　闭　经

闭经分为原发性闭经和继发性闭经,原发性闭经是指女子年逾16周岁,无月经来潮。继发性闭经是指月经周期建立后,在正常绝经年龄前,月经停止来潮6个月以上者;或月经稀发者,按其自身原来月经周期计算,停经3个周期以上者。

有些少女初潮后一段时间内有停经现象、妊娠期或哺乳期暂时性的停经、更年期的停经与绝经等属生理现象,不作闭经论。有些妇女由于生活环境的突然改变,偶见1～2次月经不潮,又无其他不适者,也可暂不作病论。至于因先天性生殖器官发育异常或后天器质性损伤而无月经者(如先天性无子宫、无卵巢,或卵巢后天损坏,或垂体肿瘤,或子宫颈、阴道、处女膜、阴唇等先天性缺陷或后天性损伤造成粘连闭锁,经血不能外溢等),非药物所能奏效,不属本节讨论范围。

有关闭经的记述,早见于《内经》,称为"女子不月""月事不来",与"胞脉闭"有关,并载有第一首妇科处方四乌贼骨一芦茹丸以治"血枯"经闭。历代妇科医学家十分重视闭经的研究,认为其病因很多,机制复杂,属妇科较严重的病。概括其原因有"因虚、积冷、结气"(《金匮要略》),有因"津液不生,血气不成""醉以入房,劳伤过度,血气枯竭"或"先经唾血,吐血,下血……亦月事不来"(《诸病源候论》);有"血脉瘀滞"(《备急千金要方》),"躯脂满闭经"(《丹溪心法》),"虫证经闭"(《医学入门》);也有因"经闭久嗽,又见骨蒸潮热"者(《医宗金鉴·妇科心法要诀》)。这些记载至今符合临床实际。《景岳全书·妇人规》将闭经分为"血枯""血隔"虚实两类,颇为概括而得要领。《傅青主女科》提出"经水出诸肾",故"经水早断,似乎肾水衰涸""肾水本虚,何能盈满而化经水外泄",其说为后世治虚证闭经着重在肾奠定了基础。

西医学把闭经分为原发性、继发性两类,其病变可发生在下生殖道或子宫(第一区)、卵巢(第二区)、垂体(第三区)、下丘脑及中枢神经(第四区)等部位,也有因肾上腺病变而引起闭经的。一般而言,多数的先天性异常所致的闭经被列入原发性闭经,如子宫或阴道发育不全(第一区)、脱纳综合征(第二区)、单纯性腺发育不全(不伴矮身材)(第二区)、先天性肾上腺皮质增生等。继发性闭经则多数是由获得性疾病引起的,如子宫腔粘连(第一区)、卵巢早衰(第二区)、多囊卵巢综合征(第二区)、卵巢男性化肿瘤(第二区)、垂体肿瘤(第三区)、垂体前叶功能减退症(第三区)、丘脑下部及中枢神经病变(第四区)、肾上腺与甲状腺疾患引起的闭经等。其实这样分类是人为的,因为引起原发性和继发性闭经的基本因素有时可能是相同的。但是这种划分对提供病因线索和测知预后是有价值的,所以当今中医妇科辨证论治闭经有时也参考这种分类。

【致病机制】

月经的产生与调节,以肾为根本。脏腑、气血、经络的正常生理活动是产生月经的生理基础。肾、天癸、冲任、胞宫是产生月经的主要环节,所以凡能引起脏腑功能失常、气血失调,以致肾、天癸、冲任、胞宫任何一个环节发生功能失调或器质性病损,都可以导致闭经。例如:先天肾气未裕,天癸来至或迟至,乃至冲脉不盛,任脉未通,故月经不潮;或因后天肾气受损,天癸早竭或因气血虚弱,冲任虚损,月事不行;或因情志伤肝,气滞血瘀,冲任阻隔,经水不通;或因痰湿,脂膜壅阻冲任,经隧受阻。既有营阴暗耗,阴虚血燥以致闭经,也有实火伤津灼血而经不来者,但较为少见。

总之,闭经的发病机制可分为虚实两类:虚者血海空虚,无血可下;实者经隧阻隔,经水不行。

【诊断】

本病特点是年逾16周岁,无月经来潮;或月经周期建立后,月经停止来潮6个月以上,或伴有其他症状。但在诊断步骤上则需详细询问病史、进行全身检查和妇科检查,以及必要的辅助检查,排除生理性闭经和找出闭经的原因,才能确诊。在诊治闭经患者时还应当与本书中的卵巢早衰、多囊卵巢综合征互相参考辨证辨病和论治。

(一)病史

女子年逾 16 周岁无月经来潮者,应询问生长发育过程、幼年时曾否患过急慢性疾病(如结核)、家族的疾病史等。对月经已来潮而又停闭者,应了解本次停经的时间,停经前的月经情况、初潮年龄、末次月经时间、经量、经色、经质,有无精神刺激或生活环境改变等诱因,是否服过避孕药,是否接受过激素类药物治疗和治疗后的情况,有无周期性下腹胀痛,有无头痛、视觉障碍,有无溢乳症状;过去健康状况、营养状况,其他疾病史(如甲状腺病、结核病等);有无近期分娩、流产、刮宫、产后出血史,哺乳史,不孕史和月经不调史;有无择食、恶心、晨吐等现象。

(二)检查

1.全身检查

观察患者的精神状态、体质、发育、营养状况,乳头、乳晕、腹壁等处有无毛生长,挤压乳房有无溢乳,触扪腹股沟有无肿块。

2.妇科检查

结合病史及全身症状有目的地检查外生殖器官的发育状况,有无畸形,阴道黏膜的色泽、皱褶,有无萎缩现象,子宫是否增大或萎缩,子宫附件处有无包块或结节等。有无生殖器官缺如、畸形,是否为假性闭经,如处女膜无孔或阴道闭锁或子宫腔、子宫颈粘连以致血不能外溢,是否为生理性闭经(表 1-1)。

表 1-1 闭经与生理性停经的鉴别

鉴别项目	闭经	早孕	哺乳	自然绝经
临床特征	停经前多有月经失调和伴随症状,也有突然停闭和无其他症状者	月经正常,突然停经,或伴晨吐、择食等早孕反应	正值哺乳期或哺乳日久	更年期,常或先有月经紊乱又突然停闭
妇科检查	无妊娠体征	有妊娠体征	无妊娠征	无妊娠体征
妊娠试验	阴性	阳性	阴性	阴性
脉象	癃脉	多滑数	常脉	常脉

3.辅助检查

通过病史及检查,初步可排除生殖器官器质性病变和生理性停经,但要明确闭经的原因及病变部位,按诊断步骤结合辅助检查进行诊断。常用的辅助检查有:①诊断性刮宫,可了解子宫颈或子宫腔有无粘连、子宫内膜有无结核、性激素分泌情况。②子宫输卵管碘油造影,有助于诊断生殖器官发育不良、宫腔粘连、生殖道结核。③染色体检查,对第二性征发育迟缓和生殖器官畸形所致的原发性闭经有诊断意义。④蝶鞍部断层摄片,对闭经合并泌乳的患者可协助诊断蝶鞍部有无腺瘤。⑤腹腔镜检,诊断卵巢早衰或多囊卵巢综合征。⑥甾体激素放射免疫测定法,提供病因诊断。⑦甲状腺、肾上腺功能测定。通过以上检查可明确病变部位和属何类闭经(表 1-2),有利于更有针对性地辨证论治及测知预后。

表 1-2　闭经分类表

闭经名称	闭经原因
子宫性闭经	先天性无子宫或发育不良、子宫内膜损坏或子宫切除、子宫内膜反应不良
卵巢性闭经	先天性无卵巢或发育不良、卵巢损坏或切除、卵巢肿瘤、卵巢功能早衰
脑垂体性闭经	脑垂体损坏、脑垂体腺瘤、原发性脑垂体促性腺功能低下
丘脑下部性闭经	精神神经因素、消耗性疾病、肥胖生殖无能性营养不良症、药物抑制综合征、闭经-泌乳综合征、多囊卵巢综合征、其他内分泌影响

【因、证、辨、治】

确诊为闭经和鉴别不属器质性病变,临床多按"辨证求因""审因论治"原则结合闭经发病机制分虚实各证治之。

年逾 16 周岁未行经或已行经而月经渐少、色淡、质薄,或经期延后,继而停闭或伴有其他虚衰现象者,多属虚证;如月经骤然停闭,或伴有其他实象者,多属实证;但也有因骤伤精血而月经突然不来而属虚证者。临证时须根据患者的体质状况、初潮年龄、发病年龄、月经史、胎产史,甚至家族史等,结合现证分清虚实论治。

治则为"虚则补而通之""实则泻而通之"。虚以养肝肾、补气血为主;实以活血调气为主。但闭经病变涉及脏腑、气血、冲任等多方面,故在主治中又常兼顾各脏腑,理气血以调冲任。无论虚实,又当补中有通,泻中有养,切勿滥用通破之药以见血为快。

前面所述有关西医学对闭经的分类,中医药如何有针对性地治疗,有待进一步研究和不断总结经验,原则上仍当审证求因、辨证论治。

一、肾气不足证

[病因病机]多由禀赋不足,精气未裕,天癸未至,冲任未充,无以施化经血所致;或因青春期前肾气尚稚而染病(如结核病),以致肾气不能如期全盛,冲脉不盛,任脉不通,故月经不潮。

[临床证候]多为年逾 18 周岁尚未初潮,或初潮偏晚而常有停闭,或已潮月经时而不调,时而又停闭 6 个月以上者。体质纤弱,第二性征发育不良,腰膝酸软,苔薄白,脉多沉弱。也有青年女子仅见月经不潮而无其他征象者。

[辨证依据]

(1)年逾 16 周岁尚不潮经,或月经曾潮而不调以至闭经。

(2)第二性征发育不良。

(3)伴腰膝酸软,苔薄白,脉沉弱。

[治疗原则]补肾益精,调理冲任。

[方药选用]

(1)通脉大生片(方见崩漏)。

方以补肾为主,兼补脾养血调气。连服 20 剂经不行而脉滑数者,可改服 3～5 剂养血活血通经方药,如四物汤加牛膝、王不留行、赤芍。如经未至,再服通脉大生片 20 剂,可反复按上法周期性服用。如月经已潮,则据情况辨证施治以调理月经周期。症见口干、潮热、心烦、舌红、苔薄黄、脉细数者,上方去艾叶、鹿角霜、砂仁、车前子,加生地黄、牡丹皮、地骨皮。如体弱畏冷,加仙茅、淫羊藿。

(2)补肾固冲丸(《中医学新编》)。

菟丝子　续断　阿胶　鹿角霜　巴戟天　杜仲　当归　枸杞子　党参　白术　砂仁　熟地黄　大枣

二、肝肾虚损证

[病因病机]禀赋素弱,或因多产、堕胎、房事不节;或久病及肾,阴精损耗;或产时大出血,血去精亏,肾气虚损,肝失所养,冲任俱虚,月经停闭。或肝肾阴亏,血海渐涸,月经渐少,延后以至停闭。或阴损及阳,肾阳虚衰,施化不足,冲任俱虚,月经不至。甚者肾气早衰,经闭难复。

[临床证候]月经原属正常,堕胎、小产、分娩后,或大病久病后月经逐渐减少,延后以至停闭;或腰酸腿软,头昏耳鸣,或怔忡健忘,或心烦潮热,或畏寒怕冷,停闭日久;或阴道干涩,子宫渐萎。甚者形体瘦弱,面色失华,肌肤不润,阴毛、腋毛脱落,牙齿失泽,性欲淡漠,生殖器官萎缩。舌暗淡,苔薄白或薄黄,脉多沉弱或细数无力。

[辨证依据]

(1)有后天伤肾耗精病史。

(2)或有产时大失血史,产褥后月事经久不复来潮。或经量由少而至停闭。

(3)头晕耳鸣,腰酸腿软,或性欲淡漠,阴毛、腋毛脱落,生殖器官萎缩,舌暗淡,苔薄白,脉沉弱。

[治疗原则]补肾养肝,调理冲任。

[方药选用]

(1)育阴灵(《百灵妇科》)。

熟地黄　山药　续断　桑寄生　杜仲　菟丝子　龟版　怀牛膝　山茱萸　海螵蛸　白芍　牡蛎

重用熟地黄、白芍、山茱萸、龟版以补肝肾益精血。本方具有"诱发排卵"的作用。如有产时大出血史,加紫河车、肉苁蓉、鹿角片。

(2)补肾地黄丸(《陈素庵妇科补解》)。

熟地黄　麦冬　知母　黄柏　泽泻　山药　远志　茯神　牡丹皮　枣仁　玄参　桑螵蛸　山茱萸　竹叶　龟版

三、阴虚血燥证

[病因病机]素体阴虚,精血本少,因故重伤,虚热内生,灼津燥血,阴虚血燥,水亏津少,冲任干涸乃至经闭。

[临床证候]月经量少或后期或淋漓无期,色紫暗质稠,渐至停闭,潮热或五心烦热,咽干口燥,甚则盗汗骨蒸、形体消瘦、咳嗽咯血、舌红、苔少、脉细数。

[辨证依据]

(1)月经由量少渐至闭停。

(2)有因疾病、生活因素耗伤津血史。

(3)潮热心烦,咽干口燥,舌红,少苔,脉细数。

[治疗原则]滋阴益精,养血调冲。

[方药选用]

(1)秦艽鳖甲汤(《卫生宝鉴》)加生地黄、玄参、白芍、枸杞子、菟丝子、杜仲,易柴胡为银柴胡。

秦艽　鳖甲　柴胡　地骨皮　知母　青蒿　乌梅　当归

阴虚肺燥咳嗽,加川贝、麦冬;咯血者,加阿胶、白茅根、百合、白及;如为痨瘵所致(确诊为结核性)则又须抗痨(抗结核)治疗;阴虚肝旺证见头痛、失眠、易怒者,加夜交藤、五味子、牡蛎、牛膝;阴中干涩灼热者,可配合外洗方,如大黄、青蒿、玄参、桃仁、甘草水煎坐浴。

(2)归肾丸(方见月经先期)合玉女煎(方见月经前后诸证),易熟地黄为生地黄,加天冬、玄参。

四、气血虚弱证

[病因病机]久病大病屡伤于血,或忧思过度损伤心脾;或饮食劳倦,脾胃受损,化源不足;或哺乳过久,或患虫疾,营血亏虚,气也虚弱,冲任大虚,无以化生经血,以致月经停闭。

[临床证候]月经逐渐后延、量少,色淡而质薄,继而停闭不行;或有头晕眼花,气短心悸,食差,面色萎黄,精神疲惫,毛发不泽或早见白发,舌淡,苔少或白薄,脉沉缓或虚数。

[辨证依据]

(1)月经由后期、量少而至停闭。

(2)有失血耗血病史。

(3)头昏眼花,面色萎黄,精神疲惫,舌淡,苔少,脉沉缓或虚数。

[治疗原则]养血益气,调补冲任。

[方药选用]归脾汤(方见月经先期)。

产后大失血所致闭经,证见气血虚弱,终至肾气虚惫,可按肝肾虚损证处理。因虫疾至血虚闭经,当先治虫,继以扶脾胃补气血。心悸怔忡者,加生脉散、石菖蒲。

五、血瘀气滞证

[病因病机]七情内伤,以致肝气不舒,气结血滞,阻滞冲任;或经产之时,血室正开,风冷之邪入侵冲任、胞宫;或内伤生冷,以致寒凝血瘀;或热邪煎熬津血,滞涩冲任,至成血瘀气滞之实证闭经。

[临床证候]月经突然停闭不行,伴情志抑郁易怒,胁痛或少腹胀痛拒按,舌暗或有瘀斑,苔正常或薄黄,脉弦或紧。

[辨证依据]

(1)月经突然停闭(排除妊娠)。

(2)情志抑郁,胁肋、少腹胀痛,舌暗或有瘀斑,脉弦或紧。

[治疗原则]活血化瘀,调理冲任。

[方药选用]

(1)膈下逐瘀汤(《医林改错》)。

当归　川芎　赤芍　桃仁　红花　枳壳　延胡索　五灵脂　牡丹皮　乌药　香附　甘草

郁而化热者,去五灵脂,加生地黄、栀子、黄芩;寒凝血瘀气滞者,去牡丹皮、赤芍,加艾叶、仙茅。

(2)开郁二陈汤(《万氏妇人科》)。

制半夏　陈皮　茯苓　青皮　香附　川芎　莪术　木香　槟榔　甘草　苍术　生姜

六、痰湿、脂膜壅塞证

[病因病机]素多痰湿,或病痰湿之证,或脾阳不运,湿盛成痰;或素体肥胖,脂、痰、湿阻滞冲任,壅塞经隧,月经不行。

[临床证候]形体肥胖,双臂腰臀尤甚,经量渐少,经期延后,渐至停闭;体重日增,神疲倦怠少食,或痰多浮肿,胸胁满闷,月经不行;或带下量多色白。舌淡胖嫩,苔白腻多津,脉沉滑。

[辨证依据]

(1)形体日渐肥胖,经量渐少,经期延后而停闭。

(2)神疲体倦,胸胁满闷,食少痰多,舌淡胖嫩,苔白腻,脉沉滑。

[治疗原则]豁痰除湿,减肥消脂,温运活血,调理冲任。

[方药选用]二陈汤(方见月经前后诸证)合桂枝茯苓丸(《金匮要略》)加葶苈子、牛膝、王不留行。

桂枝　茯苓　牡丹皮　芍药　桃仁

痰湿化热、苔黄腻者,加黄连、黄芩、麦芽;胸闷、呕恶者,加厚朴、竹茹、生姜。

【其他疗法】

(一)单方验方

(1)蚕沙酒:蚕沙(炒黄)180 g,陈酒1 500 ml。浸泡3~6小时,隔水煮2小时,滤去蚕沙,取酒服饮。每次30 ml,每日2次。

(2)鳖1只,瘦猪肉100 g。共煮汤,调味服食。每日1次,每月连服数次。

(3)当归、黄芪各30 g,生姜65 g,羊肉250 g。将羊肉洗净切块,生姜切丝,当归和黄芪用纱布包,共放瓦锅内加水适量炖至烂熟,去药渣,调味服食。每日1次,每月连服5~6次。适用于气血虚弱证。

(4)红花9 g,黑豆90 g,红糖60 g,水煎服。每日1剂,分2次服,每月连服7剂。用于血瘀气滞证。

(二)食疗

(1)鲜姜黄21 g,黄酒50 ml,鸡蛋2枚。先把鸡蛋煮熟去壳,再入姜黄同煮20分钟即成。用黄酒送服鸡蛋。每日1次,连服4~5日。用于血瘀气滞证。

(2)鲤鱼头(或乌鱼、生鱼)数个,陈酒适量。将鱼头晒干,火上烧炭存性,研成细末,用陈酒送服。每次15 g,每日3次。用于血瘀气滞证。

(3)薏苡仁60 g,炒扁豆、山楂各15 g,红糖适量。上药同煮粥食。每日1剂,每月连服7~8剂。用于痰湿阻滞证。

(三)针灸

(1)体针取三阴交、关元、足三里、血海、肾俞、太冲、中极。

(2)耳针取子宫、内分泌、卵巢、皮质下、神门、交感。

(四)中西医结合治疗

(1)对宫腔粘连者,可扩张宫腔、分离粘连,放置宫内节育环以防重新粘连,同时给以活血化瘀行滞方药。

(2)对卵巢或垂体肿瘤,在确诊后手术治疗的同时,根据现证辨证施治。对生殖器结核患者,给予抗结核治疗的同时可扶正养阴润燥。

【转归与预后】

闭经时间不长,如属情志或营养、生活等因素导致的功能失调性闭经,经采用辨证论治后,预后多属良好。如闭经时间较长,症状日渐加重,可转化为肝肾亏损进而肾气虚惫的闭经,恢复月经则较困难。

【预防与调护】

正确处理产程,防止产时产后大出血造成的闭经(席汉综合征),及时治疗引起闭经的原发病症。对闭经患者要做好开导工作,纠正不良嗜好,注意饮食起居及营养,加强精神教养,树立治愈信心,坚持治疗和体格锻炼。

第十节　痛　经

每于行经前后或行经期间出现下腹部疼痛,称痛经,又称经行腹痛。以月经初潮后 2～3 年的青年妇女多见。据全国妇女月经生理常数协作组调查,痛经在我国妇女的发病率为 33.19％,属妇科常见病。

痛经,首见于《金匮要略·妇人脉证并治》,谓:"带下,经水不利,少腹满痛。"《诸病源候论》立有"月水来腹痛候",作为一个独立病证进行论述。《妇人良方大全》认为痛经有因于寒者、气郁者、血结者。以后历代妇科专著在此基础上不断有所发展。《医宗金鉴·妇科心法要诀》指出痛经有寒、热、虚、实的不同,应予诊别。《傅青主女科》认为痛经与肝、肾、脾有关,分别立宣郁通经汤、温脐化湿汤、调肝汤等以分证论治。说明我国对痛经一证的认识与治疗是不断有所发展而逐渐完善的。

西医学把痛经分为原发性和继发性痛经:前者又称功能性痛经,系指生殖器无明显器质性病变;后者则指生殖器有明显器质性病变,如子宫内膜异位症、盆腔炎、生殖器肿瘤、子宫发育异常、子宫过度前屈或后倾、子宫颈管狭窄、膜样排经等导致的痛经。据研究认为原发性痛经的病理机制与子宫内膜的前列腺素有关,疼痛由子宫过度收缩引起。

【致病机制】

其发生与经期及经期前后女性处于特殊生理状态有关。因此时期,血海气盛血旺,胞宫气血由经前充盈到经期泻溢至经后暂虚,冲任气血变化较急骤,易受致病因素干扰,加之体质因素的影响,导致胞宫气血运行不畅或失于煦濡,"不通则痛"或"不荣作痛"。其机制有寒、热、虚、实之分,但以实证为多。如气滞血瘀、寒湿凝滞、湿热壅阻等,皆因邪气阻滞气机,使血气运行不畅,经血泻而不畅,不通则痛。但非行经时何以不痛?因平时冲任之气血未盛,经水未至胞中，未到当泻之时期，冲任、胞宫气血平和，虽有寒、热、瘀、湿之邪气蕴伏其中，尚不会出现疼痛。一旦冲任、胞宫气血充盛满盈，月经届期而泻，冲任、胞宫气血变化急骤，并为蕴伏之邪所阻遏，障碍经水之顺利排出，则不通而痛，此为实证痛经。一俟瘀血排出或经血畅行，则疼痛缓解，故经后痛止。又有患者血气本虚，肝肾亏损，行经之后，血气外泄而更虚，胞宫、胞脉失于濡养而拘急，此为虚证痛经。待经净 6～7 日，机体精血逐渐恢复，冲任气血渐充，胞宫、胞脉也得以恢复充养，则疼痛渐除。上述虚实二端，如得到适当的调治，使病机逆转，病可向愈，否则下次月经来潮时疼痛又反复发作。

【诊断与鉴别诊断】

一、诊断

（一）病史

了解患者疼痛发生的时间和性质，即下腹疼痛或痛引腰骶的证象是否属经期或行经前后，有规律的周期性出现，随后即逐渐减轻以至消失，下次经期又复发作。同时注意有无精神过度紧张、过度劳累、受冷、生活习惯改变等因素的影响。

（二）临床表现

以伴随月经周期出现下腹疼痛，或由腹痛而引及腰骶部或外阴、肛门坠痛为特征。疼痛多发生在经前 1～2 日或行经第 1～2 日，剧烈疼痛历时 30 分钟至 2 小时，可伴恶心呕吐，冷汗淋漓，四肢厥冷，甚者可因剧烈疼痛而致昏厥，继而为阵发性疼痛，24 小时后逐渐消失，偶有至行经第 2～3 日或经净后始发疼痛者。疼痛有轻有重，但迄今尚未有科学仪器测定其程度，临床多根据患者的诉说并结合其表现以判定痛经的程度，可分为重、中、轻三度。

重度：行经期或其前后，小腹疼痛难忍，坐卧不安，不能坚持工作和学习。多伴有腰骶疼痛，或兼有呕吐、泄泻、肛门坠胀、面色苍白、冷汗淋漓、四肢厥冷、低血压等，甚者昏厥。

中度：行经期或月经前后，小腹疼痛难忍，或伴腰部疼痛、恶心呕吐、四肢不温，采用止痛措施疼痛可缓解。

轻度：行经期或其前后，小腹疼痛明显，或伴腰部酸疼，但尚可坚持工作和学习，有时需服止痛药。

（三）检查

注意全身情况、神经类型，结合相应检查和辅助检查，排除可以引起在经期或行经前后出现下腹疼痛的全身或局部器质性疾病。

二、鉴别诊断

1.原发性痛经与继发性痛经的鉴别

鉴别关键在于有无生殖器病变。原发性痛经多见于初潮后及青年未婚未育的女子，妇科检查盆腔无明显的生殖器官器质性病变；继发性痛经者原无痛经病史，若干年后开始出现痛经，多发于已婚或经产妇，以子宫内膜异位症引起者多见。明确原发、继发更有利于针对病因治疗。

2.痛经与伴随阴道流血而有明显下腹部疼痛的病证

与异位妊娠、堕胎、小产等相鉴别。同时应与发生在经期的其他病证所致的腹痛症状相鉴别。

【因、证、辨、治】

辨证主要根据病因、证候加以分析。其要点是辨疼痛的时间、性质、部位、程度,结合月经状况、平素体质及舌脉、兼证等。如《景岳全书·妇人规》云:"然实痛者,多痛于末行之前,经通而痛自减;虚痛者,于既行之后,血去而痛未止,或血去而痛益甚。大都可按可揉者为虚,拒按拒揉者为实。有滞无滞,于此可察。但实中有虚,虚中亦有实,此当于形气禀质兼而辨之。"这些论点基本正确而具有临床指导意义。此外,还应从经色、经质、经量结合兼证等进行分析。如经色深红而质稠者,多属邪热壅滞;血块较多,排出后疼痛暂缓解者,多为血瘀所致;下腹胀痛或兼胸胁、乳房胀痛者,多属肝气郁滞;经色淡红而质清稀无血块,且经后疼痛者,多属气血虚弱;下腹冷痛,经色暗滞,夹有小血块者,多属寒凝而体虚;经色淡红而质清稀,兼腰膝酸痛,经后更著者,多属肝肾亏损。治法采取"实者泻之,虚者补之,寒者温之,热者清之"的原则。痛经时首重止痛以治其标,平时宜调理冲任血气以治其本。但痛经病证实证多,虚证少,"夹虚者多,全实者少",处方用药应兼顾标本虚实。

一、气滞血瘀证

[病因病机]素性精神抑郁,恚怒伤肝,肝郁则气滞,气滞则血也滞,气血运行不畅,乃滞留成瘀;或因经期、产后(包括堕胎、小产、人工流产),余血内留,离经之血内蓄于胞中而成瘀。气滞血瘀,导致经血不利,"不通则痛"。

[临床证候]经前或行经期间小腹胀痛拒按,经前有乳房胀痛或胸胁胀满不舒;或月经周期先后不定,量或多或少,行而不畅,经色紫暗,质稠夹有血块,或呈大块膜样排出,血块排出后则腹痛暂行缓解,如血块未排净,缓解后又复疼痛,至经血基本干净后腹痛才消失。常伴有急躁不宁,甚或恶心呕吐等症。舌紫暗或有瘀点瘀斑,脉弦或弦涩。

[辨证依据]

(1)平素抑郁易怒。

(2)经前或经期小腹呈阵发性疼痛,伴胸胁、乳房胀痛。

(3)经血中夹有血块,排出后则疼痛缓解。

(4)舌紫暗有瘀点斑点,脉弦或涩。

[治疗原则]活血化瘀,理气行滞止痛。

[方药选用]膈下逐瘀汤(方见闭经)。

痛甚者,加血竭末或另冲服田七末;痛而呕吐者,重加半夏,并加生姜汁一小匙于药中;经量多者,重加益母草及适量蒲黄;属膜样痛经者,加莪术、山楂、血竭末、益母草、水蛭。

二、寒湿凝滞证

[病因病机]行经期间感受寒邪或冒雨涉水,或平素及行经期过食寒凉冰冷之品,致寒湿客于胞中,血为凝滞,气失温运,冲任、胞宫血行不畅,发为痛经。

[临床证候]经前或行经期间,小腹下坠冷痛,温熨则痛减,或经量少,色暗滞,夹有小血块,或经期延后,面色青白,四肢不温,畏寒身痛,舌淡暗,苔白滑,脉沉紧。

[辨证依据]

(1)行经期有感受寒湿或冒雨涉水史,或平素过食寒凉之品。

(2)每于经前或经期小腹下坠冷痛。

(3)经色暗滞而夹有小血块,或经量少。

(4)面色青白,四肢不温,舌淡暗,脉沉紧。

[治疗原则]温散寒湿,活血化瘀,理气止痛。

[方药选用]

(1)少腹逐瘀汤(《医林改错》)。

桂枝　干姜　五灵脂　没药　小茴香　当归　川芎　赤芍　延胡索　蒲黄

湿气重者,加苍术、车前子、茯苓;恶心呕吐者,去没药,加橘皮、半夏、藿香;血块多者,加桃仁、水蛭、益母草;痛甚者,加沉香、罂粟壳;脾阳虚甚者,加乌药、苍术、白豆蔻。

(2)当归四逆汤(方见月经后期)。

三、湿热壅阻证

[病因病机]经期、产后(包括堕胎、小产、人工流产),感染湿热之邪;或素体脾虚,或饮食劳倦伤脾,脾虚生湿,湿蕴成热,湿热之邪流注冲任,蕴积胞中,于行经期间则阻碍经水运行,致经行不畅,发为痛经。

[临床证候]经期小腹疼痛拒按,或平时小腹闷痛不舒,行经时疼痛加剧,伴有月经先期、月经过多或经期延长,色深红,质稠或有血块,平时肢体倦怠,烦热,带下黄稠或有臭气,或外阴有灼热瘙痒感,小便短少黄赤,舌红,苔黄腻,脉弦数或滑数。

[辨证依据]

(1)有经期、产后感染史。

(2)行经期间小腹疼痛加剧。

(3)月经先期、月经过多,或经期延长而夹有血块,经色深红质稠,带下黄稠,或阴部灼热瘙痒。

(4)舌红,苔黄腻,脉弦滑数。

[治疗原则]清热利湿,化瘀止痛。

[方药选用]

(1)清热调血汤(《古今医鉴》)加黄柏、蒲公英。

生地黄　牡丹皮　黄连　当归尾　芍药　川芎　桃仁　莪术　香附　延胡索　红花

经血多者,去川芎、莪术,加益母草、地榆、黑栀子;血块多者,加益母草、山楂;平素带下黄稠者,去川芎,加败酱草、生薏苡仁、车前草;有盆腔炎症者,平时可用败酱草、苦参、连翘、黄柏煎液或用毛冬青甲素液作保留灌肠,以消除炎症。

(2)芍药汤(《素问病机气宜保命集》)。

芍药　当归尾　黄芩　黄连　大黄　肉桂　木香　槟榔　炙甘草

四、虚寒证

[病因病机]素体阳虚或久病及肾,肾阳虚衰,阳虚则内寒,寒主收引,滞碍气机,血为寒凝,冲任、胞宫血行涩滞,经行不畅,不通则痛。

[临床证候]经期或经后小腹冷痛而喜按,得温则舒,或经行后期量少,色淡红而质稀,形寒怕冷,面色苍白,腰膝酸冷,口淡食欲缺乏,大便溏薄,小便清长,或夜尿多,舌淡红,苔薄白,脉

沉细迟。

[辨证依据]

(1)经期小腹冷痛,喜热喜按。

(2)素体阳虚,形寒怕冷。

(3)或月经后期,量少而色淡质稀。

(4)腰膝酸冷,舌淡,苔白,脉沉细迟。

[治疗原则]温经散寒,养血止痛。

[方药选用]

(1)温经汤(方见月经后期)。

纳呆,大便溏泄者,加木香、鸡内金;内寒明显者,加干姜、补骨脂;腰膝酸痛者,加狗脊、桑寄生、续断。

(2)十全大补汤(《太平惠民和剂局方》)。

人参　白术　茯苓　炙甘草　当归　川芎　芍药　熟地黄　黄芪　肉桂

五、气血虚弱证

[病因病机]大病及慢性久病耗损血气,或大失血后,冲任气血不充,胞脉失于濡养而经行腹痛。

[临床证候]经期或经后小腹隐隐作痛,或小腹有空坠感,按之则痛减,经量或多或少,色淡红而质稀,周期或先或后。偏于气虚而失于统摄者,则量多而先期;偏于血虚而来源不足者,则量少或后期。面色㿠白或淡黄无华,神疲气短,头晕心悸。舌淡红,苔薄白,脉细弱。

[辨证依据]

(1)有失血伤气的病史。

(2)疼痛多见于经后,喜揉按腹部。

(3)经色淡红而质稀。

(4)头晕心悸,神疲气短,面色萎黄无华,舌淡,苔白,脉细弱。

[治疗原则]补血益气,调经止痛。

[方药选用]

(1)圣愈汤(方见月经过多)加鸡血藤。

脾虚气滞者,加砂仁、木香;阳气虚者,加补骨脂、淫羊藿。

(2)大补元煎(《景岳全书》)。

人参　山药　熟地黄　杜仲　当归　山茱萸　枸杞子　炙甘草

六、肝肾亏损证

[病因病机]先天肾气不足,或房劳过度,或多次堕胎小产,伤及肾肝,冲任精血不足,不能滋养胞宫、胞脉。行经之后血脉空虚,因而隐隐作痛。

[临床证候]经后小腹绵绵作痛,经量或多或少,色淡而质清稀,伴腰部酸疼,头晕耳鸣,小便清长或夜尿频多。偏于肝肾阴虚者,可伴潮热,口干咽燥,烦扰而夜睡不宁,舌淡暗或嫩红,少苔,脉沉细弱,两尺无力。

[辨证依据]

(1)有多产、房劳或病损肝肾史。

(2)经期、经后小腹空坠作痛,引及腰骶酸痛。

(3)经色淡而质稀。

(4)头晕耳鸣,舌淡暗或嫩红,少苔,脉沉细弱。

[治疗原则]补肾养血,调肝缓痛。

[方药选用]

(1)调肝汤(《傅青主女科》)。

当归　白芍　阿胶　山药　山茱萸　巴戟天　炙甘草

偏于肾阳虚者,加补骨脂、淫羊藿;偏于肝阴不足者,加女贞子、枸杞子。

(2)大营煎(方见月经前后诸证)或小营煎(方见带下过少)。

【止痛药的选用】

1.寒痛

艾叶、小茴香、炮姜、肉桂、乌药、山茱萸、高良姜、细辛、白芷、秦艽。

2.滞痛

香附、川楝子、延胡索、川芎、木香、沉香。

3.瘀痛

川芎、延胡索、三七、当归、没药、乳香、蒲黄、桃仁、五灵脂、王不留行、益母草。

4.热痛

川楝子、赤芍、马齿苋、贯众。

【其他疗法】

(一)中成药

(1)田七痛经胶囊,每次 3～5 粒,每日 3 次,开水送服。痛经发作时或经前 7 日始服,痛经消失时减量,3 个周期为 1 个疗程。

(2)云南白药,每次 0.5～1 g,每 4 小时 1 次,每日 3 次,开水送服。

(二)单方验方

(1)益母草 30 g,水 2 碗煎药液 1 碗,加红糖 20 g,煎至糖溶解后 1 次温服。于月经干净后隔日 1 次,服 3～5 次。用于血瘀痛经。

(2)向日葵花盘 60 g,红糖 30 g,水 2 碗,煮沸 5 分钟左右,每日分 2 次服。用于各类型之痛经。

(三)针灸

(1)体针取关元、中极、气海、足三里(双)、三阴交(双)。实证用泻法,虚证用补法或针后加艾灸。

(2)耳针取子宫、交感、内分泌、肾,每次 2～3 穴,中强刺激,留针 15～20 分钟。也可耳穴埋针。

(四)推拿

(1)选腰骶椎两侧阿是穴、关元、三阴交,按压 5～10 分钟。气滞血瘀者,加肝俞、太冲、膻中、八髎;气血虚弱者,加脾俞、胃俞、脘中;肾虚者,加肾俞。

(2)于痛经发作时将麝香风湿油 2～3 滴滴于气海、关元,按摩 3～5 分钟,当患者感到小腹发热内传时,腹痛即止。本法对轻、中度痛经有效。

（五）外治

取气海、子宫、三阴交或腹部痛点。痛经发作时或经前3～7日将麝香痛经膏贴在上述部位，1～3日1次，痛经消失后除去。以行经时敷贴效果较好。

第十一节　月经前后诸证

月经前后诸证系指经行前后及经期出现的一些全身症状，根据其主证的不同分别称经行乳房胀痛、经行头痛、经行眩晕、经行目暗、经行吐衄、经行口糜、经行呕吐、经行泄泻、经行浮肿、经行风疹块、经行音哑、经行感冒、经行发热、经行身痛、经行情志异常等。上述病症多在应届月经前7～14日开始出现，月经来潮后迅即消失。本病相当于西医学的经前期综合征，又称晚黄体期焦虑症。

经前期综合征的症状，有统计达到135种。但每一患者并不都具备所有症状，各人有各自的主要症状，严重程度也因人因时而异，并非固定不变，但症状的出现和消退与月经的关系则基本固定。

月经前后诸证的典型症状常在经前1周开始，逐渐加重，至月经前2～3日最严重，经后突然消失。有些患者症状消退时间较长，渐渐减轻，一直延续到月经开始后的3～4日才完全消失。另有一种特殊类型，有称双相型，出现两个不相联结的严重症状阶段，一在排卵期前后，然后经一段无症状期，于月经前一周再出现典型症状。

月经前后诸证的病因机制主要由情志所伤，肝失疏泄，肝气郁结，或肝郁化火，或肝气逆乱所致。亦有因脾虚、肾虚、血瘀、痰湿、阴虚等。

本病的治疗主要应针对病机分别予以疏肝、解郁、理气、补肾、健脾、利湿、活血、化痰、通络、滋阴等法。

经行乳房胀痛

生育期妇女在经前、经期出现乳房胀痛，或乳头胀痒作痛，甚则痛不可触碰者，称经行乳房胀痛，又称经行乳胀、经前乳胀等。本病可兼见情志及心理不稳定等异常。

【致病机制】

乳房为足阳明经络循行之所，乳头为足厥阴肝经支络所属，如肝气不舒，肝胃经气循行不畅，气血受阻，而表现为乳头、乳房胀痛。

肝病日久不愈，阴血耗损，肝病及肾，又可出现肝肾阴虚之乳痛。本病多为肝气亢盛，气滞郁结于乳络所致，经行后血下气行，乳房胀痛即缓解，而经前冲任气血满盈，夹肝气上逆于乳，故经前胀满疼痛不舒。

【诊断与鉴别诊断】

一、诊断

乳房胀痛多始于经行前3～5日，也可始于经前2周，或于经行后仍作胀痛，随月经周期反复发作,多数于经行后胀痛渐缓解、消失。经行前乳房检查虽有触痛,但无肿块,皮肤色泽无明显改变。个别患者可有界限不甚清楚的结块,但也于月经后消失。

二、鉴别诊断

1.乳腺增生症

多有乳房胀痛,可随月经周期反复于经前加重,经行后疼痛减轻,但可触及乳房肿块,月经后也不消失。

2.乳癌

初起也可有经行乳房胀痛,但往往可扪及结块。至病变晚期可伴有乳头凹陷、溢血,表皮橘皮样改变等体征。

【因、证、辨、治】

一、肝郁气滞证

[病因病机]情志不畅,肝气郁结,肝失疏泄,导致气机郁滞,循经滞于两乳,则乳房胀痛不适。经行后气随血泄则痛缓,故反复于经前发作。

[临床证候]经前乳房胀满疼痛,痛连胸胁,精神抑郁,时叹息,或经前少腹胀痛经行缓解,舌暗红,苔薄,脉弦。

[辨证依据]

(1)有情志所伤史。两侧乳房随月经周期反复胀满疼痛,痛连胸胁。

(2)精神抑郁,胸胁苦满。

(3)舌暗红,脉弦。

[治疗原则]疏肝解郁,理气止痛。

[方药选用]柴胡疏肝散(方见月经过少)。

乳核胀硬者,加橘核、夏枯草、王不留行;肝郁有热者,加黄芩、栀子、牡丹皮;手足胀满,便溏者,加茯苓、大腹皮。

二、肝肾阴虚证

[病因病机]久病阴虚,或失血伤精,肝肾精血不足,乳络失养,经脉气滞,循行不畅,经行血泻,气血益感不足,故多于经行期间或经后乳房疼痛。

[临床证候]经行或经后乳房、乳头疼痛不舒,经量少,色黑,腰膝酸痛,咽干口燥,两目干涩,五心烦热,舌红,少苔,脉细数。

[辨证依据]

(1)有久病阴虚,或失血伤精病史。

(2)乳房疼痛多见于经行或经后。

(3)腰膝酸软,咽干目涩,舌红,少苔,脉细数。

[治疗原则]滋肾养肝,行气止痛。

[方药选用]

(1)一贯煎(《柳州医话》)加天花粉、青皮、通草。

沙参　麦冬　当归　生地黄　川楝子　枸杞子

乳胀者,加橘络、路路通;痛重者,加郁金、延胡索。

(2)六味地黄丸(方见经间期出血)合四逆散(《伤寒论》)。

柴胡　白芍　枳壳　甘草

经行头痛

妇人每值经行前后或经期,周期性地出现头痛难忍者,称经行头痛,古称经行辄头痛。

【致病机制】

情志所伤,气血逆乱,瘀血内阻,经前血注冲任,脑腑失于滋养;或经气不畅,脉络不通;或平素体弱多病,气血不足,经行血下,髓海失养;或血虚肝旺,肝火上冲,清空不利而致头痛。

【诊断与鉴别诊断】

一、诊断

头痛有规律性地发生在经前、经期或经后,与月经周期有密切关系,且反复发作。如头痛偶尔发生在经行期间,应考虑为杂病或合并外感所致。

二、鉴别诊断

1.经行感冒

经行期间虽头痛不适,但尚有身热恶寒、鼻塞流涕、咽喉痒痛等表证,不同于经行头痛。

2.雷头风

初期眩晕呕吐,渐至头痛难忍,头中有声,轻则若蝉鸣,重则两耳若雷响,风动作响。其发病虽可见于经期,但无一定规律,不同于经行头痛,后者随月经反复发作。

【因、证、辨、治】

病因不一,实证头痛多始于经前,痛势较剧;虚证多痛在经后,痛势较缓。肝火上逆头痛,多位于两侧,而兼口苦身热;肾虚头痛,多位于枕后或巅顶。痰湿则头痛而沉重不举,或每痛甚则呕吐痰涎。

一、肝郁化火证

[病因病机]情志所伤,肝气郁滞,久则化火,经行前气血日盛,脉道壅阻,肝气不畅,火气上逆巅顶而作痛。

[临床证候]头痛多始于经前,痛在两侧或巅顶,至经行而痛剧,经行后渐缓,兼情志抑郁,心烦易怒,头晕目眩,口苦咽干,胸胁苦满,大便秘结,小便黄赤;或有月经先期,经量多,色红。舌红,苔薄黄,脉弦数有力。

[辨证依据]

(1)平素情志忧郁,或有精神刺激史。

(2)头痛多发于经前,痛在两侧,随月经周期而发。

(3)心烦易怒,大便秘结,小便黄赤,舌红,脉弦数有力。

[治疗原则]疏肝解郁,清热泻火。

[方药选用]

(1)滋水清肝饮(方见经间期出血)合升降散(《伤寒瘟疫条辨》)。

僵蚕 蝉蜕 姜黄 生大黄

(2)丹栀逍遥散(方见月经先期)加川芎、钩藤、蔓荆子。

二、血瘀证

[病因病机]经产之际感受邪气,与余血相结;或七情内伤,气机郁结;或寒凝血滞;或瘀热壅积于经脉,经脉闭阻,血气不行,络脉不通,阻塞清窍,至经行瘀随血动,则头痛剧烈。

[临床证候]经行则头痛剧烈,刺痛或跳痛,经色紫暗,有块,伴小腹痛而拒按,舌紫暗有瘀斑瘀点,脉沉细涩或弦涩。

[辨证依据]

(1)经前或经行之际头痛较剧烈。

(2)经色紫暗,有块,小腹痛而拒按。

(3)舌紫暗有瘀点瘀斑,脉涩。

[治疗原则]活血化瘀,通络止痛。

[方药选用]

(1)通窍活血汤(《医林改错》)。

麝香 桃仁 大枣 川芎 赤芍 红花 老葱 鲜姜

伴下腹痛者,加香附、延胡索。如无麝香,可用白芷、细辛。

(2)血府逐瘀汤(《医林改错》)。

当归 生地黄 桃仁 红花 枳壳 赤芍 柴胡 甘草 桔梗 川芎 牛膝

三、痰湿证

[病因病机]中气不运,水湿不化,痰湿内聚,经前冲任血盛,气机失调,清阳不升,浊阴不降,闭塞清窍,则头部胀痛,沉重如裹。经后血下气行,清浊升降平和则痛缓。

[临床证候]经前、经期头痛头重,胀闷不适,呕恶痰多,痛甚则呕吐痰涎,胸胁满闷,肢体肿胀,口淡纳呆,经色淡或夹有黏液,大便溏薄,舌胖边有齿痕,苔白腻,脉弦滑。

[辨证依据]

(1)经前或经行头痛,且有沉重感,胀闷不适。

(2)形体肥胖,肢体肿胀,经色淡,或夹有黏液。

(3)舌胖边有齿痕,苔白厚腻,脉弦滑。

[治疗原则]化痰燥湿,降逆止痛。

[方药选用]半夏白术天麻汤(《医学心悟》)。

半夏 白术 天麻 陈皮 茯苓 炙甘草 蔓荆子 生姜 大枣

痰热上扰,口苦目眩者,去生姜,加竹茹、菊花、胆南星;虚烦不眠者,加黄连。

四、血虚证

[病因病机]素体虚弱或久病不复,血虚经脉不充,经行血注冲任,脑失所养,则头痛绵绵。

[临床证候]经行或经后头部绵绵作痛,甚则头晕眼花,心悸不宁,神疲乏力,面色黄,舌淡,

苔白薄,脉弦细。

[辨证依据]

(1)经行后头痛绵绵。

(2)身体素弱,头晕眼花,面色黄,心悸不宁。

(3)脉弦细无力。

[治疗原则]补气养血,益髓止痛。

[方药选用]养血胜风汤(《医醇賸义》)加党参、黄芪、甘草。

生地黄　白芍　酸枣仁　川芎　桑叶　枸杞子　黑芝麻　五味子　柏子仁　菊花　当归
大枣

经行眩晕

"眩言其黑,晕言其转",两者常并见,故统称眩晕。经行眩晕是指眩晕伴随月经周期反复
发作。

【致病机制】

多由脏腑气血虚衰所致。阴血亏虚,经行血注于下,营血不能上荣于脑目;或痰湿不化,蒙
闭清窍;或肝肾阴虚,阴不敛阳,相火妄动,虚阳上浮,上扰清窍所致。

【诊断与鉴别诊断】

一、诊断

特点是眩晕发生在经期或经行前后,每月反复,呈周期性发作,平时则正常。临床表现主
要为每于经期则头晕目眩,脑转耳鸣。

二、鉴别诊断

(1)内科杂病眩晕者虽有头晕目眩之主症,但不随月经周期反复消长,病程较长,无周期性
发作的特点。

(2)颅内肿瘤所出现的眩晕,病变逐渐加重。耳鸣眩晕多为渐进性,非周期性发作,先单侧
发病,更应考虑为本病。

【因、证、辨、治】

血虚气弱不能上荣者,眩晕多见于经行后;痰湿蒙闭,肝胆火盛,多发于经前,经行后渐缓
解。血虚者宜补心健脾,益气生血;痰湿者宜健脾化痰,升阳除湿;阴虚阳亢者宜滋阴潜阳。

一、痰湿证

[病因病机]素体脾气虚弱,津液不化,聚而为痰湿,蒙闭清窍,经行血下,气虚益甚,清阳不
升,浊阴不降,痰浊上扰,则经行眩晕不宁。

[临床证候]经行前始见头重,清窍不利,渐至眩晕,动则欲倒,耳鸣,呕吐痰沫,平时带下量
多清稀,身重体胖,胸闷不舒,纳少,大便溏,舌淡胖边有齿痕,苔白厚腻,脉滑。

[辨证依据]

(1)头重见于月经将来之时,渐至眩晕,经行后渐缓。

(2)形体肥胖,呕吐痰涎,带下量多清稀,纳少,大便溏。

(3)舌淡胖边有齿痕,苔白腻,脉沉滑。

[治疗原则]燥湿化痰,健脾止晕。

[方药选用]

(1)六君子汤加蔓荆子(方见月经后期)。

(2)温胆汤(《三因极一病证方论》)。

半夏 竹茹 枳实 陈皮 炙甘草 茯苓 生姜 大枣

二、阴虚阳亢证

[病因病机]经产、房劳等损伤,导致肝肾不足,精血亏少,经行之际,阴精更虚,阴不敛阳,虚阳上浮,扰动清窍,遂致经行眩晕。

[临床证候]经行则头晕目眩,耳鸣失聪,寐少梦多,烦躁易怒,口干咽燥,经量少,色红,舌红,苔少,脉弦细数。

[辨证依据]

(1)经行之际头晕目眩,耳鸣。

(2)烦躁易怒,口干咽燥,寐少梦多。

(3)经量少,色红。

(4)舌红,苔少,脉弦细数。

[治疗原则]滋阴潜阳,清眩止晕。

[方药选用]

(1)天麻钩藤饮(《中医内科·杂病证治新义》)加熟地黄、白芍、沙参。

天麻 钩藤 栀子 黄芩 杜仲 生石决明 川牛膝 益母草 桑寄生 夜交藤 朱茯神

(2)杞菊地黄丸(《医级》)。

熟地黄 山药 山茱萸 茯苓 泽泻 牡丹皮 枸杞子 菊花

三、血虚证

[病因病机]久病缠绵,或大病失血,日久未复,或素体血亏,或脾虚化源不足,营血不济,经行因气血下注胞宫,脑海失养,头目不荣,故经行眩晕。

[临床证候]经行或经后头晕目眩,经量少,色淡,周期延迟,面色萎黄不荣,头重脚轻,神疲乏力,食少不寐,舌淡红,苔白,脉细软无力。

[辨证依据]

(1)头晕目眩反复见于经行或经后。

(2)经量少,如兼有气虚经量可较多。

(3)面色萎黄,神疲乏力。

(4)舌淡红,脉细软无力。

[治疗原则]补气养血,宁心止晕。

[方药选用]归脾汤(方见月经先期)加熟地黄、何首乌。

经行目暗

每值经行则两目昏暗,视物不清,称经行目暗,古称经行头重目暗。

宋代《陈素庵妇科补解·调经门》首先论述了经行头重目暗的病机及治法,强调其为精血少所致。《沈氏女科辑要》重申"经后目暗属血虚"。张山雷从脏腑辨证,认为是"肝肾阴虚,不能上荣于目"。

【致病机制】

目为肝之窍,经、孕、产、乳数伤于血,肾精肝血不足,不能上荣于目;或肾水不足,肝失涵养,肝经疏泄无权,郁结化火,肝火随冲气上逆于目,故视物不清。

【诊断与鉴别诊断】

一、诊断

经行前或经行期间,双目昏暗,视物不清,经后自然缓解。随月经周期反复发作,可诊为本病。

二、鉴别诊断

经行眩晕症状与经行目暗相似,前者病作之际有天旋地转,如坐舟船站立不稳之象;后者则无旋转之感觉,主症仅为视物不清。

【因、证、辨、治】

此证分虚实两端,虚为肝血不足,实为肝火上逆。虚则补肝明目,实则泻肝清目。

一、肝血虚证

[病因病机]经、孕、产、乳数伤于血,血亏不复,血海不充,肝血匮乏,经行血下,肝血愈亏,目为肝窍而失养,则视物不清。

[临床证候]经血下,则视物不清,双目昏花,面色苍白,筋脉不利,肌肤麻木,感觉迟钝,经量少,色淡,舌淡,苔白,脉沉弦细。

[辨证依据]

(1)经量少,色淡,双目昏花,视物不清。

(2)筋脉不利,肌肤麻木,感觉迟钝。

(3)舌淡,苔白,脉沉弦细。

[治疗原则]养肝明目。

[方药选用]补肝汤(《医宗金鉴》)加楮实子、枸杞子。

当归　川芎　白芍　熟地黄　酸枣仁　炙甘草　木瓜

二、肝火旺证

[病因病机]情志所伤,肝气郁结,郁久化火,经前冲任脉盛,冲气上逆,肝火随冲气上行,攻注于目,则视物不清,两目干涩红赤。

[临床证候]每于经前双目昏花,干涩红赤,视物不清,经量多,色红,胸胁满闷,口苦咽干,心烦不宁,小便黄,大便燥结,舌红,苔黄,脉弦数。

[辨证依据]

(1)经前视物不清,双目干涩红赤。

(2)胸胁满闷,口苦咽干,大便燥结,小便黄。

（3）舌红，苔黄，脉弦数。

[治疗原则]清肝明目。

[方药选用]化肝煎（方见月经先期）加决明子、柴胡。

胸闷胁痛者，加郁金、白芥子；阴虚火旺者，加女贞子、墨旱莲。

经行吐衄

经行或经行前后，有规律地出现吐血、衄血者，称经行吐衄，又称逆经、倒经、错经。

在月经前后诸证中，此证被记载较早，且对其病机及临床表现都有所认识。《女科百问》云："诸吐血、衄血，系阳气盛，阴之气被伤，血失常道，或从口出，或从鼻出，皆谓之妄行。"《本草纲目》指出："经期只吐血、衄血，或眼目出血者，是谓逆行。"龚信《古今医鉴》认为经行吐衄乃经行之际，"血气错乱，经脉渐然不行，逆于上则从口鼻中出"。傅青主认为病机是"肝气之逆"，治法以"重镇以折其上行之气""泻阳明实火以泻胃气"。

本病可见于西医学的代偿性月经、子宫内膜异位症等。

【致病机制】

多为血中伏热，冲任之气血失调。经行之际，血不下行而随冲气上逆，出于鼻则衄，走于口则吐。血热之源有肝火、胃火及虚火之别。

【诊断与鉴别诊断】

一、诊断

伴随月经周期，反复在经前或经行期间吐血，或鼻腔齿龈出血，甚至周期性地吐血、衄血，可致月经闭止不行，或经量减少。

二、鉴别诊断

妇人内伤杂病，虽可有吐血、衄血，但与月经周期无关，不会同步于月经同期反复发生，即使有经期加重的趋势，但在非月经期也会出现吐血、衄血，且伴有其他全身症状。经行吐衄则随月经周期反复出现。

【因、证、辨、治】

经前或经初吐血、衄血，多为实热，因肝胃火盛，热邪壅滞，治法以清热降逆平肝，引血下行为主；经行后吐血、衄血，多属虚火，虽属有热，不宜过用苦寒，只可滋阴养血以清虚火。

一、肝胃郁火证

[病因病机]血海与肝经和冲脉有密切关系。如情志抑郁，或怒而伤肝，肝郁化火，热扰冲脉、血海，血与邪热随冲气上逆，病为吐血、衄血，甚则经量少或不行。

[临床证候]经前或经初吐血、衄血，量较多，色深红，胸胁胀痛，心烦易怒，口苦咽干，头晕目赤，小便黄，大便秘结，舌红，苔黄，脉弦数。

[辨证依据]

（1）经前或经初即见吐血、衄血，经量减少或不行。

（2）胸胁满胀，心烦易怒，口苦咽干，目赤，经前加重。

(3)舌红,苔黄,脉弦数。

[治疗原则]清肝解郁,降逆止血。

[方药选用]

(1)清肝引经汤(《中医妇科学》)。

当归　白芍　生地黄　牡丹皮　栀子　黄芩　川楝子　茜草　白茅根　牛膝　甘草

(2)清肝达郁汤(方见月经先期)。

二、肺肾阴虚证

[病因病机]经产房劳,伤精耗血,日久不复,肝肾阴虚,虚火妄动,失于潜藏,经行之际,冲气旺盛,夹虚火而上逆,灼伤肺胃,则为吐血、衄血。

[临床证候]多在经行期间或经后吐血、衄血,量较少,伴头晕耳鸣,手足心热,两颧潮红,骨蒸咳嗽,咽干口渴,月经往往先期量少,舌红瘦,苔花剥或无苔,脉细数。

[辨证依据]

(1)经行吐衄,且多见于经行后或月经欲净时,量不多。

(2)手足心热,头晕耳鸣,颧红潮热。

(3)舌红瘦,脉细数。

[治疗原则]养阴清热,顺气和血。

[方药选用]

(1)顺经汤(《傅青主女科》)。

当归　熟地黄　白芍　牡丹皮　茯苓　沙参　黑芥穗

吐血、咯血量多者,选加白茅根、贝母、藕节、桔梗。

(2)犀角地黄汤(《备急千金要方》)。

水牛角　生地黄　芍药　牡丹皮

经行口糜

每值临经或经行之际,出现口腔及(或)舌黏膜溃破糜烂,月经净后自愈,月月反复,称经行口糜。

【致病机制】

经行口糜多由火热炽盛熏灼所致。察其火热之源,湿火源于胃,实火见于心,虚火属于肺肾居多。

【诊断与鉴别诊断】

一、诊断

发病特点是口糜,与月经周期有关,有规律地反复发生在经行期间,也可见于经行前;经血止后非月经期,口糜自愈,月月反复发作。

二、鉴别诊断

1.维生素 B_2 缺乏

所致口舌溃疡,虽可反复发生,但不随月经周期性发作。

2.眼-口-生殖器综合征

初起可表现为口唇、舌部、颊部及咽部黏膜圆形或卵圆形溃疡,但随着病情的进展,还将出现生殖器和眼部角膜等处溃疡,且病程较长,久治不愈。经行口糜限于经行期间反复出现的口腔黏膜溃破糜烂,非月经期自愈,随月经周期反复发作。

【因、证、辨、治】

经行口糜属胃热熏蒸者,多有口臭,舌苔黄腻;心火上炎者,伴有失眠,多梦,心烦,小便黄;阴虚火旺者,五心烦热,口燥咽干。实火者,宜以苦寒直折亢盛之火;阴虚者,宜滋阴降火。

一、胃火证

[病因病机]平素嗜食辛辣香燥,膏粱厚味,肠胃蕴热,经行冲气偏盛,夹胃热上冲,而致口舌黏膜破溃。

[临床证候]经前或经期口舌生疮、溃烂,口臭,咽燥,喜冷饮,大便燥结,小便黄,舌红,苔黄厚腻,脉滑数。

[辨证依据]

(1)肠胃蕴热史。

(2)口舌生疮、糜烂,反复见于经前或经初。

(3)咽干口燥,口臭,大便燥结,喜冷饮,舌红,苔黄腻,脉滑数。

[治疗原则]清胃泻火。

[方药选用]玉女煎(《景岳全书》)加大黄、胡黄连。

熟地黄　石膏　知母　牛膝　麦冬

二、心火证

[病因病机]舌为心之苗,平素阳气亢盛,心血不足,心火内炽,伤津耗液,经行前火气逆上,熏灼口舌,则糜烂溃破。

[临床证候]经行口舌溃疡、糜烂,心烦不眠,夜卧多梦,小便黄赤或热痛,舌红,苔黄,脉细数。

[辨证依据]

(1)经行口舌溃疡多见于舌尖部。

(2)心烦不眠,夜卧多梦,小便黄赤。

(3)舌红,脉细数。

[治疗原则]清心泻火。

[方药选用]导赤散(《小儿药证直诀》)加黄连、莲子心、麦冬。

生地黄　木通　甘草梢　竹叶

三、阴虚火旺证

[病因病机]素体阴虚,或病后伤阴耗津,经行血去,阴亏火炽,上灼于口舌则成溃疡。

[临床证候]经期或经行后口舌黏膜糜烂,破溃疼痛,月经先期量少,色红赤,形瘦咽干,五心烦热,小便少色黄,舌瘦红,少苔,脉细数。

[辨证依据]

(1)经行或经后口舌黏膜糜烂、破溃,经量少,色红赤。

(2)形瘦咽干,五心烦热,小便少、色黄。

(3)舌瘦红,脉细数。

[治疗原则]滋阴清热。

[方药选用]知柏地黄丸(方见月经后期)。

经行呕吐

每值经期或月经前后恶心、呕吐,甚至食入即吐,呕吐频频,经后则自然缓解,称经行呕吐,或称经来呕吐、经来饮食后即吐。

宋代《陈素庵妇科补解》认为:"妇人经正行,忽然呕吐,属胃虚。"病因有客寒犯胃,或食后怒动肝气所致。治法重在温胃和中。《竹林女科证治》认为经来饮食后即吐,乃因痰在胸膈,阻隔米谷,不能下胃所致。

【致病机制】

饮食、情志所伤,肝气郁结,气行不畅;或脾胃虚弱,水谷不化,失于升降,浊气不降而上逆,胃中宿食、黏液随逆气上越,则呕吐不休。

【诊断与鉴别诊断】

一、诊断

每次经前或经行期间,反复有规律地恶心呕逆,将胃内容物吐出,甚至食入即吐。

二、鉴别诊断

(1)平素脾胃虚弱,经常恶心、呕吐,偶见于经期,则为内科杂病。

(2)经期如有外感、饮冷所伤,呕吐、泄泻,伴发热恶寒者,可为胃肠型感冒。突发呕吐,适在月经前后,应考虑胃肠炎。

(3)平时有慢性胃病、胃脘痛,至经行期间加重,恶心、呕吐,可参考经行呕吐治之。

【因、证、辨、治】

经行呕吐主要有虚证、实证两类。虚者脾胃虚弱,不能纳谷,宜健胃止呕;实者肝气郁结,随冲气上逆而作呕,宜疏肝降逆止呕。

一、脾胃虚弱证

[病因病机]饮食劳倦所伤,脾胃久虚不复,经行气随血下,中气益虚而失于健运,水谷停留不下,胃失和降而上逆,致成呕吐。

[临床证候]经行则呕吐,呕吐饮食物或黏液,胃脘绵绵作痛,喜热恶寒,得热痛减,疲倦乏力,精神萎靡,气短蜷卧,呕后脘腹平软,无压痛,舌淡红,苔薄,脉缓弱。

[辨证依据]

(1)经行时则呕吐频作,吐出物多为饮食物或胃中积液。

(2)平素食少纳呆,经行疲倦乏力,胃脘绵绵作痛。

(3)舌淡红,苔薄,脉缓弱。

[治疗原则]健脾和胃，调中止呕。

[方药选用]

(1)理中丸(《伤寒论》)加砂仁、清半夏。

人参　白术　干姜　炙甘草

(2)六君子汤(方见月经后期)。

二、肝胃不和证

[病因病机]情志所伤，肝气郁结，经期气血下注胞宫，冲任气盛，气结不畅，冲气上逆，伴随肝气犯冲脾胃，则呕吐频频，呃哕连声。

[临床证候]经行前情志抑郁，烦躁焦虑不宁，头晕目眩，口苦咽干，呕哕呃逆，吐出胃内容物，频频发作，胸胁胃脘满闷胀痛，舌暗红，苔黄，脉沉弦。

[辨证依据]

(1)经前呕哕，经行后渐缓解。

(2)烦躁，胸胁胃脘满闷胀痛。

(3)舌暗红，脉沉弦。

[治疗原则]疏肝理气，降逆止呕。

[方药选用]柴胡疏肝散(方见月经过少)合半夏厚朴汤《金匮要略》。

半夏　厚朴　茯苓　生姜　苏叶

心烦者，加黄连；口苦咽干者，加栀子、牡丹皮，紫苏梗代紫苏叶。

三、痰饮阻胃证

[病因病机]久病或劳倦所伤，脾失运化，水湿不行，痰饮内停中脘，经行血下，胃气不足，失于和降，则呕吐痰涎。

[临床证候]素体肥胖，带下量多，经行恶心呕吐，吐出物多痰涎黏液，胸脘痞闷，舌苔白腻，脉弦滑。

[辨证依据]

(1)经行呕吐痰涎。

(2)素体肥胖，胸脘痞闷，带下量多。

(3)舌苔白腻，脉弦滑。

[治疗原则]和胃降逆，化痰止呕。

[方药选用]二陈汤(《太平惠民和剂局方》)加白术、砂仁。

半夏　陈皮　茯苓　甘草

有热者，加竹茹、黄芩、贝母；有寒者，加炮姜、丁香。

经行泄泻

经期或经行前后，有规律地出现大便溏泻，日解数次，经后缓解，反复发作者，称经行泄泻。

经行泄泻证早见于《陈素庵妇科补解》，认为病因病机乃脾虚所致。《叶氏女科证治》将经行五更泄泻者,辨为肾虚。士雄在临床中观察到"亦有肝木侮土者"。经行泄泻的临床特点及其兼证不尽相同,故辨证论治也不拘一法,但总宜详察病机,随证施治。

【致病机制】

由脾肾虚损所致,脾主运化水湿;肾主温煦,为胃之关,司二便。两脏功能失于协调,则水谷精微不化,水湿停留。经行之际,血注胞宫,脾肾更虚而水湿下流,与水谷并走大肠而致泄泻。

【诊断与鉴别诊断】

一、诊断

特点为泄泻有规律地发生在经前、经期或经后,月经过后自行缓解,每届行经期则再发腹泻,反复如此。

二、鉴别诊断

内科杂病腹泻,如饮食所伤或外感所致的腹泻,偶也可值经期发病,但没有随月经周期反复发作的特点。

某些慢性腹泻患者,值经行则病情加重,虽不属于本病,但可参考本病治疗。

【因、证、辨、治】

经行泄泻者,如大便溏薄,脘腹胀满,神疲乏力,多为脾虚;大便鸭溏清稀,腹中冷痛,多为脾胃虚寒;五更泄泻,兼腰部冷痛及形寒肢冷者,多为命火不足,脾肾阳虚。

一、脾虚证

[病因病机]素体脾虚失运,经行之际,气血下注血海,脾气愈虚而无力运化水湿,湿浊随脾气下陷而泄泻。

[临床证候]经前或经行之际,大便溏泻,脘腹胀满,神疲乏力,面浮肢肿,经量多,色淡质薄,或夹水液,舌淡胖边有齿痕,苔白,脉濡缓。

[辨证依据]

(1)经行大便溏泻,脘腹胀满,面浮肢肿。

(2)经量多,色淡,或夹水液。

(3)舌淡胖边有齿痕,苔白,脉濡缓。

[治疗原则]健脾益气,化湿止泻。

[方药选用]

(1)参苓白术散(《太平惠民和剂局方》)。

人参 白术 扁豆 茯苓 甘草 山药 莲子肉 桔梗 薏苡仁 砂仁

(2)调经升阳除湿汤(《兰室秘藏》)。

黄芪 甘草 升麻 柴胡 当归 苍术 羌活 独活 藁本 防风 蔓荆子

中阳不振,脘腹冷痛,大便鸭溏清澈,手足不温,脉沉迟者,治宜温中散寒,健脾止泻,方用理中丸(《伤寒论》)加吴茱萸。

二、肾虚证

[病因病机]先天肾气不足,或后天多产房劳,损伤肾气,命火衰微,脾失温煦。经行肾精注于胞宫,则肾气更虚,阳气虚衰,水湿不化,并走于后阴,则经行泄泻。五更乃阴气盛极之时,阴盛阳衰,肾气不振,肠中水湿聚而下泻。

[临床证候]经行或经后,大便泄泻,多在黎明前泄泻,伴腰膝酸冷,畏寒肢冷,头晕耳鸣,经色淡,质清稀,舌淡,苔白,脉沉迟。

[辨证依据]

(1)经行大便泄泻,腰膝酸冷。

(2)经色淡,质清稀。

(3)舌淡,苔白,脉沉迟。

[治疗原则]温阳补肾,健脾止泻。

[方药选用]健固汤(方见经行延长)合四神丸《校注妇人良方》)。

补骨脂　吴茱萸　肉豆蔻　五味子

三、肝郁乘脾证

[病因病机]素性抑郁,肝失调达,气滞不行,肝气横逆,克乘脾胃,肝脾不和,疏泄失常,而致经行泄泻。经前气血壅盛,经行血去体虚,气急下迫,故腹痛则泻,泻后滞气暂通,则腹痛稍缓。

[临床证候]每值经前或经期腹痛肠鸣,下坠泄泻,大便溏薄或呈水样,泻后痛缓,不久腹痛再泻,反复发作,日行数次,经后痛停泻止,伴精神抑郁,胸闷胁胀,经前乳胀,善太息,或有月经失调,舌暗红,苔白,脉沉弦。

[辨证依据]

(1)性格内向,精神抑郁,或有精神刺激病史。

(2)每于经行则腹泻,泻前腹痛,泻后痛止,反复发作。

(3)胸闷胁胀,善太息,经前乳胀,脉沉弦。

[治疗原则]疏肝理脾。

[方药选用]痛泻要方(《丹溪心法》)加茯苓、乌贼骨。

陈皮　防风　白术　白芍

腹泻口渴,肛门下坠热痛,舌红,苔黄腻,脉弦数者,加葛根、天花粉、柴胡、黄连。

经行浮肿

在经行前后或经期有规律地出现四肢、头面浮肿者,称经行浮肿,或称经来浮肿、经来遍身浮肿。

浮肿或自觉肿胀,多位于手足或眼睑,重者四肢、腰腹可见水肿。有水肿者,经前体重明显增加,可超过 2.5 kg,甚至达 5 kg 以上,但经行后迅速消失。

西医学认为本病属经前期综合征,由水钠潴留所致。

【致病机制】

水气代谢循环障碍,运行受阻而停留于肌肤,致皮肤肿胀不舒。造成水气代谢障碍的病机在于脾肾功能不健,脾虚则土不制水而泛溢,肾虚则水无所主而妄行。"经水出诸肾",脾为气血生化之源,如素体脾虚或肾虚,值经期经血下注冲任,脾肾益虚,水湿无以运化则泛溢为肿。亦有肝木郁结,克制脾土,或气滞血瘀,阻碍气机,以致水不循常道,泛溢肌肤而出现经行浮肿。

【诊断与鉴别诊断】

一、诊断

浮肿随月经周期有规律地在经前、经期出现,多始于经前1周左右,严重者可早在经前2周出现。经行血止后,浮肿逐渐消退。

二、鉴别诊断

经行浮肿患者血、尿常规检查无明显异常。如心、肝、肾功能异常所出现的浮肿,尿常规皆有改变。营养不良性浮肿有低蛋白血症。心、肝、肾及营养不良性浮肿虽可在经期加重,但应按内科杂病治之,不可与经行浮肿混为一谈。

【因、证、辨、治】

经行面目虚浮,下肢经前按之凹陷不起,多为脾虚或脾肾阳虚;如虽自觉肿胀、身重,按之随手而起,则为肝郁气滞。

一、脾虚证

[病因病机]饮食劳倦,损伤脾气,经前气血下注冲任,脾虚而水湿不化,泛溢于肌肤,发为浮肿。经后气血来复,水湿渐化,则浮肿也渐消退。

[临床证候]经行浮肿,倦怠乏力,身重面色苍黄,口淡纳呆,大便溏,经量多,色淡红,舌胖淡边有齿痕,苔白腻,脉沉缓或滑。

[辨证依据]

(1)经行面目、四肢浮肿,经量多,色淡红。

(2)身重倦怠乏力,面色苍黄,纳呆,大便溏。

(3)舌胖边有齿痕,脉沉缓。

[治疗原则]健脾化湿,利气行水。

[方药选用]防己黄芪汤(《金匮要略》)。

防己　甘草　白术　黄芪

为增强利水消肿之功,黄芪量宜大,可用30～50 g;气虚乏力者,加党参或人参。

二、肾虚证

[病因病机]先天肾气不足,或经产、房劳伤肾,肾阳虚衰,水湿不化。经行血气下注,气随血下,肾气益亏,阳气失于温运,水湿溢于肌肤,遂发水肿。

[临床证候]经前面目虚浮,肢体肿满,按之凹陷,腹胀食少,身冷恶寒,腰膝酸冷,大便溏,小便频少,舌淡红,苔白腻,脉沉迟细。

[辨证依据]

(1)浮肿见于经前、经行之际,按之凹陷不起。

(2)腹胀食少,腰膝酸冷,四末不温,大便溏,小便频少。

(3)舌淡红,苔白,脉沉迟。

[治疗原则]温肾健脾,行水消肿。

[方药选用]

(1)苓桂术甘汤(《伤寒论》)。

　　茯苓　桂枝　白术　甘草

腰膝冷痛者,加附子,肉桂易桂枝;腹胀者,加青皮、大腹皮;浮肿较重,体重增加 3 kg 以上者,用实脾饮。

(2)真武汤(《伤寒论》)。

　　茯苓　白术　白芍　生姜　附子

三、气滞证

[病因病机]情志所伤,气机不利,运行不畅,经前气血盛于冲任,气滞不行,水湿不化,泛溢于肌肤,病为肿满。

[临床证候]经行肢体肿满,气滞者按之即起,气滞水停者,按之凹陷不起,经行不畅,腹胀肠鸣,苔薄白,脉沉弦滑。

[辨证依据]

(1)经行肢体肿满,经后渐消。

(2)经行不畅,腹胀肠鸣。

(3)脉沉弦滑。

[治疗原则]理气散结,利水消肿。

[方药选用]加味乌药汤(方见月经后期)加大腹皮、茯苓。

四、血瘀证

[病因病机]七情郁结,或劳伤过度,或寒凝,或热结,瘀血内停,脉道不畅,经前血行受阻而瘀滞壅聚,遏阻水道,水湿泛溢,发为浮肿。

[临床证候]先有经行错后,行经腹痛,夹有血块,渐现四肢肿满,腰酸体倦,舌胖紫暗有瘀斑,苔白滑,脉沉涩。

[辨证依据]

(1)经行四肢肿满,小腹阵痛,经血有块,色紫暗。

(2)腰酸体倦,浮肿,肤色紫暗。

(3)舌胖,色紫暗有瘀斑,脉沉涩。

[治疗原则]活血理气,利水调经。

[方药选用]

(1)八物汤(《济阴纲目》)加泽兰、茯苓皮、益母草。

　　当归　川芎　白芍　熟地黄　延胡索　苦楝子　槟榔　木香

(2)大戟散(《太平圣惠方》)。

　　大戟　当归　芫花　青皮　大黄　猪苓　赤芍　桃仁

经行风疹块

每值经期或经行前后,周身皮肤瘙痒,出现瘾疹或疹块者,称经行风疹块,古称经行瘾疹。《妇人大全良方·妇人血风瘾疹瘙痒方论》云:"妇人体虚,为风邪气客于皮肤,复逢风寒相折,则起风瘙瘾疹。"其指出风疹块致病之因,但未指明与月经的关系。《女科百问》认为瘙痒是"风入腠理与血气相搏而俱往来在皮肤之间,邪气散而不能冲击为痈"。

【致病机制】

多因血虚,经血下行则气血益虚,过度饮冷或感受风寒之邪,郁遏阳气,腠理不宣,风热之邪与正气交争,游行于皮肤,则出现风团疱疹而瘙痒。

【诊断与鉴别诊断】

一、诊断

每值经行或经行前后,即发皮肤瘾疹、风团,瘙痒难忍,经行后逐渐缓解而消失。每值月经周期反复发作,即可诊断。

二、鉴别诊断

杂病中之风疹或荨麻疹,皮肤也起风团,或瘙痒,多有药物、饮食等致敏因素,与月经无关,不随月经周期反复发作,可资鉴别。

【因、证、辨、治】

经行风疹块,血虚生风化燥者,皮肤干燥,瘙痒难忍,入夜更甚;风热者,口干喜饮,小便黄,大便结,皮肤红热,瘙痒异常;风寒者,经行遇寒冷则骤发瘙痒,风疹块色淡红。血虚生风化燥者,宜遵"治风先治血,血行风自灭"的原则,养血凉血熄风。风热所致者,宜凉血清热,夹湿者利小便。风寒郁结于肌表者,宜解表散寒,祛风止痒。

一、血虚证

[病因病机]平素阴血不足,或经、产损伤,营血虚损,经行则阴血益虚,血虚生风,风胜则痒,风血相搏,则疹块累累。

[临床证候]经行皮肤瘙痒,疹块累累,搔之尤甚,入夜加剧,月经后期,量少,皮肤干燥,面色不华,舌淡红,苔薄,脉虚数。

[辨证依据]

(1)经行皮肤瘙痒,疹块累累。

(2)月经后期,量少,皮肤干燥,面色不华。

(3)舌淡红,脉虚数。

[治疗原则]养血祛风。

[方药选用]当归饮子(《证治准绳》)。

当归 川芎 白芍 生地黄 防风 蒺藜 荆芥 何首乌 黄芪 甘草

二、风热证

[病因病机]素体阳盛,或嗜食辛辣燥热之品,血分蕴热,经行血下,阴血不足,风邪内客,易于化热,风热之邪与卫气相搏,发为瘾疹瘙痒。

[临床证候]经行皮肤起风团,红晕焮肿,瘙痒难忍,遇热尤甚,月经先期,量多,口干喜饮,

小便黄,大便结,舌红,苔黄,脉浮数。

[辨证依据]

(1)经行皮肤起风团,红晕焮肿,瘙痒难忍。

(2)月经先期,量多,口干喜饮,小便黄,大便结。

(3)舌红,苔黄,脉浮数。

[治疗原则]清热凉血,疏风止痒。

[方药选用]

(1)秦艽牛蒡汤(《医宗金鉴》)。

牛蒡子 秦艽 枳壳 麻黄 水牛角 黄芩 防风 甘草 升麻 玄参

(2)消风散(《医宗金鉴》)。

荆芥 防风 当归 生地黄 苦参 苍术 蝉蜕 木通 胡麻仁 生知母 石膏 生甘草 牛蒡子

三、风寒证

[病因病机]经行血下,脉道空虚,卫气不固,腠理空虚,风寒之邪外袭与营血相搏,发为风团、瘾疹,瘙痒难忍,遇风冷益甚。

[临床证候]经行周身皮肤散在风团,色淡红,瘙痒不止,骤起骤退,不留皮痕,遇风冷尤甚,喜暖恶寒畏风,小便清长,舌淡红,苔薄白,脉浮紧。

[辨证依据]

(1)随经行而出现皮肤风团,瘾疹,色淡红,瘙痒不止,骤起骤退,不留痕迹,遇风寒则重。

(2)喜暖恶寒畏风,小便清长。

(3)舌淡红,脉浮紧。

[治疗原则]解表散寒,祛风止痒。

[方药选用]桂枝四物汤(《医宗金鉴》)加荆芥、防风、艾叶。

当归 熟地黄 川芎 白芍 桂枝 炙甘草 生姜 大枣

经行音哑

经前或经行之际,声音嘶哑,甚至失音不语,月经后自然恢复,随月经周期反复发作者,称经行音哑,又称音哑、音瘖。

清代沈尧封《沈氏女科辑要》记述了经行音哑的病案,治法重在滋补肺肾之阴。

【致病机制】

声音的发生主要在肺与肾。唐容川在《伤寒论浅注补正》中指出:"声音出于肾,成于肺。"故经行音哑的发生主要由于肺肾阴虚所致。肺为声之道,肾为声之根,平素肺肾阴虚,木火刑金,金气不扬,经行之际,经血下泄,肾水不能上承,咽喉失润,以致经行音哑,或全然无语声。

【诊断与鉴别诊断】

一、诊断

声嘶、音哑、咽干;甚至失音无语,反复发生于经期或经行前后,经后自然缓解,即可诊断为经行音哑。

二、鉴别诊断

外感或内伤音哑,可偶尔发生于经期,但无与月经周期有关的反复发作,也无月经后不治自愈的特点,且其多伴有外感证候,或脏腑内伤史,或伴有咽喉肿痛。长期音哑不愈者,应注意喉部肿瘤或声带息肉。

【因、证、辨、治】

经行音哑多由阴津不能上承,咽喉失润所致,语音乃气出入于喉所发。肺主气,肾脉循喉咙,系舌本,故声音不出,多责之于肺肾阴虚,治法重在滋水生金。

一、肺燥证

[病因病机]素体阴津不足,或燥热之邪灼肺,致肺虚阴津不足,经行阴血下注胞脉,肺燥则虚火上炎,咽喉不利,则声哑失音。

[临床证候]经行声哑失音,喉痒干咳,口燥咽干,手足心热,虚烦少眠,大便燥结,舌红少津,苔薄而干,脉细。

[辨证依据]

(1)经行声哑失音,咽干喉痒,口燥咽干。

(2)皮肤干燥,虚烦少眠,大便燥结。

(3)舌红少津,苔薄而干,脉细。

[治疗原则]清燥润肺。

[方药选用]清燥救肺汤(《医门法律》)。

桑叶　煅石膏　炒杏仁　人参　甘草　炒胡麻仁　阿胶　麦冬　枇杷叶

音哑无声者,加天花粉、木蝴蝶、胖大海。

二、肾虚证

[病因病机]先天肾阴不足,或经期、产褥等耗损阴津,肾精亏损,经行精血下注,阴液不能上承舌体,声门失润而音哑或失音。

[临床证候]经行音哑或失音,头晕耳鸣,咽干咳嗽,腰膝酸软,五心烦热,舌红,苔薄或无苔,脉沉细数。

[辨证依据]

(1)经行音哑或失音。

(2)腰膝酸痛,头晕耳鸣,咽干咳嗽。

(3)舌红,无苔,脉沉细数。

[治疗原则]滋阴降火,补肾润燥。

[方药选用]六味地黄丸(方见经间期出血)。

潮热盗汗者,加麦冬、五味子;咽痛虚烦者,加知母、黄柏;咳喘内热者,加人参、麦冬。

三、肝肾阴虚证

[病因病机]多产、房劳损伤,或先天不足,肝血亏虚,肾精不充,肝肾阴虚,经行阴精随经血下流,肺门失润而咽干声嘶。

[临床证候]经行音哑,咽燥少津,性急易怒,腰膝酸软,胸胁隐痛,口干而苦,舌红,苔少,脉弦细数。

[辨证依据]

(1)经行音哑,咽燥少津,口干而苦。

(2)性急易怒,胸胁隐痛,腰膝酸软。

(3)舌红,苔少,脉弦细数。

[治疗原则]滋阴润燥,补肾柔肝。

[方药选用]一贯煎(方见经行乳房胀痛)。

咽干,便秘者,加玄参、天冬、白芍、胖大海;咽痒者,减当归量。

经行感冒

每值临经或经行之际,反复出现感冒症状,经后逐渐缓解者,称经行感冒,又称触经感冒。

触经感冒之名,见于明代岳甫嘉的《妙一斋医学正印种子编》,书中云:"妇人遇经行时,身骨疼痛,手足麻痹,或生寒热,头疼目眩,此乃触经感冒。"近年有关经行感冒的报道散见于一些期刊,认为此病缘于平素气血虚弱,表气不固,临经血去体虚益甚,易感外邪所致。

【致病机制】

素体气虚,卫阳不密,经行腠理疏懈,卫气不固,风邪乘虚侵袭;或素有伏邪,随月经周期反复乘虚而发。风为六淫之首,本病以风邪为主,夹寒则为风寒,夹热则为风热。经净后气血渐复,则邪去表解而向愈。

【诊断与鉴别诊断】

一、诊断

经行之际有外感表证,以鼻塞、流涕、喷嚏、头痛、恶风寒或发热等症状为主,经行后渐愈。其发病具有随月经周期而反复发作的特点。

二、鉴别诊断

1.感冒

为内科病,病位在肌表,以表证为主。月经期虽可偶患感冒,但无"经行感冒"的每次月经周期必发病的规律性。

2.经行头痛、身痛

虽有经行期间头痛或身痛的证候,但无恶寒发热等表证,可与经行感冒相鉴别。

【因、证、辨、治】

经行感冒因素体本虚,卫气不固,经行期间,血下正气益虚,卫阳不足,腠理疏松,易感外邪而致。病本为虚,故治法需顾及经行血虚卫气不固的特点,平时宜和血益气,固卫祛邪。血和卫固,邪不得侵袭腠理,则不再发作。经行发病期间,可据其风寒、风热不同,施以辛温、辛凉解表之剂,但必须注意固卫和营,扶正祛邪。平素更应注意调补气血,使气充血足,卫阳固,腠理密,体健经调,自能抵御外邪,不致发病。

一、风寒证

[病因病机]素体虚弱,卫阳不足,经行气血益虚,卫气不固,风寒之邪乘虚侵袭肌表腠理,不得宣散,皮毛闭塞,风寒束表,而出现一系列风寒表证。

[临床证候]每至经行期间,发热恶寒,无汗,鼻塞流涕,咽喉痒痛,咳嗽痰稀,头疼身痛,经净后诸症渐愈,舌淡红,苔薄白,脉浮紧。

[辨证依据]

(1)素体气血不足,易感外邪。

(2)经行反复出现感冒,经后渐愈。

(3)发热恶寒,头痛,无汗,脉浮紧。

[治疗原则]解表散寒,和血调经。

[方药选用]

(1)桂枝汤(《伤寒论》)合佛手散(《普济本事方》)。

桂枝　芍药　甘草　生姜　大枣　当归　川芎

(2)桂枝四物汤(方见经行风疹块)。

(3)加减五积散(《妙一斋医学正印种子编》),桂枝易肉桂。

白芷　当归　川芎　陈皮　厚朴　苍术　白芍　枳壳　桔梗　姜半夏　官桂　麻黄
甘草　姜活　独活　牛膝　姜葱

二、风热证

[病因病机]素体不健,或阳盛之体,或内有伏热或痰热,经行血下,腠理疏而不密,风热外袭,或风邪与内热相结,郁于肌表,发为风热感冒证。

[临床证候]每于经行期间,发热身痛,微恶风,头痛汗出,鼻塞咳嗽,痰稠,口渴欲饮,诸症持续 3～7 日,随经净而渐愈,舌红,苔黄,脉浮数。

[辨证依据]

(1)素体虚弱,或有伏热或痰热史。

(2)每至经期则患感冒,经净渐愈。

(3)发热身痛,头痛汗出,咳嗽,舌红,脉浮数。

[治疗原则]辛凉解表,和血调经。

[方药选用]柴胡解肌散(《陈素庵妇科补解》)。

柴胡　黄芩　甘草　荆芥　牡丹皮　生地黄　玄参　桔梗　赤芍　苏叶　薄荷　前胡
痰黄而稠者,加瓜蒌、陈皮;口渴思冷饮者,加天花粉、沙参。

【预防与调护】

素体气虚,卫表不固,易汗出者,用补中益气汤或玉屏风散等益气固表;血虚体弱者,予当归补血汤或人参养荣汤养血和营。平时即应按上法服药,以增强体质,提高抗病能力。尤应注意经期保健,以防感触外邪。

经行发热

每值经期或经行前后,出现以发热为主症者,统称经行发热,亦称经病发热、经来发热。

《陈素庵妇科补解》首先论述经行发热,病因有"客热乘虚所伤"和"内伤"之别,治疗客热宜退热凉血,内伤宜补血清热。《女科经纶》以发热特征辨虚实,"发热有时为内伤,属于虚;潮热无时为外感,属于实"。《医宗金鉴·妇科心法要诀》以发热时间辨虚实,"经前血热经后虚""发热无时察客热,潮热午后审阴虚"。陈修园在《女科要旨》中论述瘀滞发热云:"人之气血周流,忽有忧思忿怒则郁结不行,经前、产后忽遇饮冷形寒,则恶露不尽,此经候不调,不通作痛,发热所由作也。"

【致病机制】

经行发热主要由气血营卫失调所致。其致病因素有虚实两种,虚者因气血不足,肝肾阴虚,适值经行而体虚,外邪乘虚而入;或阴血受损,阴虚内热,而致营卫不和所致;实者因阳气内盛、瘀血内停、肝郁化火,积而化热,扰乱气血营卫失和所致。虚者,经后发热为多;实者,经前、经期发热为多。

【诊断与鉴别诊断】

一、诊断

发热反复见于经期或经行前后,经后身热自退。如偶尔在经行期发热,但不是每次随月经周期反复发作,不属本病。

二、鉴别诊断

经行感冒,在经期偶患感冒,也有发热的症状,但以外感表证为主。前人有称此为外感经行发热者,但不是每月反复发作。

【因、证、辨、治】

经行发热有经前、经后之别。发热在经前者,多为血热或瘀热内阻;发热在经后,多为气血不足,肝肾阴亏。发热无时为实热、客热,潮热有时为虚热,乍寒乍热多为瘀热,低热怕冷为气虚。临证须审因辨证施治,大法以调气血、和营卫为主。

一、血热证

[病因病机]素体阳气亢盛,或嗜食辛辣之品,久而蕴热,热伏冲任。临经之际,冲气旺盛,血热随冲气上逆,发散于外,致经前发热。

[临床证候]经前或经期身热面赤,心烦易怒,口干喜饮,小便黄,大便燥结,月经先期而量多,舌红赤,苔黄,脉数。

[辨证依据]

(1)经前或经期身热。

(2)心烦易怒,小便黄,大便燥结。

(3)舌红,苔黄,脉数。

[治疗原则]清热凉血调经。

［方药选用］

(1)清经散(方见月经先期)加益母草。

(2)加味地骨皮饮(《医宗金鉴》)。

生地黄　当归　白芍　川芎　牡丹皮　地骨皮　胡黄连

二、气血虚证

［病因病机］劳倦忧思伤脾,气血化源不足;或久病耗血,病后失养,气血虚弱未复,经行气随血泄,其气益虚,气血阴阳失调,以致经行发热。

［临床证候］经行或经后身热,热势不扬,形寒,神疲困倦,肢软乏力,少气懒言,月经量多而色淡,舌淡红,苔白润,脉虚缓。

［辨证依据］

(1)经行或经后身热,热势不扬。

(2)神疲气短,肢软乏力。

(3)舌淡红,苔白润,脉虚缓。

［治疗原则］补气养血,和营除热。

［方药选用］

(1)补中益气汤(方见月经先期)。

(2)六神汤(《医宗金鉴》)。

熟地黄　当归　白芍　川芎　黄芪　地骨皮

三、瘀热证

［病因病机］产后恶露排出不畅,瘀血停留;或经行、产后,外感六淫,内伤情志,气机不畅,瘀阻胞宫,经行之际,瘀血不行,胞脉不利,气血乖违,营卫不和,以致经行发热。

［临床证候］临经时寒热交替,乍寒乍热,少腹刺痛或胀痛,经色紫暗有块,行而不爽,头痛胸闷,抑郁,舌紫暗有瘀斑,脉沉弦数。

［辨证依据］

(1)临经或经行乍寒乍热。

(2)头痛胸闷,精神抑郁,少腹刺痛或胀痛。

(3)舌有瘀斑,脉沉弦数。

［治疗原则］化瘀清热。

［方药选用］

(1)血府逐瘀汤(方见经行头痛)加牡丹皮。

(2)桃红四物汤(方见月经过多)加败酱草、牡丹皮。

四、阴虚证

［病因病机］素体阴血不足,或房劳多产,或大病久病,阴血耗损,经行之际,血行于下,营阴愈虚,虚热内生,致经行或经后发热。

［临床证候］经行或经后,潮热有时,颧红不眠,五心烦热,头晕头重,经量少,色红赤,舌红,少苔,脉细数。

［辨证依据］

(1)经行或经血欲净时,身体潮热。

(2)五心烦热,颧红不眠。

(3)舌红,少苔,脉细数。

［治疗原则］养阴清热。

［方药选用］两地汤加胡黄连(方见月经先期)。

五、肝郁证

［病因病机］情志所伤,肝气郁结,久而化热,不得发散,热伏冲任,经前冲气旺盛,热随冲气上逆,发为身热。

［临床证候］临经身热不退,胸胁满闷,食少便结,抑郁头晕,少腹胀痛,经行不畅,色紫红或夹小块,舌苔白薄,脉沉弦。

［辨证依据］

(1)临经身热。

(2)情志抑郁,胸胁满闷,少腹胀痛。

(3)脉沉弦。

［治疗原则］疏肝清热。

［方药选用］

(1)逍遥散(《太平惠民和剂局方》)加牡丹皮、夏枯草。

柴胡　当归　白芍　白术　茯苓　甘草　炮姜　薄荷

(2)四物济阴汤(《陈素庵妇科补解》)。

川芎　当归　白芍　生地黄　麦冬　杜仲　茯苓　知母　生甘草　柴胡　荆芥　牡丹皮

经行身痛

每次经行或经行前后出现身体疼痛者,多为经欲行而身先痛,痛在肢节或肌肉,经后痛减或渐消失,称经行身痛,亦称经行遍身痛。

宋代齐仲甫《女科百问》首先论述了"经水欲行,先身体疼痛",认为其病机由"外亏卫气之充养,内乏荣血之灌溉,血气不足"所致。《陈素庵妇科补解》认为病因为外邪内虚,"此由外邪乘虚而入,或寒邪,或风冷,内伤冲任,外伤皮毛,以致周身疼痛"。《医宗金鉴·妇科心法要诀》以痛在经前、经后辨虚实。治法有表证者解肌发散,无表证者以理气行血为主。

【致病机制】

经期气血运行不畅;或素体不足,营血亏损,筋脉失养;或宿有风寒湿气,留恋不去,经行之际,乘虚而发。

【诊断与鉴别诊断】

一、诊断

每逢经前、经期或经后身体肢节、肌肉疼痛,月月反复。也可见于素有痹证,经行疼痛加重者,治疗可参考本病。

二、鉴别诊断

1.经行感冒

可有身痛,但伴有发热、恶寒等表证,可资鉴别。

2.经期偶感风寒

也有身痛,但有触冒风寒史,且为偶然发病,无随月经反复发作的特点。

【因、证、辨、治】

经欲行身先痛,多为实证;痛在经后,多为血虚。实者重在理气和血,虚者以养血调营为主。

一、血瘀证

[病因病机]经行产后,瘀血不化,流滞于经络关节之间,气行不畅,经欲行则气血下注胞宫,而经脉阻滞,不通则痛,故月经欲行而身先痛。

[临床证候]临经周身肌肉、关节、腰膝酸楚疼痛,经后痛缓,经行不畅,有血块,色紫暗,舌青紫有瘀斑,苔薄白,脉沉紧。

[辨证依据]

(1)经欲行身先痛,痛在肌肉、关节、腰膝。

(2)经行不畅,腹痛,有血块,色紫暗。

(3)舌有瘀斑,脉沉紧。

[治疗原则]活血化瘀,行气止痛。

[方药选用]

(1)桃红四物汤(方见月经过多)加桂枝、香附。

(2)身痛逐瘀汤(《医林改错》)。

秦艽　川芎　桃仁　红花　甘草　羌活　没药　当归　五灵脂　地龙　香附　牛膝

(3)羌桂四物汤(《医宗金鉴》)。

熟地黄　川芎　白芍　当归　羌活　桂枝

二、寒湿证

[病因病机]久居寒湿之地,或病后体虚,或经行产后,寒湿侵袭,滞留于经脉、关节;或经行气血亏虚,正气不足,寒湿壅滞,气行不畅,发为肌肉、关节疼痛重著。

[临床证候]经行身痛沉重,困倦乏力,头晕,下腹冷坠,腰脊冷痛,平素带下量多,舌暗红,苔白厚,脉沉紧。

[辨证依据]

(1)经行身痛,沉重。

(2)头晕,腰脊、下腹冷痛,平素带下量多。

(3)舌暗红,苔白厚,脉沉紧。

[治疗原则]散寒除湿,和营止痛。

[方药选用]

(1)当归四逆汤(方见月经后期)。

(2)加味四物汤(《医宗金鉴》)加羌活、苍术、薏苡仁。

熟地黄　白芍　当归　川芎　蒲黄　瞿麦　桃仁　牛膝　滑石　甘草梢　木香　木通

(3)吴茱萸汤(《医宗金鉴》)。

当归　肉桂　吴茱萸　牡丹皮　半夏　麦冬　防风　细辛　藁本　干姜　茯苓　木香
炙甘草

三、血虚证

[病因病机]素体血虚,或久病大病失血未复,致气血两虚,经行时血下注胞中,气随血下,经脉气血愈显不足,肢体筋脉失养,不荣则痛。

[临床证候]经行或经后,肢体、肌肉麻木疼痛,绵绵不休,肢软乏力,面白无华或萎黄,经量少,色淡红,舌淡,苔白,脉细弱。

[辨证依据]

(1)有大病久病失血史。

(2)经行肢体、肌肉麻木疼痛不休。

(3)面白或萎黄无华,肢软乏力。

(4)舌淡,苔白,脉细弱。

[治疗原则]养血益气,和营止痛。

[方药选用]

(1)当归补血汤(《兰室秘藏》)加鸡血藤、山茱萸、白芍。

黄芪　当归

(2)大营煎(《景岳全书》)。

当归　熟地黄　枸杞子　炙甘草　杜仲　牛膝　肉桂

经行情志异常

每逢经期或月经前后出现烦躁易怒,情志抑郁,心中懊恼,悲伤欲哭,或喜怒无常,喃喃自语,彻夜不眠,甚至狂躁不安,经后恢复如常,称经行情志异常,亦称周期性情志异常。

多数患者在经行前即出现上述一些症状,也有于行经时始见者,持续时间可达5～10日,经净后恢复正常。本病属于经前期综合征之重者,类似于精神病之发作,狂躁不安,语言错乱,或抑郁不语。西医学称周期性精神病。

【致病机制】

因恚郁恼怒伤肝,木火偏亢;或忧思积虑,暗耗心液,心血不足,神不守舍;或脾虚痰盛,痰热扰心所致。

【诊断与鉴别诊断】

一、诊断

出现周期性发作的情志异常,多于经前1周左右发病,经净后自行缓解,随月经周期反复发作,即可诊断。

二、鉴别诊断

1.热入血室

入夜则谵语,如见鬼状等情志症状,伴有月经异常,月经适来适断,少腹痛,以及寒热往来或寒热如疟等,而无随着每次月经周期反复发作的特点。

2.内科之癫狂或神经症

妇人情志症状,虽可在经期发病,但经后仍不缓解,不是伴随月经周期反复发作。

【因、证、辨、治】

经行情志异常多由情志所伤,情怀不遂而致。因于肝气郁结者,治宜疏肝解郁;心血不足者,则需养心安神;痰火上扰者,应予泻热化痰。治疗多于经前开始。

一、肝气郁结证

[病因病机]恚怒伤肝,情志失舒,肝气郁结,经前冲气上逆,气机升降失调,清阳不升,浊阴不降,蒙蔽心窍,神明失守,郁郁寡欢,神志痴呆,或语无伦次。

[临床证候]经前抑郁不乐,情绪不宁,心烦易怒,胸闷胁胀,甚至发癫、神痴,喃喃自语,语无伦次,经后逐渐减轻,复如常人,平素沉默寡言,心烦头痛,胸胁苦满。舌苔薄,脉弦。

[辨证依据]

(1)经前神情抑郁,胸闷胁胀,甚则神痴,语无伦次,经后逐渐缓解。

(2)平素沉默寡言,胸胁苦满。

(3)舌苔薄,脉弦。

[治疗原则]疏肝解郁,镇静安神。

[方药选用]

(1)柴胡疏肝散(方见经行乳房胀痛)加贝母、琥珀末。

(2)二齿安神汤(《裘笑梅妇科临床经验选》)。

紫贝齿　青龙齿　灵磁石　朱砂　琥珀末　紫丹参　九节　半夏

(3)逍遥散(方见经行发热)加郁金、贝母、天竺黄。

二、心血不足证

[病因病机]忧思劳倦伤脾,脾虚化源不足,则精亏血少,心失所养,神不守舍。经期血下行,心血愈虚,神气外越,则神志恍惚,语言错乱,或悲伤欲哭。

[临床证候]经行出现心中懊憹,精神恍惚,言语错乱,无故悲伤;或精神不振,倦怠懒言,心悸怔忡,失眠健忘,表情呆滞,面色少华,月经量少,色淡红。舌淡,苔白,脉细。

[辨证依据]

(1)行经时出现心中懊憹,精神恍惚,言语错乱,悲伤欲哭。

(2)精神不振,面色少华,表情呆滞。

(3)舌淡,苔白,脉细。

[治疗原则]养心血,安心神。

[方药选用]

(1)甘麦大枣汤(《金匮要略》)。

甘草　小麦　大枣

(2)天王补心丹(《摄生秘剖》)。

人参　玄参　当归身　天冬　麦冬　丹参　茯苓　五味子　远志　桔梗　酸枣仁　生地黄　朱砂　柏子仁

(3)归脾汤(方见月经先期)。

三、痰火上扰证

[病因病机]情志郁结,肝脾损伤,肝郁化火,脾虚水湿不化,火性炎上,炼液成痰,痰火壅积胸膈,经期冲气上逆,痰火随冲气上扰清窍,致神明逆乱,情志异常。

[临床证候]经前失眠不寐,心烦不宁,渐至语无伦次,狂躁不安,甚或骂詈不避亲疏,不知羞耻,狂跃奔走呼叫,经净则渐愈,平素自觉心胸烦闷,不思饮食,咽干口苦,大便燥结,舌红,苔黄腻,脉弦滑数。

[辨证依据]

(1)经行神志失常,狂躁不眠,经净渐愈。

(2)平素心胸烦闷,大便燥结,咽干口苦。

(3)舌红,苔黄腻,脉弦滑数。

[治疗原则]泻热化痰,清心开窍。

[方药选用]

(1)温胆汤(方见经行眩晕)加大黄、青礞石、石菖蒲、郁金。

(2)生铁落饮(《医学心悟》)。

天冬　麦冬　贝母　胆南星　橘红　远志　连翘　茯苓　茯神　玄参　钩藤　丹参　朱砂　石菖蒲　生铁落

第二章　带下病

带下病是妇科常见病,属经、带、胎、产四大疾病之一。隋代《诸病源候论》首次提出带下病之名,列有"带五色俱下候",分别论述了青、黄、赤、白、黑五色带下。

带下量明显增多或减少,或色、质、味异常,伴全身或局部症状者,称带下病。带下有广义和狭义之分,广义带下是泛指一切妇科病,包括经、带、胎、产、杂病。因为这些病都发生在束带以下,由所谓带脉所过疾病所生。如《史记·扁鹊仓公列传》记载"扁鹊名闻天下,过邯郸,闻贵妇人,即为带下医",带下医即指妇科医生。狭义带下是指妇女阴中流出的黏液或浊液,如唾如涕,绵绵不断。取名带下,一说取名于病理,因由带脉失约所致,傅青主云:"而以带名者,因带脉不能约束而有此病。故以名之。"一说取名于症状,因其所下绵绵不断有如带状,《邯郸遗稿》云:"带如下带,不断者是也。"狭义带下又有生理性带下和病理性带下的区别,生理性带下是女子自青春期开始肾气充盛,脾气健运,任脉通调,带脉健固,而产生的一种润泽于阴道的无色、透明、质黏、无臭的阴液。正如王士雄所云:"带下,女子生而即有,津津常润,本非病也。"生理性带下通常在月经前后、妊娠期间略多。而病理性带下是指带下病,包括带下过多或带下过少,是本章讨论的内容。

第一节　带下过多

带下量明显增多,色、质、味异常,或伴全身或局部症状者,称带下过多。古称下白物、流秽物、白沃、赤沃、赤白沃、白沥、赤沥、赤白沥等。相当西医学的各种生殖道炎症如阴道炎、前庭大腺炎、子宫颈炎、盆腔炎等,以及某些妇科肿瘤、内分泌功能失调等引起的阴道分泌物增多。临床上尤以滴虫性阴道炎、外阴阴道念珠菌病、细菌性阴道病,以及子宫颈炎最多见。

【致病机制】

本病与湿密切相关。"夫带下俱是湿证",主要病机是湿邪流注下焦,损伤任带二脉以致任脉失约,带脉失固而发为带下。湿有内湿和外湿之分,外湿主要是外感湿邪、湿毒,如因经期、产后,血室正开,风寒、寒湿、湿热、湿毒之邪乘虚而入,皆可直中胞宫,损伤任带。内湿是脏腑功能失常,影响水液代谢失调,或脾虚湿盛,或肝郁克脾,或肾虚精关不固。其病变脏腑主要是肝、脾、肾及肺,因人体水液代谢主要是肺、脾、肾三脏,肺通调水道,脾运化水湿,肾化气行水。其重点是脾,脾虚失运,水谷精气不能化为精微,反聚为湿,湿浊内停,流注下焦,则为带下病。肾、肝二脏居于下焦,肾为水火之脏,藏精,化气行水,胞络系于肾。如肾气不固,不能藏精,或肾阳虚,不能化气行水,湿浊不化,而为带下。肝为刚脏,主疏泄,如疏泄太过和不及,皆可犯脾,肝郁脾虚,则湿气下聚,流注于肝经而发病。损伤的经脉主要是任带二脉,任为阴脉之海,主司阴液,带下是阴液的一部分,受任脉司约。带脉约束冲任诸脉,隶属于脾,如带脉损伤,固约无力,水湿下注而发带下。带下过多有虚实之分,实证多外感湿邪、湿毒,虚证多是脏腑功能失调而内生湿浊。临床常见证型实证有湿热、热毒,虚证有脾虚、肾虚,以及虚实夹杂的阴虚夹湿证。

女性生殖系统炎症是带下异常的重要原因。当生殖道的自然防御功能受到破坏,如经期、产后或手术操作消毒不严,则容易发生感染。老年妇女因卵巢功能衰退或幼女因卵巢功能不健全,也易发生阴道炎症。病原体以细菌多见,其次为念珠菌、滴虫、支原体、衣原体、病毒等,可沿生殖道黏膜上行感染。其他部位的感染也可经血行播散至生殖道,或由邻近器官直接蔓延而致。

【诊断与鉴别诊断】

一、诊断

(一)病史

素体脾肾虚弱或湿热较盛,或有不洁接触史,或久居湿地病史。

(二)临床表现

带下量明显增多,超过正常的生理排出量;或伴色、质、气味的异常,如清稀如水,黄绿如脓,或灰白如豆渣,或褐赤如败酱,或赤白相兼,或五色混杂;或臭秽,或腥臭;或伴外阴、阴道瘙痒,灼热疼痛;或有发热、腹痛、腰痛等全身症状。

(三)检查

阴道分泌物涂片检查如发现阴道毛滴虫、念珠菌、线索细胞等,有助确诊滴虫性阴道炎、外阴阴道念珠菌病和细菌性阴道病;宫颈分泌物培养有助于诊断支原体、衣原体感染。宫颈细胞检查有助于排除宫颈上皮内瘤变、宫颈癌;宫腔镜或诊断性刮宫有助于排除子宫内膜的恶性病变;妇科检查可诊断宫颈炎、盆腔炎等。

二、鉴别诊断

1.白浊

由尿道流出的米泔样的液体,多随小便排出。在发病初期有轻微小便淋漓涩痛,尿液混浊,但无臭味。

2.白淫

欲念过度时,骤然从阴道流出的白液,与男子遗精相似。

3.漏下经血

非时而下,淋漓不断,属于子宫出血,无特殊臭味。赤带为非经期从宫颈或阴道流出的血性黏浊之液,似血非血,可有臭味。

【因、证、辨、治】

带下病的辨证主要是通过四诊,了解带下量之多寡,色之变化,质之稀稠,气味之腥臭,腐秽。一般而言,辨质、量的变化,定其寒热,如带下量多,色白质稠,如唾如涕,绵绵不断,属脾虚;量多质薄,清稀如水,腰膝酸软,属肾虚;量多质稠,色黄或黄白相兼,属湿热;兼外阴瘙痒,乃湿热蕴结生虫。辨带色,古代文献中载有白、黄、赤、青、黑之五色带,结合临床辨证,色白者多属虚属寒,病变涉及脾、肾;色黄者属湿热蕴结,乃肝郁脾湿下注;带下黄绿如脓,乃湿热尤甚;色赤乃心火炽盛所致,也有因肝火内炽使然;带下色黑者,临床少见,偶或有之,尤宜审慎。此外,还有赤白相兼者多属湿热或虚热为患,湿热者,少腹坠胀,阴中瘙痒;虚热者,多伴五心烦热或兼潮热、盗汗等。如带下五色并见,多为内脏虚损,秽液下注所致。闻气味,正常带下无色、无臭,如带下腥臭多属寒症;酸秽臭气,则为热证;带下恶臭难闻,为热毒内炽之象。带下脉象,带下多属脾湿,故脉多濡滑,濡脉主虚主湿,滑脉主痰,如脉濡数多属脾虚湿热下注;脉滑数或弦数,多属热属实,或痰湿为患,或肝经湿热下注;脉沉迟,多属虚属寒,为下元不固;脉虚细而数,则为虚热之证。带下量多的治疗,因是湿证,治以祛湿为主,祛湿又当辨其寒热,分别采取温化或清利。因于寒湿者,当温阳扶脾以运湿;因于湿热者,当清热利湿。但治疗用药尤应注意。带下病虽是湿邪为患,但久则耗伤阴液,一味去湿,用大量的祛湿药,恐有进一步伤阴之嫌,所以应灵活掌握祛湿的方法,或补脏祛湿,或扶正祛湿,或先祛湿清热,后补虚扶正。补脏重在脾肾。治湿,其治在脾,其次在肾。健脾,则宜升、宜燥;治肾,则宜补、宜涩。属于湿热、湿毒、感染邪毒者,又当清热利湿,解毒杀虫,不可过用收敛固涩,以免留邪。临床对虚证带下过多的治疗以内治为主;实证带下过多,除内治外有时必须配合外治法,才能提高疗效。

一、脾虚证

[病因病机]素体脾虚或思虑劳倦过度,饮食失调,损伤脾气,运化失常,水谷之气不能化为精微,则聚而为湿,流注下焦,损伤任带;或脾虚湿盛,湿蕴日久而致脾虚湿热下注。

[临床证候]带下量多,色白或淡黄,质黏稠,无臭气,绵绵不断;面色㿠白或萎黄,四肢不温,精神倦怠,纳少便溏,或眼睑浮肿,舌淡胖嫩边有齿痕,苔白腻,脉缓弱。

[辨证依据]

(1)素体脾虚,或饮食不节,劳倦过度,或忧思过度。

(2)带下量多,色白或淡黄,质黏稠无臭气,绵绵不断。

(3)面色㿠白或萎黄,四肢不温,精神疲倦,纳少便溏,或眼睑浮肿,舌淡胖嫩边有齿痕,苔白腻,脉缓弱。

[治疗原则]健脾益气,升阳除湿。

[方药选用]完带汤(《傅青主女科》)。

白术 山药 人参 白芍 苍术 甘草 陈皮 黑芥穗 柴胡 车前子

脾虚气陷,气短无力,腰腹下坠明显者,加黄芪、升麻;脾虚夹寒湿,食欲缺乏,便溏者,加炒扁豆、生薏苡仁、炮姜;兼腰痛者,加杜仲、菟丝子、续断;小腹疼痛者,加香附、艾叶;带下日久不止者,加金樱子、龙骨、牡蛎、芡实。

湿郁化热,证见带下黏稠色黄。治宜清热利湿止带,方用易黄汤(《傅青主女科》)。

山药 芡实 黄柏 车前子 白果

二、肾虚证

(一)肾阳虚

[病因病机]禀赋不足,房劳所伤,老年体虚,或久病伤肾,命门火衰,蒸腾失司,寒湿内生,损及任带二脉而致带下过多。

[临床证候]带下清冷量多,质稀薄,或淋漓不断,腰痛如折,小腹冷痛,小便清长,夜尿多,大便溏薄,舌淡,苔薄白,脉沉迟。

［辨证依据］

(1)素体禀赋不足,或多产房劳所伤,老年体弱,或有久病伤肾病史。

(2)带下量多,清冷稀薄,或淋漓不断。

(3)腰痛如折,小腹冷痛,小便清长,夜尿多,大便溏,舌淡,苔薄,脉沉迟。

［治疗原则］温肾培元,固涩止带。

［方药选用］内补丸(《女科切要》)。

鹿茸　菟丝子　沙苑子　黄芪　肉桂　桑螵蛸　肉苁蓉　制附片　蒺藜　紫菀茸

因鹿茸价格昂贵,可用鹿角片或鹿角霜代替;便溏者,去肉苁蓉,加补骨脂、肉豆蔻、白术;小腹冷痛,带下清冷如水者,加艾叶、补骨脂、赤石脂;小便频数者,加益智仁、山药;腰痛如折者,加桑寄生、续断、杜仲;由于肾阳虚不能固摄,阴液滑泄不尽,带下过多,则阳损及阴,导致阴液也受损,因此在壮阳的同时要照顾到阴液,酌情配熟地黄、枸杞子、菟丝子。

(二)阴虚挟湿

［病因病机］素体阴虚,或久病失养,暗耗阴津,相火偏旺,阴虚失守,复感湿邪,伤及任带,任带失固而致带下过多。

［临床证候］带下色黄或黄白相兼,质稠,有气味,阴部灼热感,或阴部瘙痒,腰酸腿软,头昏耳鸣,五心烦热,咽干口燥,或烘热汗出,失眠多梦,舌红,苔少或黄腻,脉细数。

［辨证依据］

(1)素体阴虚,或久病失养,或老年妇女素体阴虚火旺,又复感湿邪史。

(2)带下色黄或黄白相兼,质稠,有气味。

(3)阴部灼热感,或阴部瘙痒,腰酸腿软,头昏耳鸣,五心烦热,咽干口燥,或烘热汗出,失眠多梦,舌红,苔少或黄腻,脉细数。

［治疗原则］滋肾益阴,清热利湿。

［方药选用］知柏地黄汤(方见月经后期)。

失眠甚者,加柏子仁、桑葚子、夜交藤;潮热口干明显者,加地骨皮、银柴胡、天花粉;腰痛耳鸣者,加枸杞子、桑寄生、蒺藜;大便秘,小便赤者,加何首乌、车前子、土茯苓、通草。

二、湿热证

［病因病机］脾虚生湿,或久居湿地,或感受湿邪,湿郁化热;或七情所伤,肝气郁结,肝郁脾湿,久而化热,湿热流注下焦,损伤任带二脉,任带失约而致带下过多。

［临床证候］带下量多,色黄或黄白,质黏腻,有臭气,胸闷口腻,食欲缺乏,或小腹胀痛,或带色白,质黏如豆腐渣状,阴痒,小便短黄,舌苔黄腻或厚,脉濡略数。

［辨证依据］

(1)素体脾虚湿盛或久居湿地,或感受湿热之邪,或有情伤病史而致肝郁脾湿。

(2)带下量多,色黄或黄白,质黏腻,有臭气。

(3)胸闷口腻,食欲缺乏,或小腹胀痛,或带下色白,质黏如豆腐渣状,阴痒,小便短黄,舌苔黄腻或厚,脉濡略数。

［治疗原则］清热利湿止带。

[方药选用]止带方(《世补斋不谢方》)。

猪苓　茯苓　车前子　泽泻　茵陈　赤芍　牡丹皮　黄柏　栀子　牛膝

胸胁胀闷,腹痛腹胀者,加川楝子、延胡索、柴胡;口苦咽干,阴部灼热,小便黄者,加龙胆草、败酱草、车前子;食欲缺乏,大便溏者,加茯苓、薏苡仁;阴痒者,加白鲜皮、苦参。

肝经湿热下注,证见带下色黄或黄绿,质稠或呈泡沫状,有臭味,阴部瘙痒,头晕痛,烦躁易怒。治宜清泻肝经湿热,方用龙胆泻肝汤(《医宗金鉴》)。

龙胆草　栀子　黄芩　车前子　木通　泽泻　生地黄　当归　甘草　柴胡

三、热毒证

[病因病机]经行、产后胞脉空虚,或个人卫生不洁,或外阴阴道检查、手术不慎,热毒之邪乘虚而入;或素体下焦郁湿,复感热毒之邪,两邪相搏,伤及任带而带下过多。

[临床证候]带下量多,或黄白相兼或五色杂下,质黏腻,或如脓样,有臭气或腐臭难闻,小腹作痛,身热烦渴,头晕,大便干结或臭秽,小便黄少,舌红,苔黄干,脉数。

[辨证依据]

(1)在经行、产后发病,或有阴部检查、手术史,或不洁接触史。

(2)带下量多,或黄绿相兼或五色杂下,质黏腻,或如脓样,臭秽或腐臭难闻。

(3)小腹痛,烦热口干,头晕,大便干结臭秽,小便黄少,舌红,苔黄干,脉数。

[治疗原则]清热解毒除湿。

[方药选用]五味消毒饮(《医宗金鉴》)加白花蛇舌草、椿根白皮、白术。

金银花　蒲公英　野菊花　紫花地丁　青天葵

正气不足,加黄芪、党参、茯苓;腹胀痛明显者,加川楝子、香附、荔枝核;带下夹血丝或五色带,气味恶臭者,加半枝莲、白茅根、地榆。

【其他疗法】

(1)苦参、蛇床子、雄黄、黄柏、枯矾、土茯苓、紫花地丁、大蒜白。上药除雄黄、枯矾、大蒜白外,水煎,大蒜白捣成泥状,与雄黄、枯矾等加入药液中,10分钟后取药液熏洗外阴,每日1次。用于湿热带下病。

(2)选用中药洗液如洁尔阴等,稀释后坐浴,每日1次。用于湿热带下病。

(3)选用保妇康栓、复方莪术油栓等,放置于阴道内,每日1次。用于宫颈炎。

【转归与预后】

带下病是妇女常见病之一,预后良好。如拖延日久,阴液暗耗,常可使正气虚弱,甚至导致月经异常,胎孕受影响。又因带下异常往往是一些性传播疾病的伴随症状,如误治和失治,延误病情,可导致各种并发症。

【预防与调护】

(1)保持外阴清洁,特别是经行、产后预防感染。提倡淋浴及蹲式厕所,避免早婚多产。

(2)勿久居湿地,经期、产后避免涉水。避免辛辣油腻及生冷食物,以免滋生湿热。

(3)治疗期间,严格按医嘱进行内治及外治,避免性生活,必要时夫妻同时用药。对中老年妇女之阴道炎反复发作,应注意排除糖尿病。

第二节 带下过少

带下量明显减少,阴中干涩痒痛,甚至阴部萎缩者,称带下过少。

带下过少多见于绝经后妇女。对于此病,前人缺乏专论,在绝经前后诸证、闭经、不孕、阴痒、阴冷、阴萎等病证中有散在的论述。本病与西医学的卵巢功能早衰、绝经后卵巢功能下降、卵巢切除、盆腔放疗后,或严重卵巢炎、希恩综合征、长期使用某些药物抑制卵巢功能等导致的雌激素水平降低,而引起阴道分泌物减少相类似。

【致病机制】

生理性带下是正常女子自青春期开始在肾气充盛、脾气健运、任脉通调、带脉健固的条件下产生的。王士雄云:"带下,女子生而即有,津津常润。"肝肾亏损、脾胃虚弱、血瘀内阻导致阴液不足,不能润泽阴道,是带下过少的主要病机。

西医学认为阴道分泌物主要来源于宫颈腺体分泌物、子宫内膜、前庭大腺分泌的黏液,以及阴道黏膜的渗出物。其主要成分是脱落的阴道上皮细胞和少量白细胞,含有阴道杆菌。其排出量多少受卵巢激素的影响,带下过少主要与卵巢功能减退及雌激素水平低落有关。本病影响妇女的生育和生活质量,甚至影响性生活质量,故列专病论述。

【诊断与鉴别诊断】

一、诊断

(一)病史

有卵巢早衰、卵巢切除、盆腔放疗、产后大出血或长期使用避孕药等病史。

(二)临床表现

带下过少,甚至全无,阴道干涩痒痛,甚至阴部萎缩;或伴性欲低下、性交疼痛、烘热汗出、月经错后、经量偏少、闭经、不孕等。

(三)检查

1.妇科检查

阴道黏膜皱襞明显减少或消失,或阴道壁菲薄充血,阴道干燥,分泌物少;或外阴、宫颈、宫体萎缩。

2.辅助检查

阴道脱落细胞涂片提示雌激素水平低落。

血清内分泌激素测定:雌二醇(estradiol,E_2)水平下降。卵巢功能低下者,伴有促卵泡激素和促黄体激素水平显著升高;垂体功能低下者,如希恩综合征,则垂体促性腺激素与卵巢激素水平均下降。

二、鉴别诊断

许多妇科疾病都可出现带下过少,故主要是鉴别引起带下过少的各种疾病及原因。

(1)卵巢功能早衰指妇女在 40 岁之前绝经,常伴有绝经期症状,E_2 下降,FSH、LH 升高。

(2)正常妇女在45～54岁绝经。自然绝经后,因卵巢功能下降而出现带下过少,可伴有阴道干涩等症状。

(3)手术切除卵巢或盆腔放疗后曾手术切除大部分卵巢或全部卵巢,或有盆腔放疗史。

(4)垂体功能低下常见于希恩综合征。由产后大出血、休克造成垂体前叶急性坏死,丧失正常分泌功能而引起。临床表现体质虚弱,面色苍白,毛发脱落,性欲减退,闭经,常伴畏寒、头晕、贫血等症状。内分泌检查:FSH、LH 明显降低,甲状腺功能促甲状腺素、3,5,3′-三碘甲腺原氨酸、甲状腺素低下,尿 17-羟、17-酮皮质醇低于正常。此外,空蝶鞍综合征也可表现为带下过少,伴有溢乳、月经过少或闭经等。

(5)严重的卵巢炎,尤其是自身免疫性卵巢炎,可破坏卵巢功能,使卵巢功能减退。

【因、证、辨、治】

带下过少的根本原因是精血不足。主要病机是肝肾阴虚、脾虚血少或血亏瘀阻,其中以肝肾阴虚为主。肾精亏损,精亏血少,阴液不足,不能润泽于阴道,则带下过少。治疗重在滋补肝肾阴精,佐以养血、化瘀。用药以滋润生津为主,不可肆意攻伐,或过用辛燥苦寒之品,以免伤阴,犯虚虚之戒。

一、肝肾阴虚

[病因病机]先天禀赋不足,或正值七七之年,肝肾阴虚;或房劳多产,大病久病,耗伤精血;或产后大出血,血不归经;或七情内伤,肝肾阴血暗耗;精亏血少,阴液不充,任带失养,不能滋润阴窍而致带下过少。

[临床证候]带下过少,甚至全无,阴部干涩灼痛,或伴阴痒,阴部萎缩,性交疼痛,头晕耳鸣,腰膝酸软,烘热汗出,烦热胸闷,夜寐不安,小便黄,大便干结,舌红,少苔,脉细数。

[辨证依据]

(1)先天禀赋不足,或有多产、产后大出血病史,或正处绝经期,或在大病久病之后。

(2)带下过少,甚至全无,阴部干涩灼痛,或伴阴痒,阴部萎缩,性交疼痛。

(3)头晕耳鸣,腰膝酸软,烘热汗出,烦热胸闷,夜寐不安,小便黄,大便干结,舌红,少苔,脉细数。

[治疗原则]滋补肝肾,生精益血。

[方药选用]六味地黄汤(方见月经前后诸证)。

阴虚肝旺,头痛甚者,加石决明、钩藤;口苦咽干者,加黄芩、栀子;虚热甚者,加知母、黄柏、地骨皮;外阴瘙痒者,加白鲜皮、蒺藜、防风;大便干结者,加何首乌、胡麻仁。

二、血亏瘀阻证

[病因病机]经产感寒,余血内留,新血不生;或产后大出血,血不归经,可致精血亏虚,瘀血内停,瘀阻气机经脉,精血不足且不循常道,阴津不得敷布,则导致带下过少。

[临床证候]带下过少,甚至全无,阴中干涩,阴痒,阴痛,或经行腹痛,经色暗紫,有血块,量少甚或闭经,或下腹有包块,肌肤甲错,舌暗有瘀点瘀斑,脉细涩。

[辨证依据]

(1)有产后大出血,或经产感寒等失血、瘀血阻滞病史。

(2)带下过少,甚至全无,阴中干涩。

(3)经行腹痛,经色暗紫,伴有血块,量少甚或闭经,盆腔有包块,肌肤甲错,舌暗有瘀点瘀斑,脉细涩。

[治疗原则]养血活血,化瘀通络。

[方药选用]小营煎《景岳全书》加丹参、益母草、鸡血藤。

当归　白芍　熟地黄　山药　枸杞子　炙甘草

大便干结者,加何首乌、胡麻仁;小腹疼痛明显者,加刘寄奴、皂角刺、延胡索;下腹有包块者,加三棱、莪术。

【其他疗法】

(一)中成药

(1)杞菊地黄丸,每次 6 g,每日 3 次。有滋阴清热之功。用于肝肾阴虚之带下过少。

(2)大黄蟅虫丸,每次 1 丸,每日 1 次。有活血化瘀之功。用于血瘀内结之带下过少。

(3)承天露胶囊(胎盘胶囊),每次 4 粒,每日 3 次。有补肾填精之功。用于肾精不足之带下过少。

(二)激素

(1)对绝经后妇女及卵巢早衰等妇女,可适当补充雌激素。

(2)对希恩综合征,可用激素替代疗法。对性腺功能低下者,应给予雌孕激素序贯疗法;对肾上腺功能低下者,补充肾上腺皮质激素;对甲状腺功能低下者,补充甲状腺素片。

【转归与预后】

带下过少如属非器质性病变,给予及时、正确的治疗,预后良好。治疗不及时、不彻底,可伴发月经过少、月经稀发,甚至闭经、不孕等;如因手术切除或放疗引起的带下过少,较难取效。

【预防与调护】

(1)及早诊断和治疗可能导致卵巢功能下降的原发病。

(2)预防产后大出血,如发生产后大出血时,应及时输血,防止脑垂体前叶急性坏死。

(3)盆腔良性肿瘤手术时,尽可能保留全部或大部分卵巢组织。

(4)盆腔放疗时,尽量避免过多照射卵巢部位。

(5)调情志,保持良好心理状态,特别是绝经期前后的妇女。

(6)饮食均衡,适当增加豆类、奶类制品、蜂乳等食物。避免吸烟,不宜过食辛辣之品或饮酒。

第三章　妊娠病

妊娠期间发生与妊娠有关的疾病,称妊娠病,又称胎前病。妊娠病不但影响孕妇的身体健康,妨碍妊娠的继续和胎儿的正常发育,甚则威胁母胎生命,因此必须重视妊娠病的预防和发病后的治疗。

常见的妊娠病有恶阻、妊娠腹痛、流产、异位妊娠、胎萎不长、胎死不下、子肿、子晕、先兆子痫、子痫、子嗽、妊娠小便淋痛、妊娠小便不通、妊娠大便难、妊娠身痒、妊娠贫血、胎位不正等。

妊娠病的病因病机应结合致病因素和妊娠期母体内环境的特殊改变来认识。常见的发病机制有四。一是阴血虚:阴血素虚,孕后血聚子宫养胎,阴血益虚,可致阴虚阳亢而发病。二是脾肾虚:脾虚则气血生化乏源,胎失所养;或肾气虚弱,胎失所系,胎元不固。三是冲气上逆:孕后经血不泻,聚于冲任、子宫以养胎,冲脉气盛隶于阳明,如胃气素虚,冲气上逆犯胃,胃失和降则呕恶。四是气滞:素多忧郁,气机不畅,腹中胎体渐大,易致气机升降失常,气滞则血瘀水停而致病。

妊娠病的诊断,首先要明确妊娠诊断。根据停经史、早孕反应、脉滑等临床表现,结合辅助检查如妊娠试验、基础体温、B超等判断是否妊娠。如需保胎可暂不做妇科检查,如病情需要也需择时做妇科检查以明确诊断,并注意与激经、闭经、癥瘕等鉴别。妊娠病的诊断,自始至终要注意胎元未殒与已殒的鉴别,注意胎儿的发育情况,以及母体的健康状况,必要时注意排除畸胎等。

妊娠病的治疗原则,以胎元的正常与否为前提。胎元正常者,宜治病与安胎并举,如因母病而致胎不安者,重在治病,病去则胎自安;因胎不安而致母病者,重在安胎,胎安则病自愈。安胎之法,以补肾健脾、调理气血为主。补肾为固胎之本,健脾为益血之源,理气以通调气机,理血以养血为主或佐以清热,使脾肾健旺,气血和调,本固血充,则胎可安。如胎元不正,胎堕难留,或胎死不下,或孕妇有病不宜继续妊娠者,则宜从速下胎以益母。

妊娠期间用药原则,凡峻下、滑利、祛瘀、破血、耗气、散气,以及一切有毒药品,都应慎用或禁用(参照《中药学》妊娠禁用或慎用药物)。如果病情确实需要,也可适当选用,如妊娠恶阻可选用法半夏等药物;确有瘀阻胎元时,还须在补肾安胎的基础上适当选配活血化瘀药,使瘀祛而胎安,"有故无殒,亦无殒也"。但须严格掌握剂量和用药时间,"衰其大半而止",以免动胎伤胎。

第一节　恶　阻

妊娠早期出现恶心呕吐,头晕倦怠,甚或食入即吐者,称恶阻。《胎产心法》有云:"恶阻者,谓有胎气,恶心阻其饮食也。"《备急千金要方》称为"阻病",《经效产宝》称为"子病",《坤元是保》称为"病食"。

恶阻多发生在妊娠 6～12 周,妊娠 12 周前后可自行消失。如在妊娠早期仅有恶心择食,头晕,或晨起偶有呕吐,为早孕反应,不属病态。临床上往往以呕吐的程度区分是生理性的早孕反应还是病理性的恶阻。如孕妇恶心呕吐频繁,不能进食,影响身体健康及影响胎儿发育,必须及早调治。

西医学的妊娠剧吐可参照本病辨治。

【致病机制】

主要机制是冲气上逆,胃失和降。盖因受孕之后,经血不泻,阴血下聚以养胎,冲气偏盛,易循气街沿阳明胃经上逆犯胃。这是妊娠后的特殊生理改变。而本病发生的关键取决于孕妇的体质因素,以及脏腑功能的失调。如脾胃虚弱、肝胃不和、痰湿等易致冲气上逆,胃失和降,则发为本病。临床常见的原因为脾胃虚弱、肝胃不和和气阴两虚。

呕则伤气,吐则伤阴,呕吐日久,浆水不入,气阴两虚,无阴则呕吐更剧。胃阴伤不能下润大肠,便秘日益,腑气不通,加重呕吐;肾阴伤则肝气急,肝气急,则呕吐愈甚,如此因果相干,恶性循环,出现精亏气散之恶阻重证。

西医学认为妊娠剧吐的病因迄今未明,可能主要与体内激素作用机制和精神状态的平衡失调有关。临床所见提示本病与绒毛膜促性腺激素浓度的关系密切,如双胎妊娠或葡萄胎患者血内 HCG 浓度明显增高,而发生剧吐也显著增加。但症状的轻重,不一定和 HCG 成正比。肾上腺皮质功能降低、维生素 B_6 缺乏也被认为可能是发病的原因。此外,精神因素对妊娠剧吐的发生有着较大的关系,精神紧张可加重病情。

【诊断与鉴别诊断】

一、诊断

(一)病史

停经史,可有早孕反应,多发生在妊娠 3 个月内。

(二)临床表现

恶心呕吐,头晕,厌食,甚则食入即吐,或恶闻食气,不食也吐。

(三)检查

1.妇科检查

阴道壁及子宫颈变软,着色;子宫增大与停经月份相符,软,有饱胀感。

2.体格检查

精神萎靡,消瘦,严重者可见血压下降,体温升高,黄疸,嗜睡和昏迷。

3.辅助检查

(1)尿:尿妊娠试验阳性;24 小时尿量减少;病情严重者,可出现尿酮体阳性;尿中可出现蛋白和管型。

(2)血:红细胞总数和血红蛋白升高,血细胞比容增高,钾、氯浓度降低;严重者可见肝肾受损表现,如丙氨酸氨基转移酶、血胆红素、尿素氮、肌酐等升高。

二、鉴别诊断

1.葡萄胎

恶心呕吐较剧,阴道不规则出血,偶有水泡状胎块排出,子宫大小与停经月份不符,多较停经月份大,质软,HCG水平明显升高,B超显示宫腔内呈落雪状图像,而无妊娠囊、胎儿结构及胎心搏动征。

2.妊娠合并急性胃肠炎

多有饮食不节或食物中毒史,除恶心呕吐外,常伴有上腹部或全腹阵发性疼痛,肠道受累时伴有腹泻,大便检查可见白细胞及脓细胞。

3.孕痈(妊娠合并急性阑尾炎)

急性阑尾炎开始于脐周或中上腹部疼痛,伴有恶心呕吐,后腹痛转移到右下腹;体查见麦氏点压痛、反跳痛,伴腹肌紧张,可见体温升高和白细胞增高。

【因、证、辨、治】

恶阻证候有虚有实,虚者多因脾胃虚弱,实者多因肝胃不和,也有虚实夹杂者,如脾胃虚弱而痰湿内停。其辨证主要根据呕吐物的性状和患者的口感,结合全身情况及舌脉。口淡,呕吐清涎者,多为脾胃虚弱;口苦,呕吐酸水或苦水,多为肝胃不和;口中淡腻,呕吐痰涎,多为痰湿阻滞;口干烦渴,干呕或呕吐血性物,多为气阴两伤。

治疗原则以调气和中,降逆止呕为主,还需注意调饮食和情志,并讲究服药方法,以少量多次饮服为主。治疗时注意"中病即止",用药需严格掌握剂量,"衰其大半而止",以免伤胎。

一、脾胃虚弱证

[病因病机]受孕后,阴血下聚以养胎,冲脉之气较盛,冲脉隶于阳明,如脾胃素虚,或孕后因饮食、劳倦等生活因素损伤脾胃,冲气上逆则可犯胃,胃失和降,反随冲气上逆,发为妊娠恶阻。

[临床证候]妊娠早期,恶心,呕吐不食,甚则食入即吐,口淡,呕吐清涎或食物,脘腹胀闷,头晕神疲,倦怠思睡,舌淡,苔白,脉缓滑无力。

[辨证依据]

(1)脾胃虚弱病史。

(2)口淡,呕吐清涎或食物,神疲乏力,脘腹胀闷,纳呆。

(3)舌淡,苔白,脉缓滑无力。

[治疗原则]健脾和胃,降逆止呕。

[方药选用]香砂六君子汤(《名医方论》)。

人参 白术 茯苓 甘草 半夏 陈皮 木香 砂仁 生姜

脾胃虚寒者,加丁香、白豆蔻;脾冷时时流涎者,加益智仁、白豆蔻;呕吐较剧者,加伏龙肝、柿蒂;呕吐不已,胃阴已伤,症见口干便秘,去木香、砂仁、茯苓,加麦冬、石斛、玉竹、沙参;如素有堕胎、小产、滑胎病史,或症见腰酸腹痛,或阴中下血者,宜去半夏,加杜仲、菟丝子、桑寄生。

二、肝胃不和证

[病因病机]孕后阴血下聚以养胎,阴血相对不足,肝体阴而用阳,肝血不足,则肝火偏旺;

如平素性情急躁易怒，或孕后恚怒伤肝，肝气郁结，郁而化热，则肝火更旺。又冲脉气盛附于肝，肝脉夹胃贯膈，冲气夹肝火上逆犯胃，胃失和降，致恶心呕吐。如《女科经纶》云："妊娠呕吐属肝挟冲脉之火冲上。"

[临床证候]妊娠早期，恶心呕吐酸水或苦水，恶闻油腻，烦渴口干口苦，头胀而晕，胸满胁痛，嗳气叹息，舌淡红，苔微黄，脉弦滑。

[辨证依据]

(1)素性急躁易怒，或孕后恚怒伤肝病史。

(2)恶心呕吐酸水或苦水，恶闻油腻。

(3)胸满胁痛，嗳气叹息，舌淡红，苔微黄，脉弦滑。

[治疗原则]清肝和胃，降逆止呕。

[方药选用]苏叶黄连汤(《温热经纬》)合橘皮竹茹汤(《金匮要略》)加姜半夏、枇杷叶、乌梅。

苏叶　黄连

橘皮　竹茹　大枣　人参　生姜　甘草

呕甚伤津，五心烦热，舌红口干者，加沙参、石斛、麦冬；便秘，加胡麻仁。

三、痰滞证

[病因病机]孕后经血停闭，冲气偏盛，如平素脾虚，或素体肥胖，又或孕后为饮食劳倦所伤，痰湿内停，冲气夹痰饮上逆，胃失和降，则发为恶阻。

[临床证候]妊娠早期，呕吐痰涎，口中淡腻，胸膈满闷，不思饮食，头晕目眩，心悸气短，四肢倦怠，舌淡胖，苔白腻，脉滑。

[辨证依据]

(1)脾胃虚弱病史或素体肥胖。

(2)呕吐痰涎，口中淡腻，胸膈满闷，不思饮食。

(3)舌淡胖，苔白腻，脉滑。

[治疗原则]化痰除湿，降逆止呕。

[方药选用]小半夏加茯苓汤(《金匮要略》)加白术、砂仁、陈皮。

半夏　生姜　茯苓

夹热者，加竹茹；兼寒者，加干姜、丁香、白豆蔻。

四、气阴两亏证

[病因病机]呕吐不止，甚则饮食难进，或剧烈频繁呕吐，而导致阴液亏损，精气耗散，成气阴两亏证。

[临床证候]神疲乏力，形体消瘦，眼眶下陷，双目无神，严重者呕吐带血样物，发热口渴，唇舌干燥，小便少，大便秘结，舌红，苔薄黄或光剥，脉细滑数无力。

[辨证依据]

(1)呕吐不止，或剧烈频繁呕吐。

(2)神疲乏力，口渴，唇舌干燥，小便少，大便秘。

(3)舌红，苔薄黄或光剥，脉细滑数无力。

[治疗原则]益气养阴,和胃止呕。

[方药选用]生脉散(《内外伤辨惑论》)合增液汤(《温病条辨》)加竹茹、芦根、乌梅。

生地黄　麦冬　玄参

呕吐带血样物者,加藕节、乌贼骨、乌梅炭。

此为恶阻重症,经以上治疗仍无明显好转,浆水不进,病情严重,尿酮体持续阳性,电解质紊乱者,需采用中西医结合治疗。可予生脉注射液中加 5 % 葡萄糖溶液静脉滴注,输液以纠正酸中毒及电解质紊乱。每日静脉滴注葡萄糖液及葡萄糖盐水 3 000 ml,加氯化钾、维生素C及维生素 B_6,并根据血钾、钠、氯测定结果适量补充电解质。合并代谢性酸中毒者,应根据血二氧化碳结合力值和血气分析结果,静脉滴注碳酸氢钠溶液,治疗 2～3 日多能迅速好转。

【其他疗法】

(一)中成药

香砂六君子丸,每次 6 g,每日 2～3 次,服至止呕为度。功能健脾和胃。用于脾胃虚弱证。

(二)食疗

(1)伏龙肝 60 g,水煎取澄清液,放入童子鸡 1 只、生姜 60 g(切片),炖烂取汤徐徐服之。

(2)灶心土 500 g,加水 2 000 ml,泡半日,水煎取澄清液,加入猪肾 1 个、盐少许,煎煮,分数次服食猪肾。

(三)针灸

(1)艾灸至阴,配中脘、足三里、内关。

(2)拔罐,用穴位吸引器吸紧中脘穴后,嘱患者立即进食,食后 15～20 分钟放去负压,取下穴位吸引器,每次食前使用 1 次。

(3)维生素 B_1 100 mg 分注内关(双)或止呕穴(乳突骨下缘,平耳垂后下缘处),每日 1 次,可用 2～3 日。

(四)外治

(1)对恶阻不能进食者,用姜盐饮(生姜、食盐按 8∶1 比例捣汁制成)滴于舌面,再服中药或进食。

(2)鲜芫荽(香菜)适量,加苏叶、藿香各 3 g,陈皮、砂仁各 5 g,煎滚后倾入壶内,将壶口对准患者鼻孔,令吸其气。

(3)藿香梗、苏叶梗各 25 g,切碎末,装入布袋,佩挂胸前或置于枕边。

(4)半夏、丁香各 15 g,共为细末。生姜 30 g,捣碎,水煎取浓汁,加入细末,调成糊,取 10 cm×10 cm×1 cm 敷于脐,每日 1 次。

【转归与预后】

恶阻经及时治疗,大多可治愈,预后良好。

但也有极少数患者久治不愈或失治误治而出现电解质平衡失调所致的心肾功能损害。如出现体温升高达 38 ℃以上,心率每分钟超过 120 次,或出现持续黄疸,或持续蛋白尿,精神萎靡不振等,应及时考虑终止妊娠。

【预防与调护】

(1)应保持乐观愉快的情绪,解除顾虑,忌忧郁恼怒,避免精神刺激。

(2)饮食宜清淡易消化,不宜进食肥甘厚腻滋补之品,以免碍胃加剧呕吐。鼓励进食,但应少食多餐。

(3)起居有常,劳逸适度,以防损伤脾胃。呕吐频繁剧烈者应静卧休息。

(4)中药宜分次饮服,采取少量缓缓饮服之法,以获药力。

(5)生姜汁10～20滴,和药兑服;或以生姜汁涂舌面再服药;也可取干净生姜1块含服后进药,或服药后再含生姜块,可有效减少呕恶。

第二节 妊娠腹痛

妊娠期因胞脉阻滞或失养,发生小腹疼痛者,称妊娠腹痛,又名胞阻,亦有称痛胎、胎痛、妊娠小腹痛者。

妊娠腹痛相当于西医学妊娠期肠道功能失调所引起的疼痛。

【致病机制】

因气郁、血瘀、血虚、虚寒等致胞脉、胞络阻滞或失养,气血运行不畅,"不通则痛"或"不荣则痛",而发妊娠腹痛。其病位在胞脉、胞络,尚未损及胎元。如久痛不止,或疼痛剧烈,可影响到胎元,发展为胎漏、胎动不安,甚则而成堕胎、小产危重之症。

【诊断与鉴别诊断】

一、诊断

(一)病史

有停经史及早孕反应。

(二)临床表现

妊娠期出现小腹部疼痛,程度不甚,以病势较缓的小腹绵绵作痛,或冷痛不适,或隐隐作痛,或小腹连及胁肋胀痛为多见。

(三)检查

1.妇科检查

妊娠子宫,子宫颈口闭,子宫大小与停经月份相符。腹部柔软不拒按。

2.辅助检查

尿妊娠试验阳性。B超提示活胎。

二、鉴别诊断

本病应与能引起腹痛的其他妊娠疾病和发生于妊娠期间的内、外科性腹痛证候的疾病相鉴别。

1.异位妊娠

输卵管妊娠未破损前也有小腹疼痛,与本病相似,可通过B超检查以鉴别。输卵管妊娠破裂或流产后,以突然出现一侧下腹部撕裂样剧痛,常伴昏厥或休克征象为特征;下腹部有压痛,反跳痛明显,以患侧为甚,内出血多时叩诊有移动性浊音;可通过B超、后穹隆穿刺等检查以鉴别。

2.胎动不安

除小腹疼痛外,常有腰酸、小腹下坠,或阴道少量流血等症状,临证不难鉴别。

3.妊娠合并卵巢囊肿蒂扭转

多发生于妊娠中期,以突然一侧下腹部绞痛,甚则昏厥,或伴恶心呕吐为特征。与妊娠腹痛有明显差异。询问病史,妇科检查、B超检查可为之做出鉴别。

4.孕痈

详见妊娠恶阻。

【因、证、辨、治】

妊娠腹痛有虚有实,由血虚、虚寒、气郁、血瘀而致。辨证主要根据腹痛的性质,结合兼证及舌脉,以辨虚实。虚者多绵绵作痛,实者多为胀痛。治疗原则为"虚则补之,实则行之",具体以调理气血为主,佐以补肾安胎。如病情发展,出现胎动不安或堕胎、小产时,则需按胎动不安或堕胎、小产处理。

一、血虚证

[病因病机]素体血虚或脾虚化源不足,孕后血聚养胎,阴血愈虚,胞脉失养,不荣则痛。如血虚气弱,血少乏于畅行,气虚帅血无力,胞脉滞迟作痛。

[临床证候]妊娠后小腹绵绵作痛,按之痛减,面色萎黄,头晕目眩,或心悸少寐,舌淡,苔薄白,脉细滑弱。

[辨证依据]

(1)素体气血虚弱,或有子宫发育不良史。

(2)孕期小腹绵绵作痛,喜按,头晕目眩。

(3)舌淡,脉细滑弱。

[治疗原则]养血安胎止痛。

[方药选用]当归芍药散(《金匮要略》)加制何首乌、桑寄生。

当归　芍药　川芎　茯苓　白术　泽泻

二、虚寒证

[病因病机]素体阳虚,寒从内生,或孕后复感寒邪,血为寒凝,不能温运胞脉以养胎,胞脉失于温煦,有碍气血畅行,遂致腹痛。

[临床证候]妊娠后小腹冷痛,绵绵不休,喜温喜按,面色苍白,形寒肢冷,纳少,大便溏,舌淡,苔白滑,脉沉细滑。

[辨证依据]

(1)虚寒体质,或晕后感寒。

(2)小腹冷痛,绵绵不休,喜温喜按,形寒肢冷,纳少,大便溏。

(3)舌淡,苔白,脉沉细滑。

[治疗原则]暖宫止痛,养血安胎。

[方药选用]胶艾汤(《金匮要略》)加巴戟天、杜仲、补骨脂。

阿胶　艾叶　当归　川芎　白芍　干地黄　甘草

三、气郁证

[病因病机]素体忧郁,孕后血下聚养胎,肝血偏虚,肝失所养,肝气郁结;或孕后情志内伤,肝失条达,气机不畅,胞脉气血阻滞,遂致小腹疼痛。

[临床证候]妊娠后小腹胸胁胀痛,或少腹胀痛,情志抑郁,嗳气泛酸,或烦躁易怒,苔薄黄,脉弦滑。

[辨证依据]

(1)素性抑郁,或孕后情志不畅。

(2)小腹胸胁胀痛,或少腹胀痛,情志抑郁或烦躁易怒。

(3)脉弦。

[治疗原则]疏肝解郁,养血安胎。

[方药选用]逍遥散(方见月经前后诸证)。

临证时,加紫苏梗;郁而化热者,加栀子、黄芩。

四、血瘀证

[病因病机]素有癥瘕,或因气滞,或因寒凝,瘀血内停,阻滞胞宫、胞脉,不通则痛,遂致腹痛。

[临床证候]妊娠后小腹常感隐痛不适,或有刺痛,痛处不移,或宿有癥瘕,舌暗有瘀点,脉弦滑。

[辨证依据]

(1)宿有痼疾。

(2)小腹隐痛不适,或刺痛,痛处不移。

(3)舌暗有瘀点。

[治疗原则]养血活血,补肾安胎。

[方药选用]桂枝茯苓丸(《金匮要略》)合寿胎丸(《医学衷中参西录》)。

桂枝　茯苓　牡丹皮　芍药　桃仁　菟丝子　桑寄生　续断　阿胶

【转归与预后】

妊娠腹痛,病位在胞脉,尚未损及胎元,病势也多较轻,故经及时有效治疗后多能逐渐治愈而预后良好。如痛久不止,病势日进将损动胎元变生胎漏、胎动不安,甚至导致胎元离胞,发展为堕胎、小产。

【预防与调护】

(1)孕期应注意避免过劳、持重、登高、剧烈运动,禁房事,保持心情舒畅。

(2)既病之后注意适当休息,积极治疗,促使康复。

第三节　流　产

妊娠不足 28 周,胎儿体重不足 1 000 g 而终止者,称流产。孕 12 周以前终止称早期流产,孕 12～28 周终止称晚期流产。临床以早期流产多见。

世界卫生组织(World Health Organization,WHO)1966 年确定了自然流产的定义,认为胎儿尚不能独立生存,未使用人工方法,而自母体分离者为自然流产。以往认为是在 28 周以前孕终为流产,与中医学堕胎、小产的胎龄是相同的。近几年来由于产科和新生儿监护技术的发展,妊娠 20 周至不足 28 周之间流产的胎儿体重在 500～1 000 g,有存活的可能,称有生机儿,美国等国家有提出在孕 20 周之前孕终为流产者。

流产中一部分属自然筛选现象,这样的自然流产确实减少了先天性畸形儿的发病率。但也有不少是正常胚胎在发育中因妊娠期母病动胎,或因胚胎禀赋不足,或病邪入侵,致胎元不固而出现先兆流产者,通过安胎治疗可获成功。如不及时治疗,则由先兆流产发展为各种流产,甚至习惯性流产,给患者身心和家庭造成痛苦,应给予诊治。

根据流产经过的不同阶段和临床表现,流产可分为先兆流产、难免流产、完全流产、不全流产、稽留性流产、感染性流产及习惯性流产。中医学也有相应的胎漏、胎动不安、胎动欲堕、堕胎、小产、胎死不下、滑胎等病名。

【致病机制】

妊娠是胚胎寄生于母体子宫内生长、发育、成熟的过程,母体与胎儿是不可分割的整体。但胎儿也不是被动地接受母体的恩赐,它既可使母体的变化以利自身的生长、发育、成熟乃至分娩,又可影响母病。故早在《诸病源候论》中就有"其母有疾以动胎"和"胎有不牢固以病母"两大类。当这些致病因素导致胎元不固时,便可发为流产。中医学"胎元"的含义有三方面:一是指胎的别称;二是指母体中培育胎儿生长的元气;三是指胎盘。也就是说胎元不固,即包括了胚胎、胎儿、胎盘的异常及母体中育胎的元气不足。导致胎元不固的病因病机多为肾虚或肾脾虚、气血虚弱、血热、血瘀等。

西医学认为流产的原因很复杂,要从胚胎、母体、父方及其他各方面的因素来分析。

1.胚胎因素

胚胎染色体异常是流产的主要原因,夫妇双方任何一方染色体异常也可传至子代,常在孕12 周前发生流产。

2.母体因素

母体的染色体异常、体质较差、全身性疾病、内分泌失调,主要是黄体功能不足致早期流产。甲状腺功能低下、严重的糖尿病、血糖未控制均可导致流产。生殖器的畸形、发育不全、子宫颈功能不全、子宫肌瘤、妊娠免疫调节异常,关系较大的有血型抗原、夫妇间的组织相容性抗原(histocom-patibility antigen,HLA)、封闭抗体缺乏、自身免疫损伤,或 Th1/Th2 平衡失调等,均可导致流产。

3.父方因素

染色体异常、精液不正常如精子数量不足、活力差、畸形精子多,或精菌症等,均可使孕卵发育不健而流产。

此外,外界不良因素的影响如有毒化学物、农药或放射性物质等也可导致流产。

临床上,西医报道 50 % 以上找不到流产原因,故医生常需采用西医学的微观病因检查结合中医学的宏观病因病机分析,取长补短,综合分析其流产的原因或病因病机。

【诊断与鉴别诊断】

一、诊断

西医学认为流产有一系列经过和不同的结局。中医学对流产是以妊娠后出现阴道出血、腹痛、腰酸、小腹下坠感的轻重缓急不同作为诊断要点的。现归纳临床表现和中西医的检查,分别论述各种流产的诊断要点。

(一)先兆流产(胎漏、胎动不安)

1.临床表现

怀孕以后,阴道出现少量下血,或时下时止,或淋漓不断,血色淡暗或淡红或鲜红,或仅少量血性物,而无腰酸腹痛下坠者,中医学称胎漏。如怀孕后腰酸,腹痛下坠,或伴有阴道少量出血者,则称胎动不安。胎漏、胎动不安为堕胎、小产的先兆,西医学称先兆流产。

2.检查妇科

检查子宫增大与孕周相符,宫口未开,无妊娠物排出,妊娠试验阳性,B超检查宫内可有胎心及胎动,如仅在孕 40 日左右还未能有胎心胎动。

(二)难免流产(胎动欲堕)

1.临床表现

多由先兆流产进一步发展而来,阴道出血增多(较月经量多),腹痛阵发性加剧,甚则腰痛如折,下坠欲堕。《妇人规》称胎动欲堕。

2.检查妇科

检查子宫颈已扩张至 2～3 cm,或胎膜已破,或胚囊突出于宫口,可诊断为难免流产,即不可避免流产。

(三)完全流产(堕胎、小产、暗产)

1.临床表现

常由先兆流产或难免流产发展而来,在短时间内胚胎组织完全排出,阴道流血减少或停止,腹痛、腰酸下坠减轻或消失。多发生在妊娠 8 周内。因此时胚胎尚幼小,着床不牢,胎元不固,易从宫腔剥离而排出。完全流产还可发生在怀孕不足 1 个月或月经仅过期数日,精卵结合后,却不能成功地着床,或胚胎发育不良而殒堕排出。这种流产是发生在临床觉察之前,或正常预期的月经来潮前后,中医学称"暗产"。

此外,完全流产也可发生在 16～24 周妊娠,胎儿及胎盘易从宫腔排出。

2.检查妇科

检查子宫颈口松或已关闭,无明显出血,子宫接近正常或略大,B超检查宫内无异常。

(四)不全流产(堕胎、小产不全)

1.临床表现

多发生在妊娠 8 周以后,胎盘正在发育或已形成。常在难免流产的基础上发展,胚胎或胎儿及部分胎盘排出,整个胎盘或部分胎盘仍附着在子宫壁上,如不及时处理可影响子宫收缩以致阴道大出血甚至休克。如《诸病源候论·妊娠堕胎后血出不止候》中指出"损经脉故血不止也,泻血多者,便至烦闷至死也",而"妊娠堕胎衣不出候"是指不全流产的证候。

2.检查妇科

检查子宫颈口开大,或见胚胎组织物堵塞子宫口,活动性出血,子宫增大较孕月为小。

堕胎与小产之别,主要是妊娠殒堕时孕月的不同。妊娠12周内,胚胎未成形象而自然殒堕者,称堕胎;妊娠12~28周,胎儿已成形而自然殒堕者,称小产,也称半产。

(五)稽留性流产(胚死不下、胎死不下)

1.临床表现

胚胎(或胎儿)死亡而仍稽留在宫内一段时间尚未排出,又称过期流产。孕妇多有早期先兆流产的症状,此后胚胎停止发育,或反复少量阴道出血,血色暗如咖啡、有渣、黏稠。也有临床症状不明显,经B超检查发现胚胎停止发育者。

2.检查

妇科检查子宫不增大反而较孕月缩小,妊娠试验转阴性,B超无胎心及胎动。发生在妊娠3个月内的过期流产,过去中医学没有命名,本书称"胚死不下",以便区别于妊娠3个月后孕终的胎死不下。

以往认为胚胎(或胎儿)死亡达2个月以上尚未排出者,才称稽留性流产。随着科学的进步,可以根据临床症状和有关检查尽快地诊断。况且胚胎死亡日久,胎盘组织机化与宫腔粘连难剥,更有甚者还可因胎盘自溶产生凝血活酶,进入血循环,导致凝血功能障碍引起弥散性血管内凝血,而在流产时发生大出血而危及生命。故只要是确诊胚胎已死亡在宫内一段时间仍未排出者,便可诊断为稽留性流产。

(六)感染性流产

1.临床表现

上述任何一种类型的流产都可合并感染,除流产症状外,还可有高热寒战、腹痛等感染症状。

2.检查腹部

有明显的压痛及反跳痛,腹肌较紧张。妇科检查子宫及附件压痛明显,阴道有灼热感,可有脓性白带或败酱样血性物、有臭气;或有盆腔脓肿,白细胞明显升高和核左移。严重者可有盆腔腹膜炎、血栓性静脉炎、败血症,甚或中毒性休克等。

(七)习惯性流产(滑胎)

临床表现

自然流产连续发生3次或3次以上者,称习惯性流产,中医学称"滑胎"。近年有学者将连续流产2次者,称复发性自然流产。其临床特点是屡孕屡堕,每次流产往往发生于同一妊娠月"应期而堕"。其流产过程与一般流产相同。

二、鉴别诊断

流产的主要临床症状是怀孕后出现阴道出血和腹痛。除不同类型的流产需鉴别外,还需与妊娠早期其他疾病所引起的出血、腹痛作鉴别。

【因、证、辨、治】

病因病机主要是胎元不固，导致胎元不固的原因有虚有实。虚者多因肾虚或肾脾虚、气血虚弱，导致系胎、固胎、养胎之精气血亏虚，使胎元不固发为流产；实者常因血热、血瘀，而致养胎、载胎之气血失调，使胎元不固发为流产。临床以虚证或虚中夹实者多见。

流产患者大多在怀孕后出现轻重不一的阴道出血、腹痛、腰酸、小腹下坠感等症状。临证时必须动态观察四大症状和全身症状及舌脉的变化，以辨别寒热虚实和胚胎的存亡。阴道出血量少，色淡（淡暗、淡红），质清稀者，多为虚证；阴道出血量少，色红或紫暗，质稠者，多为实证。如阴道出血量少，腹痛腰酸下坠轻微，舌淡红，脉滑者，多为先兆流产；阴道出血量多，色红、腰酸、腹痛阵发性加剧，下坠势有难留者，已为难免流产；伴有部分胚胎组织排出者，则为不全流产；如曾有先兆流产，日后再次出血色暗，脉弦或细涩，则要注意过期流产；兼有发热，腹痛加剧，并有压痛反跳痛，阴道出血有臭气者，多为感染性流产。必须定期检测尿中 HCG 定量、B 超探查等。确定胚胎的存亡，方可言治。

治疗主要是根据流产不同阶段的状况，采用安胎或下胎两种截然不同的治则和处理。如属胚胎尚存活的先兆流产者，则以安胎为主。在辨证论治的基础上，必须顾护肾气以固胎元。

一、先兆流产

（一）肾虚或兼脾虚证

[病因病机]父母先天肾气不足，精卵不健，或房室损伤，或久病大病伤肾，或孕后不节房事，耗损肾精，损伤肾气。胞络系于肾，肾精养胎，肾气载胎。肾虚则冲任亏损，胎失所系养，致胎元不固发为先兆流产。

[临床证候]妊娠期阴道少量流血，色淡暗如黑豆汁，或少许血性物，腰酸膝软，腹痛下坠；头晕耳鸣，小便频数，夜尿多。或有反复自然流产史，孕后又出现上述诸症。眼眶暗，面斑暗黑，或环唇淡暗，舌淡胖或淡暗，苔白，脉沉细滑，尺脉弱，或弦细滑。

[辨证依据]

(1)先天肾气或肾脾不足和孕前孕后伤肾史。

(2)孕后阴道出血淡暗如黑豆汁。

(3)腰酸膝软，头晕耳鸣，夜尿多，舌淡暗，脉沉滑尺弱。

[治疗原则]补肾健脾，养血安胎。

[方药选用]寿胎丸(方见妊娠腹痛)加党参、白术、制何首乌、川杜仲。

根据罗元恺的临证经验，安胎宜重用菟丝子、党参各 20～30 g 为主药。如阴道出血较多或时间较长者，选加仙鹤草、地榆、艾叶、鹿角霜止血安胎；大便干结难解者，何首乌，加熟地黄、肉苁蓉；夜尿多者，选加覆盆子、益智仁、金樱子；腹痛明显者，加香附、砂仁；偏于肾阴不足者，去白术、杜仲、益智仁，加山药、女贞子、熟地黄、山茱萸、龟甲。

如有反复自然流产病史或肾脾气虚下腹坠痛明显者，另炖吉林参 10 g，每周 2 次，大补元气以安胎，并服滋肾育胎丸，每次 5 g，每日 2 次，温开水送服。

（二）气血虚弱证

[病因病机]母体脾胃素虚，气血生化不足，或久病失血而致气血虚弱，或多产(包括多次流

产)损伤精血,思虑劳倦伤脾,或孕后脾胃虚弱,气血生化乏源,气虚不摄,血虚失养,致胎元不固导致流产。《女科经纶》引朱丹溪云:"血气虚损,不足以荣养其胎,则自堕。"

[临床证候]妊娠期阴道少量出血,色淡红,质清稀,或腰酸小腹空坠,面色㿠白无华或萎黄,神疲肢倦,心悸气短,肢软乏力,或纳呆,小便溏,舌淡胖,苔白,脉细滑。

[辨证依据]

(1)有气血生化不足及失血病史。

(2)阴道出血量少,色淡质清稀。

(3)神疲体倦,心悸气短,舌淡胖,苔白,脉细滑。

[治疗原则]补气养血,固肾安胎。

[方药选用]胎元饮(《景岳全书》)去当归,加菟丝子、桑寄生、阿胶。

人参　当归　杜仲　白芍　熟地黄　白术　陈皮　甘草

小腹空坠者,加黄芪、升麻;血虚者,加制何首乌、乌豆衣;纳呆,大便溏者,去熟地黄、白芍,加炒麦芽、砂仁、茵陈。

(三)血热证

[病因病机]素体阳盛血热,或阴虚内热,或七情郁结化热,或孕后感受热邪,热伤冲任,遂致胎元不固而为流产。

[临床证候]妊娠期阴道少量出血,色鲜红或深红,质稠,或腰酸腹痛,面赤心烦不安,口干咽燥,或五心烦热,大便结,小便黄,或有低热,舌红或尖边红,苔黄或少苔,脉滑数。

[辨证依据]

(1)热盛体质,或有孕后感受热邪病史。

(2)阴道出血,色鲜红或深红。

(3)心烦口干,面赤心烦。舌红,苔黄,脉滑数。

[治疗原则]清热养血,滋肾安胎。

[方药选用]保阴煎(方见月经过多)。

阴虚内热者,去黄柏、熟地黄,加女贞子、墨旱莲、山茱萸、玄参;肝郁化热,烦躁易怒,夜寝不宁者,去黄柏,加郁金、栀子、合欢皮。孕期感受热邪或暑热之邪,损伤胎元者,可参考外感热病论治;风热感冒发热,可选桑菊饮或银翘散加黄芩、蒲公英、板蓝根等以疏风解表,清热安胎。须注意治病与安胎并举。

(四)血瘀证

[病因病机]素有胞中瘀滞,如子宫肌瘤、子宫内膜异位症、盆腔炎等,孕后瘀阻胎元,或癥瘕害胎;也可因受孕期跌仆闪挫或手术创伤而致气血不和,或外伤致瘀,瘀阻冲任,或伤损胞络致胎失所养,胎元不固发为先兆流产。

[临床证候]孕前有子宫肌瘤或子宫内膜异位症、附件炎、盆腔炎,或孕后有跌仆闪挫或手术创伤,阴道出血量少,色暗滞或无出血,小腹拘急而痛,腰酸下坠,或有滑胎病史,或B超提示胚胎或胎儿存活,宫腔有积血,或面色晦暗,肌肤不润,或烦躁易怒,口干不欲饮,舌有瘀点或舌暗红,脉弦滑。

［辨证依据］

(1)有癥瘕或外伤病史。

(2)阴道出血,色暗,伴腹痛。

(3)腰酸下坠,舌瘀暗,脉弦滑。

治法益气和血,补肾活血安胎。

［方药选用］桂枝茯苓丸(方见妊娠腹痛)合寿胎丸(方见妊娠腹痛)。

如有子宫肌瘤或子宫内膜异位症,因瘕瘤害胎者,选加荔枝核、鸡内金、桃仁、龟甲;有附件炎、盆腔炎史,常致少腹胀痛、腰痛者,加柴胡、香附、蒲公英。

此型辨证为瘀血动胎,宜用活血化瘀安胎法,但要适当固肾安胎,活血化瘀止血药物应以失笑散等较平和的化瘀药为宜,且不能长久使用,"中病即止",定期做 B 超探查胚胎(胎儿)发育及宫腔积血吸收或排出情况。

二、难免流产

如先兆流产发展为难免流产时,应尽快下胎。下胎的方法要视孕月和病情而定。早期妊娠,即行清宫术;中期妊娠,流血不多,可收住院在严密观察下服中药催产,治法为活血化瘀,行气下胎,方用脱花煎(《景岳全书》)加枳壳、川朴、冬葵子、大黄,每日 1～2 剂。

当归　肉桂　川芎　牛膝　红花　车前子

当作产出现宫缩时,可加针灸补合谷(双),泻三阴交(双)以催产。也可用宫缩素 10 U 加入 5 ％葡萄糖溶液 500 ml 中静脉滴注,视宫缩情况调节滴速,待其自然排出。如出血较多,宫口开大,可做钳刮术。

三、不全流产

由于部分胎盘残留在宫腔,应立即清除宫腔内组织物。如不全流产合并阴道大出血,甚或休克时,必须在抗休克后再做清宫术,尽快排空子宫内组织物,术后服中药生化汤祛瘀生新。此外,要询问来诊前出血的情况,客观地估计出血量。如 24 小时内出血量超过 400 ml 者,要及时输血,以防他病。如出血不多,B 超见宫内仅小部分胚胎或胎盘残留,而患者不愿意手术时,也可先服生化汤(《傅青主女科》)加益母草、丹参、赤芍等祛瘀生新,以观后效。必要时再清宫。

当归　川芎　桃仁　炮姜　炙甘草

四、完全流产

如确诊为完全流产者,可按产后调理善后。

五、稽留性流产

以清除宫内妊娠物为主,并根据孕月的大小及有关检查决定排胎方法。如孕 3 个月内,即做清宫术;孕 3 个月后,估计胎死时间较长,则需先测定凝血功能,警惕流产时或流产后凝血机制障碍,发生大出血甚或弥散性血管内凝血危及生命。如凝血功能正常,可选择下述方法处理:宫口松,即做钳刮术,术后注射宫缩剂和抗感染治疗;宫口紧,可于宫腔内插导尿管 1 根,12～18 小时取出导尿管,再做钳刮术。如为中、晚期妊娠死胎,参照胎死不下论治。

六、感染性流产

感染性流产应在控制感染后刮宫。如阴道大出血,在抗感染的情况下,先用卵圆钳轻轻取出宫腔内组织物,以达止血目的,待感染控制后再做刮宫术。

七、习惯性流产

治疗应以预防为主,重视孕前查因和调治及孕后早治。有习惯性流产史或有2次自然流产的患者,2次怀孕时间以间隔1年为宜。要注意对夫妇双方做有关流产病因的检查,如遗体因素(染色体等)、内分泌因素、生殖器官因素和免疫因素等,尽可能寻找出流产的原因。并要预培其损,主要是针对流产的原因和流产的并发症治疗。大多以补肾健脾、益气养血、调补冲任为主;偏于肾虚者,方用滋肾育胎丸(《罗元恺女科述要》)。

菟丝子 续断 阿胶 鹿角霜 巴戟天 杜仲 桑寄生 枸杞子 党参 白术 砂仁 熟地黄 人参 艾叶 制何首乌

偏于气血不足者,方用泰山磐石散(《景岳全书》)。

人参 黄芪 当归 续断 黄芩 川芎 白芍 熟地黄 白术 炙甘草 砂仁 糯米

流产后如出现月经过少、月经后期、闭经或继发不孕,则按各病诊治,并指导最佳时受孕。

孕后早治,首先要早期诊断。准备怀孕后要自测基础体温以观察,对月经过期不潮者测BBT以观察妊娠的可能。部分患者常有月经不调或刚停经,早期流产已在进行,对此类患者尤需尽快确诊妊娠。孕后首忌交合,并尽早按先兆流产安胎治疗,一般安胎至超过以往流产发生的孕月为宜。

结合西医的有关检查,找出流产原因时,配合病因治疗。如有报道对母子ABO血型不合所致的习惯性流产,采用养血活血,健脾益肾治法,选用当归芍药散(方见妊娠腹痛)加减,疗效颇佳。对夫妇双方或一方染色体异常者,应进行遗传咨询,按其具体情况进行优生指导;确实不宜怀孕者,劝其放弃自然妊娠,或选择人工授精、体外受精胚胎移植术(in vitro fertilization and embryo transfer, IVF- ET)。可以妊娠者孕后安胎,必要时做羊水检查,如发现畸形或有遗传性疾病也必须终止妊娠。如为宫颈功能不全,除服药外还应择时做宫颈缝扎术。滑胎患者再次怀孕达20周以上,要进行围产期保健,及时发现异常,并予处理,以保证优生优育。

【转归与预后】

流产有一个动态变化的经过,先兆流产者大多数可以在安胎后继续妊娠,至足月分娩健康婴儿。也可进一步发展为各类流产。

感染性流产治疗不及时,可因宫腔粘连或两侧输卵管阻塞导致月经异常或继发不孕。

【预防与调护】

自然流产部分因胚胎因素所致,属于"自然淘汰"。但在临床上大多数的流产是母体因素所致,是可以预防和治疗的,主要是预防和消除引起流产的病因,创造良好的孕育条件,以利胚胎的正常发育。

(1)婚前检查,避免流产的潜在因素。

(2)孕前强健夫妇体质;孕后首忌交合,以免扰动胎元。

(3)有反复流产史者,宜尽早安胎。安胎尤需安心,以静养胎,乐观自信。

(4)适当休息,避免劳累。增加营养,根据早、中、晚期的妊娠特点调节饮食。

(5)进行围产期保健,提倡优生优育。

第四节　异位妊娠

凡孕卵在子宫体腔以外着床发育,称异位妊娠,亦称宫外孕。但两者含义稍有不同,宫外孕是指在子宫以外的妊娠,如输卵管妊娠、卵巢妊娠、腹腔妊娠、阔韧带妊娠等;异位妊娠是指孕卵位于正常着床部位之外的妊娠,除上述的妊娠部位外,还可包括宫颈妊娠、间质部妊娠及子宫残角妊娠等。

异位妊娠中以输卵管妊娠最常见,占 90 ％～95 ％,故本节以其为例叙述。当输卵管妊娠破裂后,可造成急性腹腔内出血,发病急,病情重,处理不当可危及生命,是妇产科常见的急腹症之一。

中医古籍中没有异位妊娠和宫外孕的病名,但在"停经腹痛""少腹瘀血""癥瘕"等病证中有类似症状的描述。

【致病机制】

发病机制与少腹宿有瘀滞,冲任不畅,或先天肾气不足等因素有关。由于孕卵未能移行子宫,在输卵管内着床发育,遂致输卵管妊娠。如素禀肾气不足,或早婚、房事不节,损伤肾气;或素体虚弱,饮食劳倦伤脾,脾气不足,气虚运血无力,血行瘀滞,以致孕卵不能及时运达胞宫,而成异位妊娠。又如素性抑郁,或忿怒过度,气滞而致血瘀;或经期产后,余血未尽,不禁房事,或感染邪毒,以致血瘀气滞。气滞血瘀,胞脉不畅,孕卵阻滞,不能运达胞宫,而成异位妊娠。在输卵管妊娠早期的未破损期,以少腹血瘀,阻滞脉络为主。当瘀滞日久,以致胀破脉络的已破损期时,则阴血内溢于少腹,可发生少腹血瘀、气血两亏、厥脱等一系列证候。

西医学认为慢性输卵管炎是输卵管妊娠的主要原因。炎症可造成输卵管粘连、管腔狭窄、管形扭曲及管壁肌肉蠕动减弱等,妨碍孕卵的通过和顺利输送。此外,输卵管发育不良或畸形、盆腔子宫内膜异位症粘连、盆腔内肿瘤的压迫或牵引、孕卵外游及输卵管结扎后再通等,都可使孕卵的正常运行受阻或输送延迟,不能按时到达或不能到达宫腔,而在输卵管着床,形成输卵管妊娠。

输卵管妊娠时,由于管壁薄弱,管腔狭小,且不能形成完好的内膜,胚胎绒毛直接侵蚀输卵管肌层,当孕卵生长发育到一定程度时,即可发生输卵管妊娠破裂或流产。输卵管妊娠破裂多发生于输卵管峡部妊娠,输卵管妊娠流产多发生于壶腹部妊娠。无论输卵管妊娠破裂或流产,由于血管开放,持续或反复的大量出血,可以形成输卵管内、盆腔或腹腔血肿,严重时引起休克,危及生命。偶尔有流产或破裂后的胚胎存活,继续在腹腔内生长发育,成为继发性腹腔妊娠。如输卵管妊娠破损后,病程较长,胚胎死亡,血块机化与周围组织粘连,可形成陈旧性宫外孕。

当输卵管妊娠时,子宫可增大变软,但增大较停经月份小;内膜出现蜕膜反应,当胚胎死亡时,蜕膜自宫腔剥离呈碎片排出而有阴道流血,有时蜕膜可完整排出,称蜕膜管型。

【诊断与鉴别诊断】

一、诊断

(一)病史

有停经史及早孕反应,但约有 20 ％患者无停经史。

(二)临床表现

1.腹痛

在早期不明显,有时可有一侧下腹隐痛;输卵管破裂时,突感一侧下腹撕裂样剧痛。

2.阴道出血

在胚胎死亡后阴道有不规则出血,量少,色深褐,有的可同时排出蜕膜管型或蜕膜碎片。

3.晕厥与休克

由腹腔内急性出血和剧烈腹痛引起,休克程度与腹腔内出血的速度及量成正比,但与阴道出血无明显关系。

(三)检查

1.全身检查

注意患者的神态、表情、面色。异位妊娠破损时下腹部有压痛及反跳痛,患侧更明显,但腹肌紧张不甚。内出血较多时腹胀,叩诊有移动性浊音。

2.妇科检查

阴道可有血污,有内出血时阴道后穹隆饱满、触痛。宫颈有明显举痛和摇摆痛。子宫稍大而软,内出血多时子宫有漂浮感。子宫一侧或后方可触及肿块,质软,边界不清,触痛明显。陈旧性宫外孕时,肿块的边界较清楚,质偏实,且不易与子宫分开。

3.实验室检查与其他检查

(1)妊娠试验多为阳性。

(2)发生破损时,血红蛋白进行性下降。

(3)内出血较多时,经后穹隆穿刺或腹腔穿刺可抽出不凝血。

(4)B超显像宫腔空虚,宫旁见混合性包块;如妊娠囊(孕 5 周以上)及胎心搏动(孕 7 周以上)位于宫外,则有重要诊断意义。

(5)部分病例可用腹腔镜协助诊断。

二、鉴别诊断

输卵管妊娠应与宫内妊娠流产、黄体破裂、急性阑尾炎及卵巢囊肿蒂扭转等鉴别。

【因、证、辨、治】

异位妊娠的辨证主要是"少腹血瘀"之实证或虚实夹杂证,治疗始终要施以活血化瘀。治疗时的重点是要注意随着病情的发展进行动态观察,根据病情的变化及时采取适当的治疗措施,并要在有输血、输液及手术准备的条件下才适宜进行服药治疗。

一、未破损期

指输卵管妊娠尚未破损者。

[临床证候]停经后可有早孕反应,或下腹一侧隐痛,双合诊可触及一侧附件有软性包块,

可有压痛,尿妊娠试验阳性,脉弦滑。

[治疗原则]活血化瘀,消癥杀胚。

[方药选用]宫外孕Ⅱ号方(山西医学院附属第一医院)。

丹参 赤芍 桃仁 三棱 莪术

方中丹参、赤芍、桃仁活血化瘀,三棱、莪术消癥散结。

杀胚问题:输卵管妊娠尚未破损,胚胎存活,确切地杀死胚胎是非手术治疗成功的关键。有学者认为在中药中加用蜈蚣、全蝎等有杀胚作用,尚须进一步观察证实。天花粉蛋白注射液杀胚,5~7日可收到效果,但必须严格使用程序,防止过敏反应。

二、已破损期

指输卵管妊娠流产或破裂者,临床有休克证、不稳定证及包块证。

(一)休克证

输卵管妊娠破损后引起急性大量出血,临床有休克征象者。

[临床证候]突发下腹剧痛,面色苍白,四肢厥逆,或冷汗淋漓,恶心呕吐,血压下降或不稳定,有时烦躁不安,脉微欲绝或细数无力,并有腹部及妇科检查的体征(详见诊断)。

[治疗原则]益气固脱,活血祛瘀。

[方药选用]生脉散(方见恶阻)合宫外孕Ⅰ号方(山西医学院附属第一医院)。

丹参 赤芍 桃仁

在治疗开始时,应该立即进行吸氧、输液等措施,必要时输血,配合中药注射剂生脉注射液或参附注射液积极抢救,补足血容量,纠正休克后即加服宫外孕Ⅰ号方活血化瘀,并及早防治兼证。如四肢厥逆者,酌加附子回阳救逆;大汗淋漓不止者,酌加山茱萸敛汗涩精气;内出血未止者,酌加三七化瘀止血。

临床上对休克证患者,应以手术治疗为首选。

(二)不稳定证

输卵管妊娠破损后时间不长,病情不够稳定,有再次发生内出血可能者。

[临床证候]腹痛拒按,腹部有压痛及反跳痛,但逐渐减轻,可扪及界限不清的包块,兼有少量阴道流血,血压暂时平稳,脉细缓。

[治疗原则]活血祛瘀为主。

[方药选用]宫外孕Ⅰ号方。

兼气血两虚,心悸气短甚至者,加党参、黄芪、当归以益气养血,则气旺而血易行,以助消瘀之功。后期可加三棱、莪术消癥散结,但用药量应由少到多,逐渐增加。在此证的治疗过程中仍应严密观察病情变化,注意再次发生内出血的可能,做好抢救休克的准备。

(三)包块证

指输卵管妊娠破损时间较长,腹腔内血液已形成血肿包块者。

[临床证候]腹痛继续减轻,逐渐消失,可有下腹坠胀或便意感,阴道出血逐渐停止,腹部检查或妇科检查扪及盆腔包块,脉涩。

[治疗原则]破瘀消癥。

[方药选用]宫外孕Ⅱ号方(山西医学院附属第一医院)。

丹参　赤芍　桃仁　三棱　莪术

为加快包块吸收,可辅以消癥散(经验方)外敷。

千年健60 g　续断120 g　追地风60 g　花椒60 g　五加皮120 g　白芷120 g　桑寄生120 g　艾叶500 g　透骨草250 g　羌活60 g　独活60 g　赤芍120 g　当归尾120 g　血竭60 g　乳香60 g　没药60 g

上药共为末,每250 g为1份,纱布包,蒸15分钟,趁热外敷,每日1～2次,10日为1个疗程。

(四)兼证的处理

最多见及最重要的兼证是腑实证,表现为腹胀便秘,胃脘不适,腹痛拒按,肠鸣音减弱或消失。

(1)属热实者,于主方中加大黄、芒硝清热泻下。

(2)属寒实者,用九种心痛丸(《金匮要略》)。

附子　人参　干姜　吴茱萸　狼牙　巴豆霜

(3)寒热夹杂者,可用大黄、芒硝,佐以适量肉桂。

(4)在疏通胃肠的同时加枳实、厚朴,以治疗或预防胃脘部胀痛。

(五)手术

输卵管妊娠确诊后,可以考虑手术治疗,手术治疗止血迅速。如有下列情况,可立即手术。

(1)停经时间较长,疑为输卵管间质部或残角子宫妊娠。

(2)内出血多而休克严重者。

(3)妊娠试验持续阳性,包块继续长大,而药物治疗无效者。

(4)愿意同时施行绝育术者。

【其他疗法】

(一)化学药物

主要适用于早期输卵管妊娠,要求保存生育能力的年轻患者。对符合下列条件者,可采用化学药物治疗:①输卵管妊娠直径不超过3 cm;②输卵管妊娠未破裂或流产;③无明显内出血;④血 β-HCG<2 000 U/L。化疗有全身用药和局部用药。全身用药常用氨甲蝶呤(methotrexate,MTX),其治疗机制是抑制滋养细胞增生,破坏绒毛,使胚胎组织坏死、脱落、吸收。常用剂量每日0.4 mg/ kg,5日1个疗程。治疗期间应用B超和β- HCG测定,进行严密监护,并注意患者的病情变化及药物的毒副反应。如用药后14日,β-HCG下降并连续3次阴性,腹痛缓解或消失,阴道流血减少或停止者为显效。除氨甲蝶呤外,尚有其他一些药物试用于治疗输卵管妊娠,如5-氟尿嘧啶、放线菌素D、天花粉注射液及米非司酮等。局部用药可采用在B超引导下穿刺将药物直接注至输卵管的妊娠囊内,也可在腹腔镜直视下穿刺输卵管的妊娠囊,将药注入其中,目前常用药物仍为氨甲蝶呤。如化学药物治疗后病情无改善,甚至发生急性腹痛或输卵管破裂症状时,则应立即改做手术治疗。

(二)手术

手术方式有二:一是切除患侧输卵管;二是保留患侧输卵管手术,即保守性手术。

1.输卵管切除术

输卵管妊娠一般采用输卵管切除术,尤其适用于内出血并发休克的急症患者。对这种急症患者应在积极纠正休克的同时,迅速打开腹腔,提出病变输卵管,用卵圆钳钳夹出血部位,暂时控制出血,并加快输血输液,待血压上升后继续手术切除输卵管,并酌情处理对侧输卵管。

输卵管间质部妊娠,应争取在破裂前手术,以避免破裂时发生威胁生命的大出血。手术应做子宫角部楔形切除及患侧输卵管切除,必要时可切除子宫。

自体输血是抢救严重内出血伴休克的有效措施之一,尤其在缺乏血源的情况下更为重要。回收腹腔内血液应符合以下条件:妊娠<12周、胎膜未破、出血时间<24小时、血液未受污染、镜下红细胞破坏率<30％。

2.保守性手术

适用于有生育要求的年轻妇女,特别是对侧输卵管已切除或有明显病变者。近年来由于诊断技术的提高,输卵管妊娠在流产或破裂前确诊者增多,因此可采用保守性手术。根据受精卵着床部位及输卵管病变情况选择术式,如为伞部妊娠可做挤压术将妊娠产物挤出、壶腹部妊娠可做切开术取出胚胎、峡部妊娠可做病变切除及断端吻合。采用显微外科手术可提高以后的妊娠率。保守性手术也可经腹腔镜进行。

【转归与预后】

及早做出诊断是主要的,只要诊断正确,无论手术治疗或化学药物治疗,效果皆可良好;只有在误诊或在偏僻地区、医疗技术及设备条件较差的情况下,同时遇有大量内出血者,可危及生命。过去患者死亡率可高达5％～10％,近年来已较少发生死亡者。

【预防与调护】

(1)避免产后及流产后感染,注意卫生;积极治疗输卵管炎、盆腔炎、盆腔肿瘤等疾病。

(2)对曾有盆腔炎史、不孕史、宫内节育环史而停经者,应注意异位妊娠的发生。

(3)及早正确诊断,及时治疗,预后大多良好;对输卵管妊娠破裂或流产者应尽量清除腹腔积血,以免形成粘连。手术时应特别注意对侧输卵管是否正常,如有通而不畅的情况,再次发生输卵管妊娠的可能性就大。

(4)术后仍应积极治疗盆腔炎症。

第五节　葡萄胎

葡萄胎亦称水泡状胎块,是指妊娠后胎盘绒毛滋养细胞增生、间质水肿,而形成大小不等的水泡,水泡间相连成串,形如葡萄得名。

葡萄胎分为完全性葡萄胎和部分性葡萄胎两类。胎盘绒毛全部变为水泡状,胎盘失去摄取营养的作用,胚胎死亡被吸收,无胎儿、脐带及羊膜存在,称完全性葡萄胎;如果胎盘绒毛只有部分发生水肿、变性或血管内见有核红细胞,常有胚胎、胎儿或脐带,称不完全性葡萄胎。葡萄胎中大多数为完全性葡萄胎,且具较高的恶变率;少数为部分性葡萄胎,恶变罕见。两类葡萄胎从发病原因至临床病程都不相同。

其发生率有明显地域差异,东南亚国家葡萄胎的发生率较高,500~600 次妊娠中有 1 次葡萄胎;欧美国家较低,1 500~2 000 次妊娠中才有 1 次。可发生在生育期的任何年龄。

中医古籍中无葡萄胎之病名,古籍所论之"鬼胎",其征象类似葡萄胎。隋代巢元方《诸病源候论》首载"鬼胎候",指出:"夫人脏腑调和,由血气充实,风邪鬼魅不能干之。若荣卫虚损,则精神衰弱,妖魅鬼精得入于藏,状如怀娠,故日鬼胎也。"《胎产心法》云:"鬼胎者,伪胎也……此子宫真气不全,精血虽凝,而阳虚不能化,终不成形,每至产时而下血块血胞。"明确指出鬼胎的病因病机是由于子宫真气不全,阳虚不能化。明代《景岳全书·妇人规》指出此病病因为"邪思蓄注,血随气结而不散"和"冲任滞逆,脉道壅瘀而不行"。《竹林寺女科》云:"月经不来二三月或七八月,腹大如孕,一旦血崩下血泡,内有物如虾蟆子,昏迷不省人事。"形象地描写子宫排出物为"血泡""虾蟆子",并指出血崩可昏迷不醒,此与葡萄胎排出时合并大出血,甚至休克的严重症状一致。

【致病机制】

病机为元气不足,精血凝集,化为胎毒。虚者多因气血虚弱,邪气入胞,胎毒内结;实者多为痰、湿浊、瘀血阻滞冲任,邪与瘀结聚胞中,致胎不成实,发为葡萄胎。

西医学认为发病原因不明,目前有营养不良、病毒感染、卵巢功能失调、细胞遗传异常及免疫机制失调等学说。葡萄胎的发生与营养状况、社会经济及年龄有关。年龄大于 40 岁者葡萄胎发生率比年轻妇女高 10 倍,年龄小于 20 岁也是发生完全性葡萄胎的高危因素,这两个年龄阶段妇女易有受精缺陷。部分性葡萄胎与孕妇年龄无关。此外,据文献报道其发生率东方国家高于西方国家,是西方国家的 5 倍。

【诊断与鉴别诊断】

一、诊断

(一)病史

有停经史及妊娠反应,但反应与正常宫内妊娠相比较早较剧。

(二)临床表现

1.停经后阴道出血

停经后阴道出血最常见的症状,多在停经 2~4 个月(平均为孕 12 周)发生不规则流血,多为断续性少量出血,但其间可有反复多次大流血,可自然排出水泡状物,而腹痛往往不明显。流血时间长又未及时治疗者,可导致贫血及继发感染。

2.子宫异常增大、变软

多数患者的子宫体积大于停经月份,不少患者因触及下腹包块(胀大子宫或黄素囊肿)而就诊,但也有少数子宫和停经月份符合,甚或小于停经月份者,可能与水泡退行性变、停止发展有关。

3.腹痛

因葡萄胎增长迅速和子宫过度快速扩张所致,表现为阵发性下腹痛,一般不剧烈,常发生于阴道流血之前。如发生卵巢黄素囊肿扭转或破裂,则可出现急性腹痛。

4.其他症状

约半数患者在停经后可出现严重呕吐,较晚时可出现高血压、浮肿及蛋白尿。约 10 ％葡萄胎患者合并轻度甲亢,表现心动过速、皮肤温热及震颤。2 ％患者可出现急性呼吸窘迫。

(三)检查

1.妇科检查

(1)子宫异常增大:为葡萄胎迅速增长及宫腔内积血所致,半数以上患者的子宫大于停经月份,子宫下段宽而软,子宫虽已超过妊娠 5 个月大小仍无胎心胎动,扪不到胎体,少数患者子宫大小可能与孕期相符或较小。因此,如子宫异常增大则有助于诊断;反之,也不能除外葡萄胎。

(2)盆腔可扪及两侧卵巢黄素囊肿:黄素囊肿大者可超过儿头,多为两侧、多房性。

2.实验室检查与其他检查

(1) HCG 测定:HCG 的准确定量试验为诊断及随访葡萄胎的重要检验。HCG 在正常妊娠 8～10 周时达高峰,随后逐渐下降。在多胎妊娠时,HCG 量也较单胎高。葡萄胎患者 HCG 持续为高水平,可达 20 万 U/L 以上。

(2)B超检查:宫腔内无胎儿、胎盘、羊水声像,仅见"落雪样"回声,为葡萄胎的特异性声像特征。如有出血则可见不规则液性暗区。

(3)胎心监测:无胎心反射,只能听到一些子宫血流杂音。

(4)X线检查:腹部 X 线摄片见不到胎儿骨骼。

二、鉴别诊断

1.流产

葡萄胎患者虽也常表现流产现象,但其子宫往往大于同期的妊娠,且 HCG 水平较高。但葡萄胎患者的子宫也有不特别增大者,则往往易与先兆流产混淆。B 超有助鉴别。

2.羊水过多

羊水过多多发生在妊娠晚期,急性羊水过多症或可发生在妊娠中期,可出现呼吸困难,无阴道流血。而葡萄胎鲜有呼吸困难,但有反复阴道流血。B 超检查可鉴别。

3.子宫肌瘤合并妊娠

肌瘤合并妊娠一般无阴道流血。B 超检查可以鉴别。

4.双胎妊娠

单卵双胎并有羊水过多及先兆流产时与葡萄胎鉴别最为困难。不但临床表现两者极相似,HCG 也高于正常,常导致误诊。双胎妊娠一般无阴道流血,超声检查可确诊。

【葡萄胎的清除】

本病一经确诊,即应立即清宫。由于葡萄胎子宫大而软,容易发生子宫穿孔,采用电动吸刮术,手术较安全,即使子宫增大至妊娠 6 个月大小,仍可使用负压吸引。1 周后可再刮 1 次,术前应做好输血准备,术时慎防子宫穿孔。为预防感染,手术前后需使用抗生素。术时使用缩宫素可减少失血及子宫穿孔,但需在宫口扩大后给药,以防滋养细胞压入宫壁血窦,促使发生肺栓塞或转移。每次刮出物需送病理检查。

【因、证、辨、治】

主要病机是素体虚弱,七情郁结,痰、湿、热、瘀阻滞冲任,精血虽凝而终不成形。辨证要点主要根据阴道出血的特点及下水泡状物、腹大异常的主症,结合全身症状和舌苔、脉象来辨虚实。阴道出血量多,色淡,质稀者,多属虚证;阴道出血量少,色暗,质稠有块者,多属实证。治疗原则以下胎益母为总则。治疗方法以活血化瘀下胎为主,并随证加减。避免使用收敛固涩之品,以免留邪。

一般是在清宫术后辅助中药治疗。如属于侵蚀性葡萄胎,也可应用中药来减轻化疗的不良反应。

一、气血虚弱证

[病因病机]凡妇人气血充实,脏腑调和,则葡萄胎无以成。如素体虚弱、气血不足,复加孕后邪气侵袭、郁思过度,气随血结而不散,冲任滞逆,胞中壅滞,胎失所养则胎不成实而变生葡萄胎。

[临床证候]停经后腹大异常,腹大无胎动,阴道不规则流血,量多色淡,质稀无块,或有下腹隐痛,神疲乏力,头晕眼花,心悸失眠,面色苍白,舌淡,脉细弱。

[辨证依据]

(1)素体虚弱、气血不足史。

(2)停经后腹大异常,阴道不规则流血,量多色淡,质稀无块。

(3)神疲乏力,头晕眼花,心悸失眠,面色苍白。

(4)舌淡,脉细弱。

[治疗原则]益气养血,活血下胎。

[方药选用]救母丹(《傅青主女科》)加枳壳、牛膝。

人参　当归　川芎　益母草　赤石脂　炒芥穗

气虚甚者,加黄芪;血虚为主,加熟地黄、何首乌;下腹痛者,加木香或香附。

二、气滞血瘀证

[病因病机]素性抑郁,肝郁气滞,血与气结,冲任不畅,瘀血结聚胞中,恶血害胎令胎元变异,发为葡萄胎。

[临床证候]孕后腹大异常,或阴道不规则流血,量少不爽或量多,色紫暗有块,或见水泡状胎块,时有腹部胀痛,拒按,无胎心胎动,胸胁胀满,烦躁易怒,舌紫暗或有瘀点,脉涩或沉弦。

[辨证依据]

(1)素性抑郁史。

(2)孕后腹大异常,或阴道不规则流血,量少不爽或量多,色紫暗有块,或见水泡状胎块,时有腹部胀痛拒按。

(3)胸胁胀满,烦躁易怒。

(4)舌紫暗或有瘀点,脉涩或沉弦。

[治疗原则]理气活血,祛瘀下胎。

[方药选用]荡鬼汤(《傅青主女科》)加紫草、益母草。

人参　当归　枳壳　厚朴　桃仁　红花　牡丹皮　川牛膝　大黄　雷丸

气滞为主者,可用逍遥散(方见月经先后不定期)加丹参、益母草、牛膝以疏肝理气活血下胎。

三、寒湿凝结证

[病因病机]久居湿地,或贪凉饮冷,寒湿客于冲任,气血凝滞胞宫,则腹大异常;寒邪湿浊伤胎,令胎元变异,发为葡萄胎。

[临床证候]孕后腹大异常,或阴道不规则流血,量少,色紫暗有块,小腹冷痛,无胎动胎心,形寒肢冷,舌苔白腻,脉沉紧。

[辨证依据]

(1)久居湿地,或贪凉饮冷。

(2)孕后腹大异常,或阴道不规则流血,量少,色紫暗有块,小腹冷痛,无胎动胎心。

(3)形寒肢冷。

(4)舌苔白腻,脉沉紧。

[治疗原则]散寒除湿,逐水下胎。

[方药选用]芫花散(《妇科玉尺》)。

芫花　吴茱萸　秦艽　白僵蚕　柴胡　川乌　巴戟

小腹冷痛者,加小茴香、延胡索;阴道下血不畅,色暗有块者,加益母草、牛膝。

四、痰浊阻滞证

[病因病机]素体肥胖,或恣食厚味,或素体脾虚,肝气郁结,肝木克脾,脾失健运,聚湿成痰,痰浊内停,冲任不畅,痰浊结聚胞中,令胎元变异,发为葡萄胎。

[临床证候]孕后腹大异常,或阴道下血,量少,色暗,无胎动胎心,形体肥胖,头晕胸闷,呕恶痰涎,口淡纳呆,舌淡,苔白腻,脉弦滑。

[辨证依据]

(1)素体肥胖,或恣食厚味,或素体脾虚,肝气郁结史。

(2)孕后腹大异常,或阴道下血,量少,色暗,无胎动胎心。

(3)形体肥胖,头晕胸闷,呕恶痰涎,口淡纳呆。

(4)舌淡,苔白腻,脉弦滑。

[治疗原则]化痰除湿,行气下胎。

[方药选用]平胃散(《太平惠民和剂局方》)加紫草、天花粉、芒硝、枳壳。

苍术　厚朴　陈皮　甘草

脾虚者,加党参、白术;兼寒者,加丁香、白豆蔻。

五、瘀热蕴结证

[病因病机]素体阳盛血热,或经期产后,血室正开,摄生不慎,或不禁房事,热邪乘虚而入与血相搏成瘀,瘀热蕴结胞中,发为葡萄胎。

[临床证候]孕期或葡萄胎排出后,阴道下血淋漓不止,或突然下血量多,有血块,下腹疼痛拒按,或发热,口干苦,大便秘,小便黄,舌暗红,苔黄,脉弦数。

[辨证依据]

(1)素体阳盛血热,或有不洁性生活史。

(2)孕期或葡萄胎排出后,阴道下血淋漓不止,或突然下血量多,有血块,下腹疼痛拒按,或发热。

(3)口干苦,大便秘,小便黄。

(4)舌暗红,苔黄,脉弦数。

[治疗原则]清热解毒,凉血祛瘀。

[方药选用]解毒活血汤(《医林改错》)加紫草、益母草、蚤休、穿心莲。

连翘　葛根　柴胡　枳壳　当归　赤芍　生地黄　红花　桃仁　甘草

【其他疗法】

(一)子宫切除术

对年龄超过 40 岁者,葡萄胎恶变率较年轻妇女高 4～6 倍,可直接切除子宫,保留附件;子宫超过孕 14 周大小,应考虑先吸出葡萄胎组织再切除子宫。单纯切除子宫不能防止转移的发生,只能去除病变侵入局部的危险,故目前多不采用。

(二)预防性化疗

葡萄胎为良性滋养细胞疾病,部分可继发妊娠滋养细胞肿瘤,发生局部侵犯或远处转移。在我国其发生率为 14.5%。因此,对高危病例宜做预防性化疗。其化疗指征如下:①年龄大于 40 岁;②葡萄胎排出前 β-HCG 异常升高(>10 万 U/L);③葡萄胎清除后,HCG 持续不下降或下降后又上升者;④子宫明显大于停经月份;⑤黄素化囊肿直径>6 cm;⑥滋养细胞高度增生或有间变;⑦清除的水泡状组织物直径较小;⑧无随访条件者。选用 5-氟尿嘧啶或放线菌素 D 单药化疗 1 个疗程。

部分性葡萄胎一般不做预防性化疗。

(三)随访

葡萄胎排出后每周查 1 次 HCG 定量,恢复正常后,首 3 个月仍然每周查 1 次,此后 3 个月每 2 周查 1 次,然后每月 1 次,持续半年,第 2 年起改为每 6 个月 1 次,共随访 2 年。

同时应注意有无异常阴道流血、咳嗽、咯血及其他转移灶症状,并做妇科检查,间隔做盆腔 B 型超声检查,必要时做 X 线胸片检查。

如果葡萄胎排出后 2 个月尿 HCG 仍阳性,或一度阴性后又阳性,或肺内出现转移阴影,应考虑恶变,立即化疗。

为避免再次发生葡萄胎或恶变,应嘱患者避孕 1～2 年,最好用避孕套,不宜使用宫内节育器,以免混淆子宫出血原因;含有雌激素的避孕药可能促进滋养细胞生长,也不宜使用。

【转归与预后】

完全性葡萄胎具有局部侵犯或远处转移的潜在危险,有研究证实葡萄胎排空后发生侵犯子宫或转移率分别为 15% 及 4%,以下情况可视为高危因素:①β-HCG>10 万 U/L;②子宫明显大于相应妊娠月份,黄素化囊肿直径>6 cm;③年龄大于 40 岁者。

葡萄胎清宫后 HCG 的消退规律对预测预后极其重要,β-HCG 稳定下降,平均在清宫后

9 周降至不可测水平,最长不超过 14 周。如葡萄胎完全排空后 3 个月,HCG 未降至正常范围,称持续性葡萄胎。其中少数患者经过一段时期可自行转为正常,但多数在不久后即可见HCG 浓度上升,或出现肺或阴道转移,则可确定已发生恶变。

【预防与调护】

(1)做到早期诊断、早期治疗。

(2)按规定定期随访。

第六节 胎儿生长受限

妊娠 5 个月后,孕妇腹形与子宫增大明显小于正常妊娠月份,胎儿存活而生长迟缓者,称妊娠胎萎燥、妊娠胎不长。本病属于西医学胎儿生长受限的范畴。胎儿生长受限的定义是指出生体重低于同孕龄同性别胎儿平均体重的 2 个标准差或第 10 百分位数,或孕 37 周后胎儿出生体重小于 2 500 g。国内的发生率为 3 %~7 %。其围生儿死亡率为正常胎儿的 4~6 倍,占我国围生儿死亡总数的 42.3 %。

《诸病源候论·妊娠胎萎燥候》云:"胎之在胞,血气资养。若血气虚损,胞脏冷者,胎则黟燥萎伏不长。其状,儿在胎都不转动,日月虽满,亦不能生,是其候也。而胎在内痿燥,其胎多死。"指出本病的病机、证候和转归。陈自明《妇人大全良方》中对导致血气虚损的原因有了进一步的认识,认为"夫妊娠不长者,因有宿疾,或因失调,以致脏腑衰损,气血虚弱而胎不长也。"《陈素庵妇科补解》中提出孕妇情怀不畅也可致病,云:"妊娠忧郁不解,以致阴血衰耗,胎燥而萎。"《外台秘要》中记载"鲤鱼长一尺者,水渍没,纳盐如枣,煮令熟,取汁稍稍饮之⋯⋯十余日辄一作此,令胎长大",表明在唐以前已有通过长期饮食调补助气血生化以养胎的方法。张景岳认为病因不同,治疗应随机应之,提出了"宜补、宜固、宜清"等不同治法。《张氏医通》继承《诸病源候论》中"妊娠胎萎燥候"和"妊娠过年久不产候"的学术观点,指出:"胎之在胞,以气血滋养⋯⋯若冷热失宜,气血损弱,则胎萎燥而不育,或过年久而不产。"

胎儿生长受限属高危妊娠之一,不仅影响胎儿的发育,也影响儿童期及青春期的体能及智慧发育,临床应引起重视。

【致病机制】

主要发病机制是气血不足,胎失所养而胎不长。《景岳全书·妇人规》云:"妊娠胎气本乎血气,胎不长者,亦惟血气不足耳。"其病因主要是气血虚弱、脾肾不足、血寒宫冷;或因母体先天禀赋虚弱,脏腑血气亏损;或孕后将养失宜,化源不足,胎失所养,遂致胎萎;也有因父气孱弱,男精不壮,胎气不实而致者。

西医学认为病因可有以下三方面。

1.孕妇因素

主要包括:①遗传因素,如胎儿遗传性疾病,21、18 或 13 三体综合征,Turner 综合征,三倍体畸形等;②营养因素,如孕妇偏食、妊娠剧吐、摄入蛋白质及维生素不足;③妊娠病理,如妊高征、多胎妊娠、前置胎盘、胎盘早剥、过期妊娠、妊娠期肝内胆汁淤积症等;④妊娠合并症,如心脏病、慢性高血压、肾炎、贫血等;⑤其他,如孕妇年龄、地区、体重、身高、吸烟、吸毒、酗酒等,以及微量元素的缺乏、宫内感染等。

2.胎儿因素

胎儿本身发育缺陷、胎儿代谢功能紊乱、各种生长因子缺乏、胎儿宫内感染、接触放射线等。

3.胎盘、脐带因素

胎盘异常、脐带过长过细、脐带扭转打结等。

【诊断与鉴别诊断】

一、诊断

(一)病史

有引起胎儿生长受限的高危因素,如有过先天畸形、宫内发育迟缓、死胎的不良分娩史。有吸烟、吸毒、酗酒等不良嗜好。可伴有胎漏、胎动不安史。

(二)临床表现

妊娠四五个月后,腹形与子宫明显小于正常妊娠月份。

(三)检查

1.动态测量

根据宫高、腹围、体重推测胎儿大小。根据宫高在孕20～34周增长较快,平均每周增长1 cm,孕34周后增长较慢,平均每周增长0.83 cm,如连续2～3次都小于孕月值时应考虑本病的可能。连续检测孕妇的体重,特别在妊娠末期。正常情况下,孕末期孕妇的体重每周增长0.5 kg,如体重不增加或增长缓慢时,也应考虑本病的可能。

2.B超检查

常用指标有胎头双顶径、股骨长度、腹围、胸围、头围,以及羊水量与胎盘成熟度。如双顶径3周增加≤4 mm,孕28周<70 mm,孕30周<75 mm,孕32周<80 mm,可诊断为本病。且多数出现羊水过少、胎盘老化的B型超声图像。

二、鉴别诊断

1.胎死不下

两者都有宫体小于妊娠月份的特点。但胎死不下,或有胎动不安病史,或有反复阴道出血,无胎动、胎心音;胎萎不长则胎儿存活,有胎动、胎心音。

2.羊水过少

B超探查羊水暗区在3 cm以下,腹部检查羊水量少,胎儿肢体发育正常,胎动、胎心音存在;与胎萎不长的肢体发育偏小不同。B超可协助鉴别诊断。

【因、证、辨、治】

治疗原则当求因治本,去其所病,重在补脾肾、养气血,使其精充血足,则胎有所养。在治疗过程中动态观察胎儿长养的情况,发现畸胎、死胎,则应从速下胎益母,以防变生他病。

一、气血虚弱证

[病因病机]气血乃长养胎元之本,如素体气血不足,或久患宿疾,气血暗损,或因胎漏下血

日久,胎失所养,以致胎不长养。

[临床证候]妊娠4~5个月后,腹形和宫体增大明显小于正常妊娠月份,胎儿存活,面色萎黄或㿠白,身体羸弱,头晕心悸,少气懒言,舌淡嫩,苔少,脉稍滑细无力。

[辨证依据]

(1)素体羸弱或有宿疾。

(2)妊娠5个月后,腹形和宫体增大明显小于正常妊娠月份,胎儿存活。

(3)面色萎黄或㿠白,头晕心悸,少气懒言。

(4)舌淡嫩,苔少,脉稍滑细无力。

[治疗原则]补气益血养胎。

[方药选用]胎元饮(方见流产)。

亦可选用八珍汤(《正体类要》)。

人参　白术　茯苓　甘草　当归　白芍　川芎　熟地黄

血虚甚者,重用熟地黄,加枸杞子、何首乌;兼气滞,加紫苏梗、砂仁;大便秘结者,加玄参、肉苁蓉。

二、脾肾不足证

[病因病机]素体脾肾不足,或孕后房事不节,伤及肾气,或劳倦过度,损伤脾气,以致精血化源不足,胎失所养,以致胎萎不长。

[临床证候]妊娠腹型明显小于妊娠月份,胎儿存活,腰膝酸软,纳少,大便溏,或形寒畏冷,手足不温,舌淡,苔白,脉沉迟。

[辨证依据]

(1)素体脾肾不足,或孕后房事不节史。

(2)妊娠腹型明显小于妊娠月份,胎儿存活。

(3)腰膝酸软,纳少,大便溏,或形寒畏冷,手足不温。

(4)舌淡,苔白,脉沉迟。

[治疗原则]健脾益肾养胎

[方药选用]寿胎丸(方见妊娠腹痛)合四君子汤(《太平惠民和剂局方》)。

人参　白术　茯苓　炙甘草

有形寒怕冷,腰腹冷痛者,加巴戟天、覆盆子。

三、血寒宫冷证

[病因病机]素体阳气不足,或孕后过食寒凉生冷,或大病久病,损伤肾阳,寒自内生,致血寒宫冷,胎失温养,以致胎萎不长。

[临床证候]妊娠腹型明显小于妊娠月份,胎儿存活,形寒怕冷,腰腹冷痛,四肢不温,舌淡,苔白,脉沉迟滑。

[辨证依据]

(1)素体阳气不足,或孕后过食寒凉生冷,或有大病久病史。

(2)妊娠腹型明显小于妊娠月份,胎儿存活。

(3)形寒怕冷,腰腹冷痛,四肢不温。

(4)舌淡,苔白,脉沉迟滑。

[治疗原则]温肾扶阳养胎。

[方药选用]长胎白术散(《叶氏女科证治》)加巴戟天、艾叶。

白术 川芎 川椒 干地黄 炒阿胶 黄芪 当归 牡蛎 茯苓

肾阳虚,腰腹冷痛明显者,加杜仲、鹿角片。

【转归与预后】

胎萎不长,经过精心调治,胎儿可继续正常发育、生长、足月分娩。如未及早诊治或调治不当,则会影响胎儿生长发育,导致过期不产,甚至死胎。本病直接影响新生儿质量,可影响后天的体能和智力。早诊断、早干预可以减少后遗症的发生。

【预防与调护】

(1)加强卫生宣教,注意营养,减少疾病。

(2)孕期避免接触有害毒物,禁烟酒,在医生指导下用药。

(3)积极治疗妊娠病。

(4)定期产前检查,及早发现,及早治疗。如发现胎儿畸形应及早终止妊娠。

第七节 死 胎

妊娠20周后的胎儿在子宫内死亡,称死胎。中医学称胎死不下,亦称胎死腹中、子死腹中。

早在《诸病源候论·妊娠胎死腹中候》中就有本病的记载:"此或因惊动倒仆,或染瘟疫伤寒,邪毒入于胞脏,致令胎死。其候,当胎处冷,为胎已死矣。"《经效产宝》载有治疗方药。宋代医家已认识到胎死不下有危急之预后,《证治准绳·女科》则提出了治疗法则:"大法寒者热以行之,热者凉以行之,燥者滑以润之,危急者毒药下之。"张景岳在《景岳全书·妇人规》中认识到胎死可因"胎气薄弱,不成而殒"者,并提出"当速去其胎,以救其母"。

死胎在宫腔内停留过久,能引起母体凝血功能障碍,危及母体生命。

【致病机制】

主要病机有虚实两端,虚者气血虚弱,无力运胎外出;实者瘀血、湿浊阻滞气机,碍胎排出。气血虚弱、气滞血瘀、湿浊阻滞是导致胎死不下的主要原因。

西医学认为死胎常见的原因分两类:一是外界不利因素使胎儿在宫内缺氧;二是染色体结构异常和遗传基因畸变。

1.胎盘及脐带因素

如前置胎盘、胎盘早剥、脐带帆状附着血管前置、急性绒毛膜羊膜炎、脐带打结、脐带扭转、脐带脱垂、脐带绕颈缠体等。

2.胎儿因素

如胎儿严重畸形,胎儿生长受限、胎儿宫内感染、遗传性疾病、母儿血型不合等。

3.孕妇因素

如妊高征、过期妊娠、糖尿病、慢性肾炎、心血管疾病、全身和腹腔感染、各种原因引起的休克等。子宫局部因素有子宫张力过大或收缩力过强、子宫肌瘤、子宫畸形、子宫破裂等致局部缺血而影响胎盘、胎儿。

【诊断与鉴别诊断】

一、诊断

(一)病史

可有胎漏、胎动不安病史。

(二)临床表现

妊娠中晚期,孕妇可自觉胎动停止,腹部不再继续增大;如胎儿死亡时间较长,可出现口中恶臭、腰腹坠胀、阴道出血、脉涩等症。

(三)检查

1.腹部检查

妊娠中晚期腹围缩小,宫底下降,胎动、胎心音消失。

2.妇科检查

子宫小于妊娠月份,但宫口未开。

3.超声检查

胎心和胎动消失是诊断死胎的可靠依据。多普勒胎心仪听不到胎心,可协助确诊。

二、鉴别诊断

主要与胎儿生长受限鉴别,要点在于鉴别胎儿是否存活,依据 B 超以资鉴别。

【因、证、辨、治】

死胎一经确诊,当急下胎益母。下胎之法不宜猛攻峻伐,以免损伤孕妇正气。须根据母体的强弱,审慎用药。如孕妇气血已虚,则宜先固本元,补气养血,然后再行下胎。

治疗时要根据妊娠月份、胎死时间、全身症状、舌脉和妇科检查及辅助检查的结果,综合分析,如胎死 3 周以上者,应做凝血功能检查,异常纠正后,方能下胎。因死胎稽留过久,易发生凝血机制障碍,导致弥散性血管内凝血,危及生命。

下死胎时,如伴有阴道突然大量出血,而死胎仍不能排尽者,则需中西医结合治疗,采用吸宫、钳刮等手术治疗。

一、气血虚弱证

[病因病机]素体虚弱,或孕后久病体虚,气血亏损,胎失所养而致胎死宫中;又因气虚失运,血虚不润,不能促胎外出。

[临床证候]妊娠中晚期,自觉胎动消失,腹部不再继续增大,小腹疼痛或有冷感,或阴道流血,色淡质稀,面色苍白,心悸气短,精神倦怠,食欲不振,或口有恶臭,舌淡,苔白,脉细涩无力。

[辨证依据]

(1)素体虚弱,或孕后久病体虚史。

(2)孕妇自觉胎动消失,腹部不再继续增大,小腹疼痛或有冷感,或阴道流血,色淡质稀。

(3)面色苍白,心悸气短,精神倦怠,食欲不振。

(4)舌淡,苔白,脉虚涩无力。

[治疗原则]补益气血,活血下胎。

[方药选用]救母丹(方见葡萄胎)。

气血虚甚者,加黄芪、丹参;小腹冷痛者,加乌药、补骨脂。

二、气滞血瘀证

[病因病机]孕期跌仆外伤,或寒凝血滞,瘀阻冲任,损及胎元,胎死腹中;复因瘀血内阻,产道不利,碍胎排出。

[临床证候]妊娠中晚期,孕妇自觉胎动停止,腹部不再继续增大,小腹疼痛,或阴道流血,色紫暗有块,口气恶臭,面色青暗,口唇色青,舌紫暗,苔薄白,脉沉或弦涩。

[辨证依据]

(1)孕期跌仆外伤,或有受寒饮冷史。

(2)孕妇自觉胎动停止,腹部不再继续增大,小腹疼痛,或阴道流血,色紫暗有块。

(3)口气恶臭,面色青暗,口唇色青。

(4)舌紫暗,苔薄白,脉沉或弦涩。

[治疗原则]理气行血,祛瘀下胎。

[方药选用]脱花煎(方见流产)。

偏于气滞者,加枳壳、香附;兼气虚者,加黄芪;出血多者,加血余炭、炒蒲黄、茜草根。

三、湿浊瘀阻证

[病因病机]孕妇素体脾虚,孕后饮食劳倦伤脾,脾虚失运,湿浊内停,困阻气机,胎失其养,以致胎死;气机不畅,则死胎滞涩不下。

[临床证候]妊娠中晚期,孕妇自觉胎动停止,腹部不再继续增大,小腹疼痛或有冷感,或阴道流血,色暗滞,胸腹满闷,精神疲倦,口出秽气,舌苔厚腻,脉濡细。

[辨证依据]

(1)孕妇素体脾虚,孕后饮食劳倦史。

(2)妊娠中晚期,孕妇自觉胎动停止,腹部不再继续增大。

(3)小腹疼痛或有冷感,或阴道流血,色暗滞,胸腹满闷,精神疲倦,口出秽气。

(4)舌苔厚腻,脉濡细。

[治疗原则]运脾燥湿,活血下胎。

[方药选用]平胃散(方见葡萄胎)加芒硝。

脾虚明显者,加党参、黄芪、白术。

【转归与预后】

本病及早处理,预后大多良好。如死胎稽留宫内时间超过 3 周以上仍不能自行排出者,易发生宫内感染和弥散性血管内凝血,甚至危及产妇生命。

【预防与调护】

(1)定期产前检查,如胎儿大小与妊娠月份不符,则密切观察,及早诊治。

(2)孕后节房事,调情志。避免感染外邪,积极治疗对胎儿有影响的疾病。

第八节　妊娠肿胀

妊娠中晚期孕妇出现肢体面目肿胀者,称子肿,亦称妊娠肿胀。《医宗金鉴·妇科心法要诀》根据肿胀部位及程度的不同,分别有子气、子肿、皱脚、脆脚等不同名称。如在妊娠 7 个月以后,仅足部微肿而无其他不适,检查无异常者,是妊娠晚期常见现象,可不必治疗。

早在《金匮要略·妇人妊娠病脉证并治》已载“妊娠有水气,身重,小便不利”之疾,并用葵子茯苓散治之。《增补胎产心法·子肿子气子满论》云:“所谓子肿者,面目虚浮,多因脾胃气虚或久泻所致。”《沈氏女科辑要》认为:“不外有形之水病,与无形之气病而已。”对此病的病因与治疗作了探讨。

西医学的妊娠高血压病轻症及妊娠水肿可参照本病治疗。

【致病机制】

妊娠肿胀的发生与妊娠期特殊生理有密切的关系。多发生在妊娠 6 个月以后,此时胎体逐渐长大,升降之机括不利,如脏器本虚,胎碍脏腑,因孕重虚。因此脾肾阳虚,水湿不化,或气滞湿停为妊娠肿胀的主要机制,脾肾两脏功能失常往往互相影响或相继出现。

西医学的妊娠高血压病、营养不良性低蛋白血症及贫血,或下腔静脉受增大子宫压迫以致血液回流受阻等可引起孕妇水肿。

【诊断与鉴别诊断】

一、诊断

(一)病史

素体脾肾虚弱,情志抑郁;严重贫血、原发性高血压、慢性肾炎、糖尿病等合并妊娠;多胎妊娠等。

(二)临床表现

浮肿,多发于妊娠 20 周后,由踝部渐漫延至小腿、大腿、外阴部、腹部,甚至全身。或体表浮肿并不明显,而每周体重增加超过 0.5 kg,或每月超过 2.3 kg。

(三)检查

1.根据水肿的程度分为 4 度

Ⅰ度:(＋)小腿及足部明显浮肿,休息后不消退。

Ⅱ度:(＋＋)水肿上延至大腿与外阴部。

Ⅲ度:(＋＋＋)水肿延至外阴及腹部,肿势较前明显。

Ⅳ度:(＋＋＋＋)全身浮肿或伴有腹水。

2.尿

可有少许红、白细胞及管型24 小时尿蛋白定量≥300 mg 为异常。

3.B超检查

了解有无畸胎、双胎、多胎,以及羊水情况。

二、鉴别诊断

1.妊娠合并慢性肾炎

孕前有急、慢性肾炎病史,孕前浮肿,孕后逐渐加重,浮肿首先发生在眼睑,24 小时蛋白尿≥0.5 g,尿中有各种管型或红、白细胞,血中尿素氮升高。

2.妊娠合并心脏病

孕前有心脏病史,通过心电图、心功能检查可确诊。

【因、证、辨、治】

临床常见脾虚、肾虚、气滞三种证候。依据肿胀部位及程度结合全身症状和舌脉辨证。水盛肿胀者,皮薄光亮,压痕明显;湿郁肿胀者,皮色不变,压痕不显。治疗大法以利水化湿为主。以"治病与安胎并举"的原则,随证加入养血安胎之品。慎用温燥、寒凉、滑利之药,以免伤胎。

一、脾虚证

[病因病机]脾气素虚,或过食生冷,内伤脾阳,或忧思劳倦伤脾,脾虚不能敷布津液反聚为湿,水湿停聚,流于四末,泛于肌肤,遂发为水肿。

[临床证候]妊娠数月,面目四肢浮肿,或遍及全身,皮薄光亮,按之凹陷不起,面色无华,神疲气短,口淡而腻,脘腹胀满,食欲不振,小便短少,大便溏薄,舌淡胖边有齿痕,苔白润或腻,脉缓滑。

[辨证依据]

(1)脾气素虚,或过食生冷,或忧思劳倦伤脾史。

(2)妊娠数月,面目四肢浮肿,或遍及全身,皮薄光亮,按之凹陷不起。

(3)面色无华,神疲气短,口淡而腻,脘腹胀满,食欲不振,小便短少,大便溏薄。

(4)舌淡胖边有齿痕,苔白润或腻,脉缓滑。

[治疗原则]健脾利水。

[方药选用]白术散(《全生指迷方》)加砂仁。

白术　茯苓　大腹皮　生姜皮　陈皮

肿胀明显者,加猪苓、泽泻、防己;胸闷而喘者,加桑白皮、厚朴、杏仁;少气懒言,神疲乏力者,加党参、黄芪。

二、肾虚证

[病因病机]素体肾虚,孕后阴血聚于下,有碍肾阳敷布,不能化气行水。且肾为胃之关,肾阳不布,则关门不利,聚水而从其类,水遂泛溢而为肿胀。

[临床证候]妊娠数月,面浮肢肿,下肢尤甚,按之没指,心悸气短,下肢逆冷,腰膝酸软,舌淡,苔白滑,脉沉迟。

[辨证依据]

(1)素有肾阳虚弱史。

(2)妊娠数月,面浮肢肿,下肢尤甚,按之没指。

(3)心悸气短,下肢逆冷,腰膝酸软。

(4)舌淡,苔白滑,脉沉迟。

［治疗原则］温阳化气,行水消肿。

［方药选用］真武汤(方见月经前后诸证)。

方中附子有毒性,用量不宜过重,6～9 g 为宜,同时应加生姜久煎以减其毒性。如腰痛甚者,加续断、桑寄生;大便溏者,加扁豆、莲子。

三、气滞证

［病因病机］素多忧郁,气机不畅,孕后胎体渐长,更碍气机升降,气滞湿郁而为肿胀。

［临床证候］妊娠 4 个月后,先由脚肿,渐及于腿,皮色不变,随按随起,头晕胀痛,胸闷胁胀,食少腹胀,苔薄腻,脉弦滑。

［辨证依据］

(1)素多抑郁史。

(2)妊娠 4 个月后,先由脚肿,渐及于腿,皮色不变,随按随起。

(3)头晕胀痛。胸闷胁胀,食少腹胀。

(4)苔薄腻,脉弦滑。

［治疗原则］理气行滞,化湿消肿。

［方药选用］天仙藤散(《校注妇人良方》)合四苓散(《丹溪心法》)。

天仙藤　香附　陈皮　甘草　乌药　生姜　木瓜　紫苏叶　茯苓　猪苓　白术　泽泻

肿势甚,腹胀纳呆者,加茯苓、白术、大腹皮;肺气壅塞,气逆面肿者,加桑白皮、杏仁、桔梗;胸胁胀痛,情志不畅者,加柴胡、佛手。

【转归与预后】

子肿往往是子痫前期症状之一,早期发现,早期治疗,对控制病情发展防止向子痫转化有重要意义。

【预防与调护】

(1)浮肿严重者应卧床休息,下肢浮肿者平卧时宜适当抬高两腿。

(2)注意休息与保暖,避免过度疲劳。

(3)宜低盐或无盐饮食,少食用发酵粉与碱制的糕点。多食有利于利尿消肿的食品,如冬瓜、赤小豆、薏苡仁、扁豆、荠菜、鲤鱼、玉米、西瓜等。

(4)保持情志舒畅,消除紧张恐惧心理。

(5)属气滞者,可适当活动,使气血流通。

第九节　妊娠心烦

妊娠期间孕妇出现烦闷不安,郁郁不乐,甚或心惊胆怯,烦躁易怒者,称妊娠心烦,古称子烦。

本病最早见于《诸病源候论·妊娠子烦候》。多见于妊娠中期,因受胎 4～5 个月,相火用事,或盛夏君火大行,俱能乘心肺以致烦躁。

【致病机制】

主要机制是阴虚胎热,扰乱心神。《产宝》云:"夫妊娠而子烦者,是肺脏虚而热乘于心,则令心烦也。停痰积饮,在心胸之间,或冲于心,亦令烦也。若热而烦者,但热而已。若有痰饮而烦者,呕吐涎沫,恶食气,烦躁不安也。大凡妊娠之人,既停痰积饮,又寒热相杂,气郁不舒,或烦躁,或呕吐涎沫,剧则胎动不安,均为子烦也。"《沈氏女科辑要笺正》更概括地指出:"子烦病因,曰痰曰火曰阴虚。"

【诊断与鉴别诊断】

一、诊断

以孕妇自觉心中烦闷不安,甚则心惊胆怯,烦躁不安为主。据"无热不成烦"之理,多伴有一些血热的全身证候和舌脉征。

二、鉴别诊断

胎气上逆是指妊娠胸胁胀满,甚或喘急,烦躁不安;以胀满为主。妊娠心烦则以心烦为主。

【因、证、辨、治】

病因有阴虚、痰火、肝郁之异,故辨证当分虚实,审证求因。由于孕后阴血聚下以养胎,常致阴分必亏,故以阴虚子烦最常见,治疗多以养阴清热、除烦安神为主。

一、阴虚证

[病因病机]素体阴亏,孕后阴血聚以养胎,阴虚益甚而生内热,热扰心胸而烦;或肾水不足,不能上济心火,心火上炎扰及神明;或肺热乘心,致神明失守,发为子烦。

[临床证候]妊娠心中烦闷或心惊胆怯,坐卧不安,五心烦热,午后尤甚,口干咽燥,舌红,苔少或薄黄而干,脉细滑数。

[辨证依据]

(1)有热邪扰心病史。

(2)心烦胆怯,五心烦热。舌红,少苔,脉细滑数。

[治疗原则]养阴清热除烦。

[方药选用]

(1)黄连阿胶汤(《伤寒论》)。

黄连　黄芩　芍药　鸡子黄　阿胶

肾阴素亏,水不济火,兼有头晕耳鸣,腰酸膝软者,加龟甲、玄参、女贞子、墨旱莲、远志;心惊胆怯,坐卧不安者,加龙齿、茯神、珍珠层粉;肺阴不足,兼潮热盗汗者,加天冬、知母、百合、浮小麦。

(2)人参麦冬散(《妇人秘科》)。

人参　麦冬　茯苓　黄芩　知母　生地黄　炙甘草　竹茹

二、痰火证

[病因病机]素有痰饮停滞胸中,孕后阴血养胎,因孕重虚,阴分必亏,阳气偏旺则热,痰热相搏,扰动神明,是以烦躁不安。

[临床证候]妊娠期间,心烦不安,心悸胆怯,头眩胸闷,或呕吐痰涎,或形体肥胖,倦怠纳呆,舌淡红,苔黄腻,脉滑数。

［辨证依据］

(1)素有痰火停滞史。

(2)心烦不安,胸闷吐涎,舌淡,苔腻,脉滑数。

［治疗原则］清热涤痰除烦。

［方药选用］温胆汤(方见月经前后诸证)。

三、肝郁化火证

［病因病机］素性抑郁,或孕后七情内伤,情志不快,肝郁气滞;孕后胎体渐大,有碍气机升降,气郁益甚而化火,肝火上逆,扰及心神,遂致子烦。

［临床证候］妊娠心烦不安易怒,目眩,口苦咽干,精神郁郁不乐,喜太息,胸胁胀痛,舌边红,苔微黄,脉弦滑数。

［辨证依据］

(1)孕后有肝郁或七情内伤史。

(2)心烦易怒,口苦咽干,舌边红,脉弦数。

［治疗原则］疏肝解郁,清热除烦。

［方药选用］丹栀逍遥散(方见月经先期)。

第十节 妊娠咳嗽

妊娠期间咳嗽不已者,称妊娠咳嗽,又称子嗽。其发生、发展与妊娠期特殊的生理有关。由于怀孕后生理的改变,孕妇容易发生呼吸道疾病,或原有的呼吸道疾病在孕期加重,可出现慢性咳嗽。剧烈咳嗽或久咳不止,常可损伤胎气而致堕胎或小产。

《诸病源候论》中就有"妊娠咳嗽候",认为其发生主要责之于肺,但随四时气候之变更,五脏应之,皆能令人咳。朱丹溪认为:胎前咳嗽,由津液聚养胎元,肺失濡润,又兼痰火上炎所致。治以润肺为主。清代张璐重视妊娠咳嗽,认为若久咳不已,则易动胎,提出"妊娠咳嗽"需以安胎为主的治疗大法。

西医学的妊娠合并上呼吸道感染、急慢性支气管炎等引起的咳嗽与本病类似。

【致病机制】

妊娠咳嗽,久咳不已,病位在肺,关系到脾。妊娠期间,由于阴虚肺燥,或脾虚痰饮犯肺,或外感风寒,肺失宣降,气逆而上,发为妊娠咳嗽。

西医学认为妊娠晚期孕妇的横膈位置较孕早期升高 4 cm,常使孕妇感到气较促。在这种孕期生理改变的基础上,容易新感呼吸道疾病,而原有的呼吸道疾病也容易复发。

【诊断与鉴别诊断】

一、诊断

(一)病史

素有肺气虚病史或有慢性咳嗽病史,或孕后贪凉饮冷。

(二)临床表现

以妊娠期间咳嗽不已为主要特征。

(三)检查

胸透与胸部 X 线摄片以排除其他器质性病变,对本病诊断有重要意义。但妊娠早期不宜做胸透与胸部 X 线摄片,避免对胎儿造成不良影响。

二、鉴别诊断

抱儿痨(妊娠合并肺结核),孕前多有痨病史,未治愈即孕或孕后复发。除久咳不愈外,还有痨咳的症状和体征。必要时在妊娠 6 个月之后做胸部 X 线摄片及相关检查以鉴别。

【因、证、辨、治】

本病或因阴虚肺燥,或脾虚痰饮犯肺,或外感风寒,致肺失宣降而发。病因不同,症状各异。阴虚肺燥,干咳无痰,口燥咽干;脾虚痰饮犯肺,可见咳嗽痰多,胸闷气促;外感寒邪者,必见外感症状。治疗时以治病与安胎并举为原则,注意治咳照顾胎元,如有动胎之兆,应加入安胎之药;某些治咳药,如降气、豁痰、滑利等有可能碍胎的药要慎用。

一、阴虚肺燥证

[病因病机]素体阴虚,肺阴不足,孕后阴血下聚以养胎,因孕重虚,虚火上炎;或孕后感受热邪,火热之邪,灼肺伤津,肺失濡养,而致咳嗽。

[临床证候]妊娠期间,干咳少痰或痰中带血,口干咽燥,失眠盗汗,手足心热,舌红,少苔,脉细滑数。

[辨证依据]

(1)素有阴虚肺燥病史。

(2)干咳少痰,口干咽燥,手足心热。

(3)舌红,少苔,脉细滑数。

[治疗原则]养阴润肺,止咳安胎。

[方药选用]百合固金汤(《医方集解》)去当归、熟地黄,加桑叶、阿胶、款冬花。

百合　熟地黄　生地黄　麦冬　白芍　当归　贝母　生甘草　玄参　桔梗

痰中带血者,加侧柏叶、仙鹤草、墨旱莲;潮热盗汗者,加地骨皮、白薇;大便干结者,加何首乌;伴腰酸、腹坠等动胎之兆者,加续断、桑寄生、枸杞子、菟丝子。

二、痰饮犯肺证

[病因病机]素体脾胃虚弱,痰湿内生,孕后气以载胎,脾虚益甚,或孕后过食生冷伤脾,脾失运化,水湿内停,聚湿成痰,痰饮射肺,肺失宣降,而致咳嗽。

[主要证候]妊娠期间,咳嗽痰多,痰白黏稠,胸闷气促,甚至喘不得卧,神疲纳呆,苔白腻,脉濡滑。

[辨证依据]

(1)素有脾虚痰饮病史。

(2)咳嗽痰多,痰白黏稠,胸闷气促,神疲纳呆。

(3)苔白腻,脉濡滑。

[治疗原则]健脾除湿,化痰止咳。

[方药选用]陈夏六君子汤(《校注妇人良方》)加紫苏梗、紫菀。

党参 白术 茯苓 甘草 半夏 陈皮 生姜 大枣

痰郁化火,证见咳痰不爽,痰涎黄稠,面红口干,舌红,苔黄腻,脉滑数。治宜清肺化痰,止咳安胎。方用清金降火汤(《古今医鉴》)去石膏,加桑叶、枇杷叶。

陈皮 半夏 茯苓 桔梗 枳壳 贝母 前胡 杏仁 黄芩 石膏 瓜蒌仁 甘草

三、外感风寒证

[病因病机]孕后摄生不慎,感染风寒,肺气不宣,而致咳嗽。

[主要证候]咳嗽不已,咳白痰,鼻塞流涕,头痛恶寒,舌苔薄白,脉浮滑。

[辨证依据]

(1)素有脾虚痰饮病史。

(2)咳嗽兼见表证。

[治疗原则]祛风散寒,宣肺止咳。

[方药选用]杏苏散(《温病条辨》)。

杏仁 苏叶 前胡 甘草 桔梗 半夏 橘皮 茯苓 枳壳 生姜 大枣

【转归与预后】

一般愈后良好。如咳嗽经久不愈,反复发作,或素体脾肾不足,或有流产甚至习惯性流产病史者,病情进一步发展会损伤胎气,导致胎漏、胎动不安,甚至堕胎、小产。

【预防与调护】

(1)秋冬季注意保暖,避免风寒;夏季要避暑,也要注意空调造成的温差,预防感冒。

(2)调情志,保持心情愉快。

(3)饮食以清淡为宜,禁煎炸肥腻辛辣的食品,戒烟禁酒。

第十一节 妊娠失音

妊娠晚期出现声音嘶哑,音浊不扬,甚则不能出声者,称妊娠失音,亦称子瘖、妊娠不语、哑胎。《黄帝内经·素问·奇病论》云:"人有重身九月而瘖……胞之络脉绝也。胞络者,系于肾,少阴之脉贯肾,系舌本,故不能言。"本病多发生在妊娠晚期,但也有发生在中期妊娠的报道。

【致病机制】

主要机制是肺肾阴虚。因为声音出于喉,发于舌本,肾脉循喉咙,系舌本。喉者,肺之门户,肺主声音。如素体阴虚,孕后肾水养胎,阴虚益甚,不能上承舌本而瘖;或阴虚火旺,灼伤肺阴,肺失濡润,声道燥涩,会厌机窍不利,发为妊娠失音。

【诊断与鉴别诊断】

一、诊断

临床特点是妊娠晚期因妊娠而出现声音嘶哑,甚或不能出声,据此即可诊断。必要时可做喉科检查以排除局部病变。

二、鉴别诊断

主要与孕期外感失音鉴别。后者由外邪犯肺所致,肺气不宣,故必有外感表证。

【因、证、辨、治】

本病由肺肾阴虚所致,故治以滋水清金为主。临证需结合兼证辨明肾阴虚为主抑或肺阴虚为主,随证施治。

一、肺肾阴虚证

[病因病机]素体阴虚,妊娠以后,肾水聚以养胎,阴液愈加亏虚,不能上润肺气所致。

[临床证候]妊娠8～9个月,声音嘶哑,音浊不扬,咽喉干涩或言语艰难,发音无力,甚则不能出声,头晕耳鸣,颧红潮热,或五心烦热,小便黄,大便干结,舌红,苔少或花剥,脉细滑。

[辨证依据]

(1)妊娠晚期,患者可有素体阴虚史。

(2)声音嘶哑,甚则不能出声。

[治疗原则]滋肾润肺。

[方药选用]百合固金汤(方见妊娠咳嗽)合六味地黄丸(方见经间期出血)加减。

肾阴虚者,重用六味地黄丸合生脉散(方见恶阻);肺阴虚者,重用百合固金汤。

【预防与调护】

避免进食煎炒燥热之品,多饮开水或汤水。

第十二节　胎气上逆

妊娠中晚期,孕妇自觉胸胁胀满,气促喘急,烦躁不安,如物悬坠之状者,称胎气上逆,又称胎上迫心、子悬。

【致病机制】

主要是血气不和,以致胎气上逆所致。《沈氏女科辑要笺正》云:"子悬是胎元之上迫,良由妊妇下焦气分不疏,腹壁逼窄,所以胎渐居上,而胀满疼痛乃作。"常见的病因有肝郁和脾虚,肝郁者,常因情志所伤,烦躁易怒,气机不畅而上逆。脾虚者,因思虑气结,气机不畅,上凑心胸。

【诊断与鉴别诊断】

一、诊断

凡因胎气上逆而致妊娠中晚期胸胁胀满,如物悬坠之状,甚则气促喘急,烦躁不安,便可诊断。

二、鉴别诊断

与妊娠心烦(子烦)鉴别。胎气上逆以胀满为主,子烦以心烦为主,可资鉴别。

【因、证、辨、治】

本病多由肝郁所致,也有脾虚所致者,导致气机升降失常而发。治以理气行滞为主,佐以疏肝或理脾,务使气顺而胎安。

一、肝郁证

[病因病机]恚怒伤肝,肝失条达,气机不利,复因妊娠中后期胎体渐长,有碍气机升降,两因相感,致气血不合,胎气上逆。

[临床证候]妊娠中晚期,孕妇自觉胸胁胀满,如物悬坠之状,气促喘急,心烦易怒,善叹息,坐卧不安,舌暗红,苔白,脉弦滑。

[辨证依据]

(1)有肝郁病史或恚怒伤肝史。

(2)胸胁胀满,气促喘急,心烦易怒,善叹息。

(3)脉弦。

[治疗原则]疏肝扶脾,理气行滞。

[方药选用]紫苏饮(《普济本事方》)。

紫苏　陈皮　大腹皮　白芍　当归　川芎　人参　甘草

气郁化火而胎热气逆者,加栀子、牡丹皮、合欢花;胎气迫肺,呼吸急促者,加杏仁、瓜蒌;肾阴亏虚,水不涵木,致肝气横逆而发者,方用一贯煎(方见月经前后诸证)加紫苏、山茱萸。

二、脾虚证

[病因病机]素体脾虚,因孕重虚,或孕后思虑伤脾,思则气结,气血不合,发为胎气上逆。

[临床证候]妊娠中晚期,孕妇自觉胸胁胀满,如物悬坠之状,短气乏力,食欲不振,呼吸不畅,四肢不温,大便溏,舌淡胖,苔白或白腻,脉细缓滑。

[辨证依据]

(1)脾虚病史。

(2)胸胁胀满,如物悬坠之状,短气乏力,食欲不振,大便溏。

(3)舌淡胖,苔白或白腻,脉细缓。

[治疗原则]健脾理气行滞

[方药选用]香砂六君子汤(方见恶阻)加紫苏、枳壳。

脾虚痰停胸膈,喉中痰多者,加全瓜蒌、薤白、厚朴;气虚损及阳气,兼小腹冷、四肢不温者,加乌药、高良姜、丁香。

第十三节　妊娠贫血

妊娠期间出现倦怠、乏力、气短、面色苍白、浮肿、食欲不振等征象,检查呈现血红蛋白或红细胞总数降低,血细胞比容下降,称妊娠贫血。

相当于西医学的妊娠合并贫血。

【致病机制】

妊娠贫血的机制有三方面,先天禀赋不足,精血亏虚;后天脾胃虚弱,生化乏源;大病失血,精血暗耗。加之妊娠后阴血下聚养胎,血为胎夺,母体精血更虚而发为本病。

【诊断与鉴别诊断】

一、诊断

(一)病史

先天不足,素体血虚史,大病或失血病史。

(二)临床表现

(1)贫血早期症状主要为疲倦,乏力。

(2)重度贫血可出现头晕、心悸、气短、纳呆、低热等,甚至出现下肢、面目浮肿。

(3)面色无华、㿠白,爪甲不荣。

(4)舌淡,脉细无力。

(三)检查

血液检查是诊断本病的重要依据。如血红蛋白$<100 \mathrm{~g/L}$、红细胞$<3.5 \times 10^{12} /\mathrm{L}$、血细胞比容$<0.30$,即可诊断为妊娠贫血,但应注意复查以排除差错,并进一步做血片检查,以确定属哪种贫血。

二、鉴别诊断

应与妊娠肿胀、妊娠合并心脏病鉴别。

【因、证、辨、治】

妊娠贫血,血聚养胎,血为胎夺,多为虚证。血由脏腑化生,五脏之中心主血,脾生血,肝藏血,肾藏精,精化血,所以贫血一证与心、脾、肝、肾有关。或由脏腑虚损,气血亏虚所致,或气血化源不足,或失血伤血,精血暗耗太过。治疗以补气养血为主。

一、气血两虚证

[病因病机]素体脾胃虚弱,或孕后劳倦虑过度,或饮食失节,或久病大病失养,都可损伤脾胃而导致气血不足。

[临床证候]孕后面色㿠白,四肢倦怠,乏力,气短懒言,口淡食欲缺乏,或见妊娠浮肿,或腹痛下坠,舌淡胖,苔白,脉缓无力。

[辨证依据]

(1)素体脾胃虚弱,或有大病久病史、失血病史。

(2)面色㿠白,倦怠乏力,气短懒言,或肢体浮肿,腹痛下坠。

(3)舌淡,苔薄白,脉细。

[治疗原则]补气养血

[方药选用]八珍汤(方见胎儿生长受限)加黄芪。

二、心脾两虚证

[病因病机]境遇不适,忧愁思虑,劳伤心脾,营血暗耗,致心脾血虚。

[临床证候]孕后面色无华,心悸怔忡,失眠多梦,头昏眼花,唇甲色淡,神疲纳呆,舌淡,苔少,脉细弱。

[辨证依据]

(1)思虑过度史。

（2）面色无华，唇甲色淡，心悸怔忡，失眠多梦，神疲纳呆，舌淡，苔少，脉细弱。

［治疗原则］益气补血，健脾养心。

［方药选用］归脾汤（方见月经先期）。

纳呆食少者，加谷芽、麦芽、山药；失眠者，去木香、生姜，加浮小麦、生龙骨。

三、肝肾不足证

［病因病机］素体肝肾不足，精血偏虚，孕后精血养胎，肝肾精血更虚。

［临床证候］孕后常头晕目眩，腰膝酸软，或四肢麻痹或痉挛，夜尿频数，或胎儿小于孕月，舌暗红，少苔，脉沉细尺弱。

［辨证依据］

（1）孕后头晕目眩。

（2）腰膝酸软，或胎儿小于孕月。

（3）舌暗红，少苔，脉细尺弱。

［治疗原则］滋肝补肾。

［方药选用］大补元煎（方见月经后期）加制何首乌、桑寄生。

腰酸甚者，加菟丝子、杜仲；夜尿频数者，加覆盆子、桑螵蛸。

【转归与预后】

妊娠轻度贫血通过饮食调护，适当补充铁剂、叶酸，以及中医辨证治疗，可维持正常妊娠。严重贫血可引起胎漏、胎动不安、胎儿宫内生长受限，甚至胎死腹中、堕胎、小产。

【预防与调护】

妊娠后应注意补充铁剂、叶酸，定期做血常规检查。对贫血患者，孕前应对是否适合怀孕进行咨询，孕后定期检查，及早治疗贫血。

饮食调护尤为重要，宜食富于营养易于消化的食物，少食肥腻辛辣生冷之品，不可偏食。孕后宜保持心情舒畅，防止过度思虑，以免损伤心脾，暗耗精血。

第十四节　妊娠眩晕

妊娠期间，孕妇自觉头晕目眩，或天旋地转，站立不稳，瞬间即止者，称妊娠眩晕，又称子晕、儿晕。朱丹溪云："眩晕乃中风之渐。"妊娠中晚期，患者如出现子晕，伴有视物模糊、恶心欲呕、头痛等，可能为子痫之先兆，需进一步做有关检查。故及时诊治妊娠眩晕是预防子痫发生的重要措施之一。

【致病机制】

《黄帝内经·素问·至真要大论》云："诸风掉眩，皆属于肝。"妊娠眩晕发生的机制主要是由肝阳上亢、气血虚弱及痰浊壅盛所致，即前人所说的"无风不作眩""无虚不作眩""无痰不作眩"也。妊娠后，阴血聚以养胎，阴分必亏，阴不潜阳，肝阳易亢化火生风；或胎体渐大，影响气机升降，气滞湿停，化为痰浊而易上扰清窍。肝阳上亢、痰浊壅盛之子晕尤需注意预防发为子痫。至于气血虚弱的子晕,则为轻证,属临床常见。

【诊断与鉴别诊断】

一、诊断

(一)临床表现

多发生于妊娠中晚期,自觉头晕目眩,视物昏花,或兼头痛,或有浮肿。《金匮要略·妊娠病脉证并治》云:"妊娠有水气,身重,小便不利,洒淅恶寒,起即头眩。"描述了妊娠水肿兼眩晕之证,实为先兆子痫的临床表现。也有少数早孕时仅表现为突然眼前发黑,天旋地转,站立不稳,头汗出,闭目休息顷刻即醒,但仍觉头晕疲乏。

(二)检查

(1)血压正常或升高(要与基础血压相对照),孕 20 周后血压高于 140/90 mmHg。

(2)浮肿可有下肢浮肿。

(3)尿分析、眼底检查正常。

二、鉴别诊断

妊娠眩晕出现血压升高时,需要与孕妇原发性高血压鉴别。前者是因孕而发,孕终多能自愈;后者孕前已有高血压眩晕病史,因孕重虚,或分娩后血压仍高,眩晕尚存在。

【因、证、辨、治】

本病由阴虚脾旺、气血虚弱所致。阴虚肝旺者,头目眩晕,或头痛,面红耳赤,口干苦;脾虚肝旺者,头晕头重,胸闷泛恶,口黏多痰;气血虚弱者,头晕目眩,心悸疲乏。治疗以养血平肝为要。

一、肝阳上亢证

[病因病机]平素肝肾不足,肝为藏血之脏,体阴而用阳。肾主水,肾水能涵养肝木。素体肝肾阴不足,肝阳易亢,孕后阴血下聚养胎,阴血愈亏,阴不潜阳,肝阳上亢,风阳易动,上扰头目清窍而眩晕。

[临床证候]妊娠中后期头晕目眩,耳鸣,胸胁胀满,面红目赤,口干苦,甚则头晕头痛,神志如常,舌红,少苔,脉弦细滑数。

[辨证依据]

(1)素体肝肾阴不足史。

(2)孕期突然头晕目眩。

(3)口干苦,面赤舌红。脉弦细数。

[治疗原则]育阴潜阳。

[方药选用]杞菊地黄丸(方见月经前后诸证)加石决明、龟甲、钩藤、葛根、赤芍。

二、脾虚肝旺证

[病因病机]饮食劳倦伤脾,或素体脾虚,运化失职,水湿内停,聚湿成痰;或肺气不宣,不津不得通调,孕后胎体渐大,阻碍气机,水湿停滞化为痰浊;或肾阳虚不能化气行水,水泛而为痰浊。痰浊壅盛,清阳不升,浊阴不降,清窍失养,发为眩晕。

[临床证候]妊娠中后期头晕目眩,时发眼花目暗,头重胸闷泛恶,时吐痰涎,口淡或口黏,

食欲不振,或有下肢浮肿,舌淡,苔白腻,脉缓滑。

[辨证依据]

(1)素体脾肾阳虚史。

(2)孕期突发眩晕。

(3)泛恶吐涎,食欲不振,舌淡,苔白,脉缓滑。

[治疗原则]化湿祛痰。

[方药选用]半夏白术天麻汤(方见月经前后诸证)加钩藤、丹参。

三、气血虚弱证

[病因病机]素体气血虚弱,孕后气以载胎,血以养胎,因孕重虚,气血更感不足。气虚则清阳不升,血虚则脑失所养,遂致妊娠眩晕。

[临床证候]妊娠期突然头晕目眩,眼前发黑,天旋地转,站立不稳,闭目养神片刻便可缓解,继则心悸疲乏或头汗出,数日 1 次或日发数次,面色㿠白无华或萎黄,少寐,食欲不振,舌淡嫩,苔白,脉细弱滑。

[辨证依据]

(1)气血虚弱史。

(2)孕期突发头晕目眩,片刻便止。

(3)心悸疲乏,舌淡嫩,脉细弱。

[治疗原则]补气升阳,养血益阴。

[方药选用]八珍汤(方见胎儿生长受限)加黄芪、何首乌、钩藤。

并可用归脾丸(方见月经先期)补益心脾,调补气血。

【转归与预后】

妊娠眩晕一证属气血虚弱,眩晕而无血压升高者,症情较轻,预后良好。如为肝阳上亢证或脾虚肝旺所致妊娠眩晕,伴有血压升高或高血压、蛋白尿。妊娠眩晕可为先兆子痫之征,必须及早诊治。

第十五节　妊娠痫证(子痫前期、子痫)

怀子而病痫,名子痫。子痫发作多在妊娠晚期或正值产时或新产后。孕产妇忽然眩晕倒仆,目呆头倾,两臂屈曲,两手紧握,两脚内转,即强直性抽搐,剧烈颤动,双目上视,牙关紧闭,面色青紫,经 15 秒至 2 分钟抽搐停止,全身肌肉松弛,昏不知人,须臾醒,醒复发,甚或昏迷不醒,称子痫,又称妊娠痫证。

子痫是由子痫前期(又称"先兆子痫")发展而来。子痫前期往往出现子肿、子晕,并见前驱症状如头晕、视物不清、上腹不适、胸闷呕恶、面浮肢肿等。检查可有高血压、蛋白尿、水肿等三大特征或居其二。

中医学虽无子痫前期之名,但从古医籍对妊娠痫证的症状描述及医案记录的发病经过来看,已认识到子痫前期的存在。如《坤元是保》云:"眩晕冷麻,甚至昏倒仆地者为子痫。人不易识,但验其平日眼目昏乱,认白为黑,认黑为白者是也。"《杏轩医案》云:"吾郡别驾向公,宅中一仆妇,重身九月,偶患头痛,医作外感治,其痛益甚,呕吐汗淋,至二鼓时,忽神迷肢掣,目吊口噤,乍作乍止……入视抽搐形状,诊脉虚弦劲急,谓曰:此子痫证也……其病初头痛者即内风欲动之征也,医家误作外风,浪投疏散,致变若此。"

子痫前期、子痫发作是一个疾病发展的不同阶段,本节合并论述。西医学过去曾称妊娠中毒症、妊娠高血压综合征,简称妊高征,现又改称妊娠期高血压疾病。子痫前期、子痫是孕产妇及围产儿死亡的主要原因,也是中西医结合研究的重要课题。

【致病机制】

主要病机是阴血不足,肝阳上亢,亢极风动,发为子痫。如孕妇肝肾或脾胃素虚,因孕重虚,阴血更为不足,肝失濡养则肝阳上亢;也有孕后七情内伤,恚怒伤肝而致肝阳上亢者。亢则阳化风动;或水不济火,心肝火盛,风助火威,风火相煽,发为子痫。或湿聚成痰,痰火交炽,蒙蔽清窍;也有火灼成瘀,瘀阻血行,脏腑失养发为子痫。如此多脏受累,因果相干,证情错杂。本病以脏腑虚损、阴血不足为本,风、火、痰、瘀为标。

西医学对本病机制的认识至今尚未完全阐明。国内外大部分研究集中在子痫前期—子痫的病因和发病机制。目前认为起源于胎盘病理生理改变,进一步导致全身血管内皮细胞损伤,后者引起子痫前期的一系列临床症状。子痫前期—子痫的发病机制可能与遗传易感性、免疫适应不良、胎盘缺血和氧化应激反应有关。

【诊断与鉴别诊断】

一、诊断

(一)临床表现

子痫前期大多在子肿、子晕的基础上出现头晕头痛、视物不清、烦躁不安、胸闷呕恶等症状。

如子痫前期症状未能控制,可在产前、产时或产后发为子痫,出现全身肌肉强烈抽搐等症,严重者抽搐后一直陷入昏迷状态或抽搐反复发作。

(二)检查

1.血压

至少出现 2 次血压升高(≥140/90 mmHg),其间隔时间≥6 小时才能确诊。血压较基础压升高 30/15 mmHg,但低于 140/90 mmHg,不作为诊断依据,需密切观察。

2.尿蛋白

尿常规中有蛋白尿或尿蛋白含量 24 小时≥5 g。

3.眼底检查

可直接观察到视网膜小动脉的痉挛程度。

4.主要脏器

检查心、脑、肝、肾功能,预防衰竭。

5.胎心音

经常听胎心音,密切观察产科进展情况,胎儿成熟时,尽快促其分娩。

二、鉴别诊断

1.癫痫

发作时出现突然倒仆、口吐涎沫、全身抽动、颜面青紫等,与子痫相类似。但癫痫有旧病史可查,大发作时常有六畜之声,且抽搐时间不一,发作前后一如常人。而子痫发作前多有高血压、水肿、蛋白尿和其他先兆征,发作时"须臾醒,醒复发",甚至持续昏迷。《沈氏女科辑要》云:"子痫为病……与其他癫痫发作有时,恒为终身痼疾者不同。"提出了两病的扼要鉴别。

2.厥证

以突然昏仆、不省人事、四肢厥冷为主症,无全身强直、牙关紧闭和四肢抽搐等可作鉴别。

【因、证、辨、治】

子痫重在预防。在子肿、子晕尤在子痫前期阶段应积极治疗,防止其发展为子痫。

一、阴虚肝旺证

[病因病机]素体肝肾阴不足,阴血亏虚,孕后精血聚下以养胎,阴血益感不足。肾藏精,肝藏血,阴虚则水不涵木,血虚则肝失所养,肝阳偏亢。

[临床证候]妊娠中晚期头晕目眩,头痛头胀,耳鸣腰酸,口干咽燥,烦躁不安,手指发麻,尿少便秘,舌红有裂纹,脉弦滑数。

[辨证依据]

(1)有阴虚肝旺史。

(2)孕中晚期头晕目眩,头痛,烦躁,舌红,脉弦滑数。

[治疗原则]滋阴养血,平肝潜阳。

[方药选用]二至丸(方见经间期出血)合杞菊地黄丸(方见月经前后诸证)加石决明、钩藤、白芍、丹参、赤芍。

二、脾虚肝旺证

[病因病机]素体脾胃虚弱,或脾虚肝旺,水湿内停,津液不得敷布,孕后血聚养胎,肝血更亏;或胎体渐大,气机升降不利,湿从内生,阴滞经隧,泛溢肌肤四末而致眩晕、肿胀等证。

[临床证候]妊娠中晚期面目肢体浮肿,头晕目眩或头痛头麻,胸闷泛恶,纳谷不馨,神疲乏力,大便不实,舌淡胖,脉缓滑或弦滑。

[辨证依据]

(1)素体脾虚肝旺。

(2)孕中晚期有眩晕、肢肿、胸闷、泛恶等全身症,舌淡胖,脉缓滑。

[治疗原则]健脾行水,平肝潜阳。

[方药选用]全生白术散(方见子肿)加石决明、白芍、钩藤、益母草、丹参、赤芍。

上述两证为子痫前期阶段。

三、肝风内动证

[病因病机]素体阴虚,孕后精血聚以养胎,肾精益亏,肝失所养,肝阳上亢;或孕后恚怒伤肝,致肝阳上亢,亢极火盛风动,阴亏于下,君火失济,心火内动,风火相煽,发为子痫。

[临床证候]妊娠后期或正值分娩时或产后1~2日,头晕头痛,视物不清,烦躁不安,颜面

潮红,突发全身抽搐,牙关紧闭,甚则昏不知人,舌红或绛,苔薄黄,脉弦滑数。

[辨证依据]

(1)素体肝肾阴虚。

(2)头晕头痛,视物不清,抽搐,或昏不知人。

(3)舌红或绛,苔薄黄,脉弦滑数。

[治疗原则]平肝熄风止痉。

[方药选用]羚角钩藤汤《重订通俗伤寒论》)加赤芍、全蝎、葛根。

羚羊角　钩藤　桑叶　菊花　贝母　竹茹　生地黄　白芍　茯神　甘草

对昏迷不醒者,可鼻饲给药或用安宫牛黄丸(《温病条辨》)溶化灌服。

牛黄　郁金　犀角(水牛角)　黄芩　黄连　雄黄　栀子　朱砂　冰片　麝香　珍珠

四、痰火上扰证

[病因病机]素体阴虚,因孕重虚,阴虚生内热,热灼津液,炼液成痰;或脾虚湿盛,聚液成痰,痰火交炽,上扰清窍,发为子痫。

[临床证候]妊娠晚期或产时或新产后头晕头重,胸闷泛恶,忽然倒仆,全身抽搐,口噤,昏不知人,气粗痰鸣,舌红,苔黄腻,脉弦滑。

[辨证依据]

(1)素体阴虚,或脾虚湿盛。

(2)孕中晚期头重痰鸣,胸闷泛恶,抽搐等。

(3)舌红,苔黄腻,脉弦滑。

[治疗原则]清热豁痰,开窍止痉。

[方药选用]

(1)半夏白术天麻汤(方见月经前后诸证)加葛根、丹参、竹沥。

(2)安宫牛黄丸,每次1丸,每日1次,溶化分2次灌服。

上述各证型,如出现面色暗滞,舌暗有瘀斑瘀点,则为瘀血阻滞,辨证为夹瘀证,可在原方中加当归、川芎、丹参、桃仁、赤芍等活血化瘀之品,以改善微循环。

如反复抽搐、昏迷不醒、血压低者,需中西医结合抢救。注意血液、生化、肝、肾、心、肺的检测,防止酸中毒及脏腑功能衰竭。

子痫患者常于抽搐后自然作产,且产程快,必须尽快做好分娩处理。如病情稳定,仍未作产,必要时可终止妊娠。产后仍需预防产后子痫的发生。

【其他疗法】

(一)中成药

根据病情可分别选用安宫牛黄丸、至宝丹、紫雪丹等。

(二)单方验方

羚羊角粉3g,用竹沥汁送服。

(三)针灸

抽搐者,针刺曲池、合谷、人中、承山、太冲;昏迷者,针刺人中、百会、涌泉、风池。

【转归与预后】

子痫如发展到心、脑、肝、肾功能衰竭，可致孕产妇死亡，预后不良。病后可能遗留高血压和肾脏损害，再次妊娠还会复发子痫。

对胎儿可由于胎盘病变、子宫胎盘供血不足、胎盘功能减退使胎儿过小、窘迫、早产，甚至胎死腹中。

【预防与调护】

(1)做好计划生育，提倡一对夫妇生一个孩子。因为多产妇和年龄较大的初产妇，妊高征的发病率较高。

(2)做好围产期保健，及时处理并发症。

(3)及早诊治子肿、子晕病证及先兆子痫，是预防子痫的重要环节。

(4)子痫前期必须住院严密观察病情变化，认真护理。

①绝对卧床休息、避免声、光刺激，进低盐饮食。

②每4小时测血压1次，每日做尿分析、记录出入量，做眼底检查、血液生化测定。

(5)子痫应专人护理，单人暗室，加床档以防或抽搐发作时从床上摔下。取出活动假牙，备好卷有纱布的压舌板，抽搐时放入口中，防止唇舌咬伤。昏迷时取头低侧卧位，禁食。保持呼吸道通畅，防止吸入性肺炎。鼻饲给药，每小时测血压、脉搏、呼吸和体温，停留尿管，记出入量。

第十六节　妊娠期肝内胆汁淤积症

妊娠期肝内胆汁淤积症是妊娠期特有的并发症，是以妊娠中晚期出现瘙痒、黄疸，或伴肝功能损害、高胆酸血症为特征的产科疾病。有家族多发倾向，占分娩总数的2％～3％。可引起流产、早产、死产、胎儿宫内窘迫、产后出血等，严重影响母婴健康，属于高危妊娠。

妊娠期肝内胆汁淤积症发病率在各个国家及种族有很大差异。多发生于妊娠中、晚期，也可于妊娠12周前发病。患者的年龄，有报道为21～36岁。有统计于第1胎发病者占88.4％，因我国计划生育，提倡只生一胎，故第2胎以上比例相对减少。但在个案报道中，多系再次妊娠复发的病例。

中医学中无此病名，散见于"妊娠黄疸""妊娠身痒""胎死腹中"等病证。

【致病机制】

主要与湿热、血虚、营卫不调有关。多由风、湿、热、虫等邪客于肌肤，气血不和；或湿热熏蒸肝胆，影响肝胆疏泄，胆液外溢浸渍肌肤；也可因孕后血虚生风化燥，肌肤失养所致。

西医学认为病因尚不清楚，可能与雌激素水平增高、肝脏中酶的异常引起胆红素代谢异常、免疫功能的改变、遗传及环境等因素有关。

妊娠期血中雌激素水平增高，导致肝细胞分泌的异常，为肝内胆汁淤积的产生提供了基础。而雌激素水平增高又可抑制毛细血管的 Na^+-K^+-ATP 酶系统，致胆汁在毛细胆管的排泄发生障碍,使血中胆红素升高,皮肤出现黄疸。雌激素可增加毛细胆管的通透性,使胆汁中水分向血中反向外渗,导致胆汁减少,胆汁黏稠度增加,胆酸排泄受阻,形成胆栓,引起肝内胆汁郁积及血中胆酸浓度明显增高。胆酸积存于皮下,刺激皮肤感觉神经末梢引起瘙痒。

【诊断与鉴别诊断】

一、诊断

(一)临床表现

妊娠期皮肤瘙痒,部分患者可出现黄疸,可伴有轻度消化道症状。瘙痒往往为首发症状,一般出现在手掌、脚趾,然后延伸至小腿、大腿、上臂、背部、胸部和腹部,也可以涉及面部、颈部和耳郭。大约80%患者瘙痒发生在妊娠30周后,少数可出现在妊娠早期。瘙痒多在分娩后1～2日迅速消失,少数持续至产后1周左右。20%～50%的患者有轻度黄疸,极个别与瘙痒同时出现,分娩后数日黄疸可消退。严重瘙痒可引起失眠和情绪改变,有倦怠、乏力、消化不良,偶有恶心、呕吐及临床症状不明显的脂肪痢。

(二)检查

1.全身检查

无急性或慢性肝病体征,可有小蜘蛛痣和肝脏肿大,质软,可有轻压痛,有时可扪及肝的边缘,部分胆囊容积增大。皮肤常见抓痕。

2.产科检查

注意胎儿宫内缺氧情况(胎动、胎心、羊水的改变)。

3.实验室检查

血清胆酸浓度显著升高或伴肝功能丙氨酸氨基转移酶轻、中度升高,有黄疸者血清总胆红素、1分钟胆红素增高。

其症状、体征及生化异常在产后迅速消失或恢复正常。

二、鉴别诊断

1.妊娠期风疹

风疹是一种风疹病毒引起的全身发疹性疾病,多发于冬春季节。发病前,一般只有轻微发热、喷嚏、流涕、咳嗽、咽痛、饮食欠佳等症状,1～2日即身发淡红色小斑丘疹,首先出现在脸面、颈项,迅速分散至躯干、四肢及全身,但不累及手掌及足底。稍有痒感。2日内身热消退,3～4日红疹全消,而无脱屑。

【因、证、辨、治】

治疗以滋阴养血、疏风止痒、清热利湿、退黄安胎为治则,根据不同证型有所偏重,以瘙痒为主,黄疸轻或不明显者以滋阴养血、疏风止痒为主,佐以清热利湿、退黄安胎;对因湿热内蕴引起黄疸明显者,则应以清热利湿、退黄为主,佐以养血安胎之品。

遣方用药应注意滋补养血不要过于滋腻,适量加理气行滞之品,以免阻滞气机,加重黄疸。利湿不要过于滑利逐水,以免伤胎,并酌情给予养血、补肾安胎之品。

一、湿热证

[病因病机]素体脾虚,孕后气机受阻,脾不健运,水湿滞留,又因孕后血下聚养胎,阴血偏虚,阳气偏亢,使湿从热化,致湿热为患,湿热熏蒸肝胆,影响肝胆疏泄,以致胆液不循常道,外溢浸渍肌肤而成本病。

[临床证候]妊娠后皮肤瘙痒,或身目俱黄,黄色鲜明,口干口苦,胃纳欠佳,小便短少,大便秘结,苔黄腻,脉滑数。

[辨证依据]

(1)妊娠后皮肤瘙痒,或身目俱黄,黄色鲜明。

(2)口干口苦。

(3)苔黄腻,脉滑数。

[治疗原则]清热健脾,利湿退黄。

[方药选用]茵陈蒿汤(《伤寒论》)合五苓散(《伤寒论》)加减。

茵陈蒿 栀子 大黄

桂枝 白术 茯苓 猪苓 泽泻

二、血虚风燥证

[病因病机]素体血虚,孕后阴血下聚以养胎元,更感阴血不足。血虚不能营养肌肤,肤失濡润,化燥生风,风胜则痒。

[临床证候]妊娠后皮肤瘙痒,无疹,日轻夜重,或劳累后加重,甚则剧痒难忍,坐卧不安,烦躁失眠,舌淡,苔白,脉细滑弦。

[辨证依据]

(1)有血虚史。

(2)皮肤瘙痒。

(3)烦躁失眠。

(4)舌淡,苔白,脉细滑弦。

[治疗原则]养血祛风,滋养肝肾。

[选用方药]当归地黄饮子(《证治准绳》)合二至丸(方见经间期出血)。

当归 川芎 白芍 生地黄 防风 荆芥 黄芪 甘草 蒺藜 何首乌

【转归与预后】

本病可引起流产、早产、死产、胎儿宫内窘迫、产后出血等症,严重影响母婴健康,已被列入高危妊娠,要及时治疗。

【预防与调护】

(1)定期产前检查,及早治疗。

(2)饮食忌辛辣厚味,加强营养。

第十七节　母胎血型不合

母胎血型不合是妊娠期间孕妇与胎儿之间，因血型不合而产生的同族血型免疫性疾病。临床常见的类型有 ABO 母胎血型不合及 Rh 母胎血型不合，其发病机制基本相同，临床可表现为流产、死胎、新生儿溶血、新生儿早发性黄疸、心力衰竭或核黄疸后遗症。

中医学没有母胎血型不合的病名，根据其临床表现，可归属胎漏、胎动不安、堕胎、小产、滑胎、胎黄等范畴。

【致病机制】

病因病机主要是胎气不和，瘀热内结，阻滞冲任，胞胎失养。如素体脾虚，孕后饮食不节，胎气不和，失于运化，水湿内留，久而蕴成湿热，气机阻滞，胎失所养。瘀热、湿热蕴积胞中，酿成胎毒，以致胎元不固而发生胎动不安，甚至堕胎、小产、死胎、滑胎等。

西医学对本病的认识如下。

胎儿从父亲和母亲各接受一半基因成分，因此可能与其母亲有不同的血型。在妊娠期可有少许的绒毛破坏，妊娠高血压、前置胎盘、胎盘早剥、外倒转术、腹部外伤、羊水穿刺、取胎儿血及取绒毛可能会加重这种损伤，胎儿红细胞可进入母体，分娩过程中强烈的子宫收缩，绒毛受到破坏，母体血窦开放，使得胎儿血液进入母体，发生经胎盘母儿间出血。缺乏某种胎儿血型抗原的母体被此抗原致敏后产生相应的抗体，孕妇的血型特异性抗体有通过胎盘进入胎儿血液循环，与胎儿红细胞发生免疫反应，使红细胞凝集破坏，引起胎儿、新生儿溶血性疾病（hemolytic disease of the fetus and newborn，HDFN）。

ABO 血型不合约 99 ％发生于母亲 O 型胎儿为 A 或 B 型的妊娠中。50 ％可以在第 1 胎发病，这是因为 A、B 抗原存在于自然界的食物、植物、细菌中，O 型血孕妇可以在孕前接触这些抗原而致敏，妊娠后 IgG 抗体进入胎儿体内而致病。ABO 血型不合的发生率高，但发生 HDFN 者只有 10 ％，并且多数新生儿溶血病的症状也较轻。

Rh 血型不合所致 HDFN 发生在母亲 Rh 阴性而胎儿 Rh 阳性者。第 1 次怀有 Rh 阳性胎儿时，胎儿 Rh 阳性红细胞可能进入母体循环中，引起较弱的原发性免疫反应。当第 2 次妊娠后，母体再次接触 Rh 阳性抗原时，其主要记忆 B 细胞迅速反应而产生 IgG 抗体（通常仅需几日）。母体的 IgG 通过胎盘进入胎儿循环，与胎儿红细胞结合而导致红细胞破坏。绝大多数 Rh 血型不合所致的 HDFN 不在第 1 胎发病，极少数初次妊娠会产生 Rh-IgG 抗体的妇女可能是自身在子宫内已被致敏或曾接受过输血的缘故。

【诊断与鉴别诊断】

一、诊断

（一）病史

孕妇有分娩过黄疸或水肿新生儿史，或有流产、早产、胎死宫内史，或孕前曾接受输血。夫妇之间 ABO 或（和）Rh 血型不合。

1.ABO 血型不合

如妻子血型为 O 型,丈夫血型为 A、B 或 AB 者为多见;偶见于妻子为 A 或 B 型,丈夫为 B 或 A 或 AB;还有少数罕见的母儿血型不合如 MN 血型等。

2.Rh 血型不合

妻子为 Rh 阴性,丈夫为 Rh 阳性为多见,极少数妻子虽然是 Rh 阳性即 D 阳性,但还存在 Rh 系统其他少见因子不合如 E、C 的不合,需要做 CcDEe 抗体的测定,以便确定血型不合的类型。

(二)检查

1.血型抗体的测定

(1) ABO 血型不合:检查母体的免疫抗体,即抗 A 或抗 B 抗体。免疫抗 A 或抗 B 抗体滴度达到 1∶64,可疑胎儿溶血;抗体滴度达到 1∶512,胎儿有溶血。但是 ABO 血型不合,母亲免疫抗 A 或抗 B 抗体滴度的高低不一定与胎儿溶血程度成正比,还应该做间接抗人球蛋白试验,必要时做羊水 AOD450 检查。

(2) Rh 血型不合:首先做间接抗球蛋白试验(Coombs test),阳性者再做抗 D 抗体滴度的测定,抗 D 抗体滴度自 1∶2 即有意义。如抗 D 滴度达到 1∶16,胎儿溶血情况加重,需要做羊水检查,以便进一步确定胎儿溶血严重程度。Rh 血型不合的抗 D 滴度与胎儿溶血程度成正比,与胎儿水肿死亡危险也有关。

(3)血型抗体检查时间:孕前、初诊以后每隔 2～4 周检查 1 次,ABO 血型不合的胎儿溶血程度比 Rh 血型不合者轻,孕周愈短,胎儿溶血也愈轻。可根据血型不合的类型、孕周、其他监测胎儿溶血指征,以及既往孕产史,适当掌握检查血清抗体的时间间隔。

2.羊水 AOD450(光密度)的测定

当孕妇血清血型抗体达到一定高度时,如 Rh 血型不合之抗 D 抗体达到 1∶16,则需做羊水穿刺。B 超检查发现胎儿水肿,无论哪种血型不合都应考虑做羊水穿刺。正常羊水呈无色透明,或混有少许乳白色胎脂。胎儿溶血后羊水变黄,溶血程度愈重羊水胆红素愈高,羊水愈黄。应用分光光度计,通过观察羊水在光密度为 450 nm 处(AOD450)的值计算,确定胎儿溶血度。任何时候 AOD450 值在 I 区,说明胎儿无溶血或轻度溶血,在 II 区提示中度溶血,羊水 AOD450 值进入 III 区提示胎儿溶血严重,有死亡危险,需要立即处理。

3.B 超检查

2～4 周检查 1 次,必要时每周 1 次。胎儿水肿表现是皮肤厚,严重时出现腹水、胸腔积液,四肢展开,腹围大,肺脏小,肝脾大。胎盘增厚且大,也有水肿表现。B 超可以进行胎盘定位,协助确定羊水穿刺点,发现及排除其他胎儿畸形。

4.电子胎心监护

妊娠 30 周起进行。如出现正弦波形,说明胎儿贫血缺氧。

5.脐带血管穿刺

在进行脐血管换血或输血时,取样检查胎儿血型、Rh 因子、血红蛋白、胆红素,监测溶血度和检查治疗效果。属于有创检查,具有一定风险。

6.新生儿出生后溶血症诊断和溶血程度的监测

(1)体检:有溶血症的新生儿皮肤苍白,迅速出现黄疸,容易发生窒息,心率快,呼吸急促,继之口周青紫,心力衰竭,全身皮肤水肿,肝脾肿大,腹水。如胎儿期未发生水肿,生后迅速出现黄疸,并且进展迅速,多数在24~48小时内达高峰。

(2)脐带血:检查血型、Rh因子、胆红素、直接Coombs test。此外,对ABO血型不合者,尚需做脐血清游离抗体和红细胞释放抗体试验,以便确定免疫抗A或(和)抗B抗体滴度;Rh血型不合时,检查脐血清抗D抗体滴度。

(3)外周血:血红蛋白、血细胞比容、网织及有核红细胞计数。

(4)胆红素随查:48小时内密切观察新生儿胆红素变化,如果间接胆红素达到340 $\mu mol/L$,则有换血指征。

二、鉴别诊断

1.胎儿水肿

除母儿血型不合外,遗传性血液系统溶血性疾病也可造成胎儿水肿、心力衰竭,但母血Coombs应为阴性。还有原因不明非免疫性水肿儿,通过夫妇血型及孕妇Coombs化验加以排除。

2.新生儿黄疸

注意排除其他可能致新生儿黄疸的原因。溶血症的新生儿黄疸进展快,发生早,严重者出生时即有贫血及肝脾大,一系列化验检查可确定新生儿溶血症。

【因、证、辨、治】

多采取产前预防治疗及产后补救治疗两个阶段,产前预防治疗多采用益气养血、补肾安胎之法;产后补救治疗则以清热利湿、活血化瘀之法为主。

一、肾虚证

[病因病机]母儿血型不合,冲任受损;加之因先天禀赋不足,或房劳多产,孕后房事不节而伤肾。肾精不足,冲任亏损,不能养胎;肾冲任不固,不能固胎,以致本病。

[临床证候]因母儿血型不合有多次流产、早产、死胎史,平素腰膝酸软,头晕耳鸣,小便频数,孕后诸症加重,舌淡,苔白,脉沉弱。

[辨证依据]

(1)母儿血型不合史。

(2)平素腰膝酸软,头晕耳鸣,小便频数,孕后诸症加重。

(3)舌淡,苔白,脉沉弱。

[治疗原则]益肾和营,固冲安胎。

[方药选用]归肾丸(方见月经先期)。

在孕期有阴道流血,伴腰酸腹痛者,加续断、白芍;腰膝酸软,头晕耳鸣,手足心热者,加女贞子、墨旱莲。

二、气血虚弱证

[病因病机]母儿血型不合,损及冲任,加之母体素体虚弱,或因饮食劳倦、忧思过度损伤脾胃,以致气血化源不足,冲任亏虚,血海不充,不能养胎,而发生堕胎、小产、滑胎等。

[临床证候]因母儿血型不合患者有多次自然流产、早产、死胎史,平素面色萎黄,头晕心悸,气短懒言,倦怠无力,孕后诸症加重,舌淡,苔白,脉细无力。

[辨证依据]

(1)因母儿血型不合有多次流产、早产、死胎史。

(2)平素面色萎黄,气短懒言,倦怠无力,孕后诸症加重。

(3)舌淡,苔白,脉细无力。

[治疗原则]益气养血,调补冲任。

[方药选用]胎元饮(方见流产)。

孕后腰膝酸软,阴道下血,腹痛者,去当归,加桑寄生、续断、阿胶、炒艾叶;食少,大便溏,苔白腻者,加砂仁、山药。

三、湿热证

[病因病机]母儿血型不合,影响冲任功能,加之孕后外感湿热;或因脾虚生湿,郁久化热;或因饮食不节,酿生湿热。湿热蕴阻,冲任更伤,胎失所养,而发生堕胎、小产、滑胎。

[临床证候]因母儿血型不合有多次流产、早产、死胎、新生儿黄疸史,平素带多色黄,孕后脘腹痞闷,口苦,下腹部时有隐痛,小便黄赤,舌苔黄腻,脉滑数。

[辨证依据]

(1)因母儿血型不合有多次流产、早产、死胎、新生儿黄疸史。

(2)孕后脘腹痞闷,口苦,下腹部时有隐痛,小便黄赤。

(3)舌苔黄腻,脉滑数。

[治疗原则]清热利湿,养血安胎。

[方药选用]茵陈蒿汤(方见妊娠期肝内胆汁郁积症)加味。

临床可加黄芪、党参、白术、白芍、当归、续断等以益气养血,补肾安胎。

此外,作为产后补救治疗,对新生儿脐血中 IgG 抗体含量较高者,生后即可服加减茵陈蒿汤。对已发生新生儿溶血症的患儿进行辨证用药,常见类型有湿热胎黄、瘀血胎黄、寒湿胎黄等,详见《儿科学》。

【其他治疗】

西医主要在出生后对新生儿治疗,考虑到宫内治疗的风险性、有效性,以及花费效益比,对严重胎儿进行母儿的治疗,如对胎儿输血、换血,母亲换血浆,以及 γ 球蛋白治疗。

(一)孕前治疗

ABO 血型不合,妊娠前做免疫抗 A 或免疫抗 B 抗体检查,如果抗体滴度≥1∶64,应进行治疗或观察,直至免疫抗 A 或抗 B 抗体滴度下降<1∶64,再开始妊娠。

(二)胎儿治疗

胎儿宫内输血或换血:胎儿宫内输血有两条途径,即胎儿腹腔内输血和脐静脉输血。宫内输血或换血指征:水肿儿,羊水 AOD450 在第三区,胎儿尚未成熟,出生后尚不能成活。

(三)终止妊娠时间和方式

根据病史,母亲血清抗 D 滴度,羊水 AOD450 的趋势。轻度:不超过预产期,无其他剖宫产指征可以阴道分娩,产程中胎心监护。重度:宫内输血,维持妊娠 32～33 周,有条件的医院可以更早终止妊娠,检测羊水胎肺成熟度,给予地塞米松促胎肺成熟,剖宫产。

(四)妊娠期母亲的治疗

1.药物

铁剂、叶酸、维生素 E、维生素 C、维生素 B_{12}。

2.血浆置换

置换出带有血型抗体的血清,每周 110～115 L。

【转归与预后】

本病轻者经过精心治疗,预后好。严重者发生胎儿贫血、水肿、胎死宫内、流产。发生新生儿溶血的围产儿死亡率高,即使存活下来也会因核黄疸后遗症而致残率高。

【预防与调护】

(1)母亲预防注射:Rh 母儿血型不合母亲,间接 Coombs test 阴性,分别于妊娠 28 周、34 周、产后 72 小时内,肌注抗 D 免疫球蛋白 300 µg。如果经济条件不允许,应于产后注射 1 次,羊水穿刺、流产、早产后也应注射抗 D 免疫球蛋白,以便保护母亲和下一次妊娠。

(2)中药预培其损。

(3)早诊断,早治疗。

第十八节 妊娠小便淋痛

妊娠期间出现尿频、尿急、淋漓涩痛等症状者,称妊娠小便淋痛,亦称子淋。本病首见于《金匮要略·妇人妊娠脉证并治》,曰:"妊娠小便难,饮食如故,当归贝母苦参丸主之。"

妊娠合并泌尿系感染属本病范畴。

【致病机制】

主要机制为膀胱积热,气化失常所致。由于素体阴虚,孕后阴血下聚以养胎,虚热亢盛;或素体阳盛;或孕后过用温补辛燥之品;或感受热邪,热迫膀胱,气化失常,水道不利。

【诊断与鉴别诊断】

一、诊断

(一)病史

孕前可有尿频、尿急、淋漓涩痛的病史,或孕期不洁性交史。

(二)临床表现

妊娠期间出现尿频、尿急、淋漓涩痛。

(三)检查

1.全身检查及妇科检查

无异常发现。

2.辅助检查

尿常规检查白细胞升高,中段尿培养细菌数可增多。

二、鉴别诊断

转胞妊娠小便不通,称转胞。由于小便不通的程度不尽相同,可出现排尿困难或淋漓而下之症,与子淋相类。但遗尿无尿痛灼热感。

【因、证、辨、治】

子淋一病,多因于热,然有虚实之别。实热者,小便艰涩而不利,尿道灼热而痛,小便短赤;虚热者,小便淋沥不爽,溺后尿道刺痛不适,尿量如常,色淡黄。治疗子淋以清润安胎为主,使膀胱气化如常而不伤胎元,慎用苦寒滑利之品。

一、阴虚内热证

[病因病机]素体阴虚,孕后阴血下聚养胎,阴精益亏,虚火内生,移热膀胱,灼伤津液,气化不行,水道不利,发为子淋。

[临床证候]妊娠数月,小便频数,淋漓灼痛,量少,色深黄,形体消瘦,两颧潮红,午后潮热,手足心热,心烦不寐,大便不畅,舌红,少苔,脉细滑数。

[辨证依据]

(1)素体阴虚。

(2)孕后小便频数,淋漓灼痛,午后潮热。

(3)舌红,少苔,脉细滑数。

[治疗原则]滋阴清热,泻火通淋。

[方药选用]知柏地黄丸(方见月经后期)加麦冬、五味子、车前草。

二、膀胱湿热证

[病因病机]摄生不慎,湿热蕴结,灼伤膀胱津液,则小便淋漓涩痛。

[临床证候]妊娠期间突感小便黄短赤,艰涩不利,灼热刺痛,面色垢黄,口干不多引饮,胸闷食少,舌红,苔黄腻,脉滑数。

[辨证依据]

(1)素体湿热,或孕后阴户外感湿热之邪。

(2)小便黄短赤,刺痛,口干不多引饮。

(3)舌红,苔黄腻,脉滑数。

[治疗原则]清热利湿通淋。

[方药选用]加味五淋散(《医宗金鉴》)。

黑栀子　赤茯苓　当归　白芍　黄芩　甘草梢　生地黄　泽泻　车前子　木通　滑石

其中滑石一味,因其性滑利,易动胎气;木通苦寒通利,但量大有可能损害肾功,临证需慎用。

三、心火偏亢证

[病因病机]素体阳盛,或过食辛热助阳,孕后血养胎元,阴不济阳,心火偏亢,移热小肠,传入膀胱,灼伤津液,则为子淋。

[临床证候]妊娠期间突然出现尿频、尿急、尿痛,尿道灼热,小便短赤,小腹拘急,面赤心烦,口干渴,或口舌生疮,舌尖红或舌尖边溃疡,苔黄而干,脉细滑数。

[辨证依据]

（1）素体阳盛，或孕后过食辛热

（2）尿频、尿急、尿痛，尿道灼热，小便短赤。

（3）面赤心烦，口干渴，或口舌生疮。

（4）舌尖红或舌尖边溃疡，苔黄而干，脉细滑数。

[治疗原则]清心泻火通淋。

[方药选用]导赤散（方见月经前后诸证）加玄参、麦冬。

尿道热痛甚者，加栀子、连翘、蒲公英、大蓟、小蓟；心烦，口舌生疮、溃烂甚者，加黄芩、栀子、黄连、莲子心；热甚伤津，口干渴者，加石斛、天冬、北沙参、玉竹、天花粉。

【转归与预后】

本病预后良好。

【预防与调护】

（1）孕期注意阴部卫生，尤需节制性生活，预防湿热秽浊之邪上犯膀胱。

（2）多饮开水，有发热者在治疗时要卧床休息。

（3）饮食宜清淡，不食煎炒燥热辛辣之品。

第十九节　妊娠小便不通

妊娠期间小便不通，甚至小腹胀急疼痛，心烦不得卧，称妊娠小便不通，又名转胞或胞转。大多发生在妊娠晚期或临产时。

本病首见于《金匮要略·妇人杂病脉证并治》，曰："妇人病饮食如故，烦热不得卧，而反倚息者，何也？师曰：此名转胞，不得溺也，以胞系了戾，故致此病，但利小便则愈，宜肾气丸主之。"此条原文虽寥寥数语，但却清晰地勾勒出转胞病证的脉因证治。小便不通为转胞的主要表现，而胞系了戾为其病因病机。其后，历代医家对转胞的证治有颇多不同见解。

西医学称妊娠合并尿潴留。

【致病机制】

主要是胎气下坠，压迫膀胱，水道不利，小便不得出。《黄帝内经·素问·灵兰秘典论》云："膀胱者，州都之官，津液藏焉，气化则能出矣。"如素体中气不足，或肾气虚弱，孕后无力举胎、载胎，胎压膀胱，州都气化失常，则发为妊娠小便不通。

西医学认为妊娠合并尿潴留可由各种原因所致，如增大的子宫压迫膀胱等。

【诊断与鉴别诊断】

一、诊断

（一）临床表现

妊娠期小便不通，甚至小腹胀急疼痛，坐卧不宁。

(二)检查

1.产科检查

小腹部有压痛。

2.辅助检查

导尿后小便分析基本无异常。

二、鉴别诊断

与子淋鉴别。

【因、证、辨、治】

本病多为本虚标实证。治疗以补气升提或温肾化气为主,稍佐以淡渗利水之品,不宜妄用通利,以免损伤胎元。应急时可辅以导尿。

一、气虚证

[病因病机]孕妇素体虚弱,中气不足,胎体渐大,因孕重虚,无力举胎,胎重下压,小便不得出。

[临床证候]妊娠期间小便不通,或淋漓点滴而无尿,小腹胀急而疼痛,坐卧不安,面色㿠白,神疲,头重眩晕,气短懒言,大便不爽,舌淡,苔薄白,脉细滑略缓。

[辨证依据]

(1)有中气不足史。

(2)妊娠期间,小便不通。

(3)面色㿠白,神疲气短。

(4)舌淡,苔薄白,脉细滑略缓。

[治疗原则]补气升提举胎。

[方药选用]益气导溺汤(《中医妇科治疗学》)。

党参　白术　升麻　扁豆　茯苓　桔梗　乌药　桂枝　通草

二、肾虚证

[病因病机]素体肾虚,或孕后不节房事伤肾,胞系于肾,则肾虚益甚,系胞无力,胎压膀胱;或肾虚不能化气行水,遂致小便不通。

[临床证候]妊娠小便癃闭不通,或小便频不畅,尿道无刺痛,小腹胀满而痛,坐卧不安,腰酸膝软,畏寒肢冷,舌淡,苔白润,脉沉滑无力。

[辨证依据]

(1)素体肾虚,或孕后有不节房事史。

(2)妊娠小便癃闭,小腹胀痛。

(3)腰酸膝软。

(4)舌淡,苔白润,脉沉滑无力。

[治疗原则]温肾扶阳,化气行水。

[方药选用]肾气丸《金匮要略》)去牡丹皮。

干地黄　山药　山茱萸　泽泻　茯苓　牡丹皮　桂枝　附子

附子被列为妊娠禁忌药,用时宜久煎,用量宜轻,并加生姜以制其毒,以免有伤胎之弊。牡丹皮泻火伤阳,故去之。加黄芪、党参、白术以脾肾双补。

【其他疗法】

(一)针灸

主穴取关元、曲骨、中极、膀胱俞(双),配穴取足三里(双)、三阴交(双)、大椎,强刺激,留针15~20分钟,每隔1~2分钟捻转1次,须得气。关元可艾灸。

(二)外治

(1)热敷:用热毛巾或葱头带须炒热,外敷下腹部,对温化行水有一定作用。

(2)导尿:在无菌操作下导尿,必要时留置导尿管。

【转归与预后】

治疗及时,预后较佳。如失治误治,病邪乘虚而入而变生他症。临产时小便不通,胀大的膀胱可影响胎儿下降而致难产。

【预防与调护】

(1)用热水熏洗外阴,用温开水冲洗尿道外口周围诱导排尿。

(2)下腹部正中放置热水袋,刺激膀胱肌收缩。

第二十节　妊娠大便难

妊娠期间大便秘结不通,或欲便而艰涩不畅者,称妊娠大便难,或称妊娠大便不通、妊娠大便秘不通。

【致病机制】

病机主要是大肠传导受阻,因大肠为传导之官,变化出焉。其受阻的原因有虚有实,虚者多为孕妇血虚津亏或气虚不运;实者则为大肠燥热,热灼津液所致。

西医学认为妊娠后胎盘产生的大量孕激素,使胃肠道平滑肌张力减低,活动减弱,胃酸较低,胃肠蠕动减弱,故孕妇常有腹胀或便秘。

【诊断】

(一)临床表现

凡妊娠期出现大便秘结不通或艰涩难解者。尤其是孕前已有习惯性便秘或有严重痔疮者,孕后更易出现大便难。

(二)检查

如合并有便血时,需请痔科做肛门检查,了解有无痔疮或肛裂。

【因、证、辨、治】

大肠传导受阻多因血虚津亏、大肠燥热和脾肺气虚所致。因孕后阴血养胎,阴分必亏,故因血虚津亏而致者最多见。治疗以润肠通降为主,苦寒滑利之剂须慎用,以免犯胎。

一、血虚津亏证

[病因病机]素体血虚,孕后阴血养胎,因孕重虚,阴血更为不足,血虚则津液亦涸,"无水行舟",肠道干涩,故大便秘结不通。

[临床证候]妊娠期大便秘结不通,多日不解;或欲大便而努责不下,面色无华,时觉头昏眼花,心悸,口干心烦,形体多瘦;或孕前有习惯性便秘史,孕后加重。舌淡或舌红,少苔,脉细滑。

[辨证依据]

(1)有素体阴虚血少史。

(2)大便干结难解。

(3)头晕眼花,心悸,舌淡,少苔,脉细滑。

[治疗原则]养血滋阴,润肠通便。

[方药选用]四物汤(《太平惠民和剂局方》)合增液汤(方见恶阻)加木香。

当归　川芎　白芍　地黄

偏于血虚者,加何首乌、黑芝麻、桑葚子;偏于阴虚者,加玉竹、肉苁蓉、蜂蜜。

二、大肠燥热证

[病因病机]素有肠胃积热,或孕后过食辛热助阳之品,热灼伤津,肠遭干燥,大便硬结难解。

[临床证候]妊娠期大便秘结,几日不解,或努责难下,大便秘结如羊屎成粒状,极臭难闻,肛门热感,或兼便血,下腹胀满,面赤口臭,小便短黄,或有身热,舌红,苔黄燥,脉滑数。

[辨证依据]

(1)有孕期过食辛热或素有肠胃燥热病史。

(2)大便燥结难解而臭。

(3)面赤,小便短黄,舌红,苔黄燥,脉滑数。

[治疗原则]清热润肠通便。

[方药选用]润燥汤(《胎产心法》)加生地黄。

阿胶　黄芩　麻仁　芝麻　当归　紫苏梗　防风

三、脾肺气虚证

[病因病机]肺与大肠相表里,肺气虚,则大肠传送糟粕乏力,脾气虚则中气不足,努责无力,发为妊娠大便难。

[临床证候]妊娠期间大便难,临厕努责无力,挣则汗出气短,便后疲乏,肢倦懒言,大便多不硬或略硬,食欲缺乏腹胀,舌淡,苔薄白,脉细滑无力。

[辨证依据]

(1)肺脾气虚史。

(2)大便难,临厕努责乏力。

(3)疲乏气短,舌淡,苔白,脉细弱。

[治疗原则]益气润肠通便。

[方药选用]黄芪汤(《金匮翼》)合四君子汤(方见胎儿生长受限)加当归、熟地黄、枳实。

黄芪　陈皮　火麻仁　白蜜

黄芪、白术、熟地黄宜重用，尤其白术可用至 30～60 g。据报道，大剂量白术(每剂 60 g)对气虚便秘有良好的通便作用，能使干燥坚硬的大便变润变软，容易排出，不引起腹泻。使用白术作通便药时，可根据辨证适当配合凉润或辛通之品，则效果更佳。

【其他疗法】

(一)单方验方

(1)术地汤：白术 60 g，生地黄 30 g，枳实 10 g。第 1 次以水 600 ml 煎取 250 ml，第 2 次以水 500 ml 煎取 250 ml，混合，分 2 次温服。用于气虚证习惯性便秘及孕妇大便秘结。

(2)蜂蜜 30 g，凉开水冲服。

(二)外治

开塞露或甘油栓纳入肛中。

【转归与预后】

便秘日久，肠道气机阻滞，可有腹胀痛，脘闷嗳气，食欲减退，或腹痛欲呕。浊阴不降，清阳不升，还会引起头晕胀痛，烦躁易怒失眠，不利于安胎。大便干燥，损伤肛门，可导致肛裂、痔疮，排便过度努挣可诱发脱肛、疝气。

【预防与调护】

妊娠大便难，临床尤多见于滑胎患者在保胎期间。除上述诸病因外，还因患者长时间卧床及饮食结构有关，也与患者害怕大便时努挣有关。预防之法，首先在于消除病因，尤其膳食结构要合理，避免煎炒燥热之品，多食粗粮及多纤维的蔬菜、水果，多饮开水及汤水。适当增加活动。养成定期登厕排便的习惯。

第二十一节　妊娠身痒

妊娠期间孕妇出现与妊娠有关的皮肤瘙痒而无损于胎儿者，称妊娠身痒。

中医古籍中没有此病的论述。

西医学所称的妊娠期合并皮肤病内容较丰富，有一些病如风疹、妊娠疱疹、疱疹样脓疱病等严重威胁孕妇及胚胎(胎儿)的生命，或严重致畸，不属本节讨论的范围，对一些发生在妊娠期，但预后良好的皮肤病，以及因妊娠而出现的全身性皮肤瘙痒，可根据中医妇科学和中医皮肤科学的理论辨证论治。

【致病机制】

痒是因风、湿、热、虫之邪客于皮肤肌表，引起皮肉间气血不和而成；或由于血虚生风化燥，肌肤失濡养所致。痒是皮肤病中一种自觉症状，诸痒属虚、属风、属火，热甚则痛，热微则痒。

妊娠身痒的发生多由于素体血虚，孕后阴血聚以养胎，血虚益甚，血虚生风化燥，肌肤失养；或孕后冲任不调，冲为血海，任主胞胎，冲任不调，营卫不充，肌肤失养而作痒。也有素体阳盛，血分蕴热，孕后血聚养胎，阴血不足，风热之邪乘虚而入，客于肌表，伤及营血，营卫不和发为身痒；或风热之邪久恋，郁于肌腠，外不得透达，内不得疏泄，也可身痒日久不愈。

【诊断与鉴别诊断】

一、诊断

主要根据病史，可有身痒的自觉症状和他觉症状进行诊断。

(一)临床表现

妊娠期特别是妊娠中晚期，全身皮肤瘙痒，腹壁皮肤及大腿内侧尤甚，常抓破皮肤，皮肤干燥，脱屑作痒，或可见红疹或隆起之风团，数小时消退后又可再发。急性者1周左右停止发作，慢性者反复发作。此即中医学风瘾疹、风瘙瘾疹，俗称风疹块。西医学称荨麻疹，为常见的瘙痒性皮肤病。

部分可表现为阵发性瘙痒，夜间尤甚，难以遏止，往往因搔抓太过至皮破血流，皮肤留下抓痕、血痂、色素沉着等继发皮损，中医学称皮肤瘙痒病。西医学称妊娠瘙痒症。

(二)检查

局部详细的检查皮损情况，以便作鉴别诊断。

二、鉴别诊断

主要是与引起胎儿畸形的一类皮肤病作鉴别，以指导治疗方法。

1.风疹

古称"瘾疹"，是风疹病毒引起的全身发疹性疾病，多发于冬春季节。发病前，一般只有轻微发热、喷嚏、流涕、咳嗽、咽痛、饮食欠佳等症状。典型体征是耳后和枕骨下淋巴结肿大，稍有压痛。通常在2日后即身发淡红色小斑丘疹，首先出现在脸面、颈项，迅速布散至躯干、四肢及全身，但不累及手掌足底。皮疹开始孤立，后则融合，稍有痒感。2日内身热消退，4日后红疹全消而无脱屑。与中医学风疹块病名容易混淆，但病因和预后完全不同。

2.妊娠疱疹

一种与妊娠有密切关系的皮肤病，常在妊娠期第1次出现，产褥期消失，再次妊娠又复发，且发病更早，症状加重。有20％发生在产褥期。产后4～16周发疹渐渐消失，但个别也有迟至产后8个月才消失者。严重者皮损发作前数日可有不适、发热畏寒、皮肤瘙痒和烧灼感等前驱症状。皮疹常出现在躯干的前表面及肢体，头面部很少，很少累及黏膜。皮疹开始为红色荨麻疹样斑块，扁豆大小直至手掌大小，然后在红斑基底之上及其邻近出现疱疹，或环形分布的小水疱，往往相互融合，形成紧密的大水疱。

3.疱疹样脓疱病

妊娠期最严重的皮肤病，在炎性红斑的基底上，不经过结节或水疱阶段，直接出现脓疱，脓疱成行或环状排列，从谷粒至扁豆大小，在旧的病灶边缘又重新发生新的脓疱，脓瘢融合形成痂皮，痂皮剥脱即显出潮湿、红色发亮表皮，即湿疣性病损，最后上皮形成有深度色素沉着而痊愈。单独病损可相互融合，形成大面积皮肤病变，呈花环状或地图样，在其周围又有新的密集成群的脓疱形成。

【因、证、辨、治】

妊娠身痒既要审证求因，又要结合西医检查辨病，两者有机结合，稳妥处理。既不能盲目治病安胎,又不能"谈虎色变"而盲目下胎,要区别对待。对胎儿有影响或致畸的皮肤病应建议孕妇下胎治病,无损于胎儿的身痒或皮肤病则可治病安胎。

妊娠身痒多因血虚、风热、营卫不调所致。皮肤干燥,脱屑作痒,疹色淡红者,多为血虚;皮肤干燥,抓破血溢,发于腹部、大腿内侧者,多为营卫不调;遍体作痒,皮肤瘾疹色红灼热者,多为风热。血虚者,治以养血为主,佐以滋肾养阴;风热者,治以疏风清热,佐以养血安胎;营卫不调者,治宜调和营卫。

一、血虚证

[病因病机]素体血虚,孕后阴血下聚以养胎元,更感阴血不足。血虚不能营养肌肤,肌肤失润,化燥生风,风胜则痒。

[临床证候]妊娠期皮肤瘙痒,无疹或有疹,疹色淡红,日轻夜甚,或劳累后加重;也有全身剧痒难忍,坐卧不安,抓破皮肤流血而无原发皮损者,面色㿠白,心悸怔忡,或烦躁失眠。舌淡,苔白,脉细滑弦。

[辨证依据]

(1)有血虚史。

(2)皮肤瘙痒,疹色淡红。

(3)心悸怔忡,或烦躁失眠,舌淡,脉弦细滑。

[治疗原则]养血祛风,滋养肝肾。

[方药选用]

(1)当归地黄饮子(方见妊娠期肝内胆汁郁积症)合二至丸方见(经间期出血)。

有风团者,去当归,加乌豆衣、徐长卿、地肤子、浮萍;烦躁不安,夜间尤甚者,加龙骨、山茱萸、桑葚子。

(2)当归补血汤(方见月经前后诸证)加荆芥、乌梅、甘草。

二、风热证

[病因病机]孕妇素体阳盛,血分蕴热,孕后血聚养胎,阴血不足,风热之邪乘虚侵入肌表,发为身痒。也有因孕妇禀赋关系,食鱼腥虾蟹海味等而致过敏反应。

[临床证候]妊娠期全身皮肤瘙痒,出现大小形状不一的风团块,上半身尤甚,疹块色红,剧痒,遇热则痒增,得冷则减,局部有灼热感,或兼咽喉肿痛,头痛。也可无原发皮疹而周身作痒,以背部及上身为甚者。如因食鱼腥虾蟹所致的过敏反应,还可兼脘腹胀满,或大便泄泻,食欲不振等。舌红,苔黄,脉浮滑数。

[辨证依据]

(1)有风热史。

(2)疹块色红而灼热。

(3)或兼咽喉肿痛,头痛等全身证候,舌红,苔黄,脉浮滑数。

[治疗原则]疏风清热,养血安胎。

[方药选用]消风散(方见月经前后诸证)去木通、石膏,加桑叶、龙骨、牡蛎。

风胜者,加薄荷、浮萍;热盛者,去当归,加黄芩、牡丹皮;属食物过敏者,加紫苏、莱菔子、茵陈。

三、营卫不调证

[病因病机]素体冲任虚弱,或孕后冲任损伤,因孕重虚,冲为血海,任主胞胎,冲任不调,营卫不和,肌肤失养发为身痒。

[临床证候]孕后身痒,多为妊娠中、晚期,腹壁皮肤及大腿内侧剧痒难忍,抓破血溢有皮损,也有腰骶为甚者,皮肤多干燥,或夜间、劳累后瘙痒更甚,腰酸,夜尿多,眼眶暗,舌淡暗,苔白,脉细滑尺弱。

[辨证依据]

(1)有冲任虚损史。

(2)以腹部、大腿内侧、腰骶剧痒为主。

(3)或兼腰酸,夜尿多,舌淡暗,苔白,脉细滑。

[治疗原则]调补冲任。

[方药选用]四物汤(方见妊娠大便难)合二仙汤(《中医方剂临床手册》)。

仙茅　淫羊藿　巴戟天　知母　黄柏　当归

瘙痒较剧,头晕耳鸣者,加何首乌、蒺藜、乌豆衣;夜尿多者,去知母、黄柏,加山茱萸、覆盆子、女贞子、墨旱莲。

第二十二节　妊娠肠痈

妊娠期间合并肠痈,称妊娠肠痈,又称孕痈、妊娠腹痛。《外科正宗》云:"成痈者,壅也,为阳,属六腑毒腾于外,其发暴而所患浮浅,因病原禀于阳分中。盖阳气轻清浮而高起,故易肿、易脓、易腐、易敛。"因此,孕痈可使胚胎(胎儿)受腹内痈毒脓腐之邪侵袭;又由于妊娠的关系,肠痈的发生发展变化不同于平常。故孕痈是妊娠期之急重证。

西医学称妊娠合并急性阑尾炎。国内文献报道其发病率为 0.1 %～2.9 %,发病年龄多为 20～30 岁,以妊娠中期及经产妇多见。由于孕期子宫增大,阑尾的位置随之改变,症状和体征与非孕期不尽相同。一方面阑尾易穿孔,导致腹膜炎;另一方面易导致流产和早产,必须及时诊治。

【致病机制】

孕妇寒温不适、饮食不节、劳力过度,或七情内伤,以致脾虚气滞,运化失职,糟粕留滞,血气蕴结,化热为毒,蓄积成痈。或孕妇原有慢性阑尾炎,孕后加重而发作。

增大的妊娠子宫使大网膜不能包围病灶,易使炎症扩散,阑尾易穿孔导致弥漫性腹膜炎,或发生膈下脓肿。细菌、毒素可引起流产、早产或死胎。

【诊断与鉴别诊断】

一、诊断

(一)临床表现

以腹痛为主,开始在脐周或中上腹部疼痛,伴有恶心呕吐,随后腹痛转移到右下腹,并有明显的触痛,或伴发热等。

(二)检查

孕痈的检查有其不同于非孕期的特点,阑尾炎的特有体征有改变,如阑尾位置改变,随孕月而升高,阑尾压痛点不明显、不固定,部位升高,甚或可达胆囊区,孕妇腹壁松弛,腹部体征不明显,有时后腰部压痛反较明显。还需检查白细胞及胎儿的存活情况。

二、鉴别诊断

与流产、异位妊娠鉴别。

【因、证、辨、治】

妊娠期急性阑尾炎重在早期诊断,必要时应及时手术治疗,避免病情迅速发展,引起严重不良后果。

中医药治疗阑尾炎有丰富的经验,但需做好动态观察,以便及时采取相应措施。

一、未成脓证

[临床证候]孕痈初起,绕脐疼痛,随后转至右下腹疼痛为甚,拒按,痛引前后二阴,口渴便秘,恶心呕吐,发热恶寒,舌红,苔黄腻,脉弦滑数。

[治疗原则]清热化瘀。

[方药选用]

(1)牡丹皮汤(《罗元恺论医集》)加白花蛇舌草。

牡丹皮　冬瓜仁　败酱草　瓜蒌仁　蒲公英　太子参　枳实　车前草

(2)复元通气散(《医宗金鉴》)加白花蛇舌草、赤芍、败酱草。

青皮　陈皮　瓜蒌仁　穿山甲　连翘　甘草　金银花

(3)双柏散(广州中医药大学一附院制剂)。

侧柏叶　黄柏　大黄　泽兰　薄荷

上药用蛋清调匀,局部外敷。

二、脓已成证

[临床证候]孕痈腹痛剧烈,腹痛压痛反跳痛明显,腹肌紧张,高热恶寒持续不退,烦渴欲饮,面红目赤,唇干口臭,呕吐不食,大便秘,小便赤或频数似淋,白细胞明显升高,舌红绛而干,苔黄厚干燥或黄厚腻,脉弦洪数。

[治疗原则]通里攻下,清热解毒。

[方药选用]排脓散(《外科正宗》)加白花蛇舌草、败酱草、赤芍。

黄芪　当归　金银花　白芷　防风　穿山甲　川芎　瓜蒌仁

病情较重者应及时手术治疗,术后再以中药治病与安胎。

【转归与预后】

由于症状与体征不够典型,孕痈的诊断比较困难。当病情迅速发展,可引起流产、早产和死胎。据文献报道,孕中期发病,预后较差;分娩前后及产褥早期发病,预后更差。必须当机立断,及时处理,以降低孕产妇死亡率。

第二十三节 胎位不正

妊娠 32 周以后,胎儿在子宫腔内先露部分不是头部而是其他部分者,称胎位不正,是难产的主要原因之一。

西医学所说的胎位异常,除上述情况外还包括了胎头位置不正常,如持续性枕后位、面位、额位、高直位等。

妊娠 32 周后,随着胎儿的增大,胎位也逐渐固定下来。此时的胎位由于头部大且重,重心向下,常呈倒挂形,即臀部在上,头部朝下,母儿双方的脊柱常互相错开,胎背在前,胸部在后,胎儿双手交叉于胸前,两腿盘曲,头俯曲,故枕部最低。这种头朝下而俯曲背向前四肢盘曲的位置,称枕前位,是正常的胎位,约占 90 %。

异常胎位最常见的是臀位,胎势恰与正常头位相反。其围产儿死亡率较头位高 1.5～2.5 倍,故纠正胎位可直接减少围产儿的死亡率。本节仅论述臀位。

【致病机制】

孕妇腹壁过度松弛,或羊水过多,使胎儿在宫腔中自由活动,易发生臀位;子宫畸形、畸形胎儿多呈臀位;前置胎盘、骨盆肿瘤、骨盆狭窄可影响胎头入盆,也易发生臀位。此外,初产妇腹壁过紧,羊水过少,也可影响胎儿的自然回转而形成臀位。

从艾灸至阴穴能纠正胎位的确切效果来推论,肾阳(气)虚在异常胎位形成的病理过程中可能有很重要的意义。

【诊断】

(1)多数经腹部触诊可确诊。可在宫底部触到圆而硬有浮球感的胎头。在耻骨联合上方可触及圆而软,形状不规则,活动度不大的臀部。臀先露入盆较晚。

(2)如不能确诊时,可做下列检查:①B 超或 X 线检查。②肛诊及阴道检查,临产时可做,通过检查确定分娩方式。

【治疗】

1.艾灸

用艾卷悬灸至阴穴(双),每次 20 分钟,每日 2 次,7 日为 1 个疗程。每次艾灸前后需检查胎位,听胎心音,并做记录。疗程末转成头位者为成功,反之则为失败。疗程结束后,每周检查 1 次,一直观察到分娩结束。

2.保产无忧散(《傅青主女科》)

当归、川芎、白芍、炙黄芪、厚朴、羌活、菟丝子、川贝、枳壳、艾叶、甘草、荆芥穗、生姜,水煎服。每日 1 剂,清晨空腹服,3～7 日为 1 个疗程。可以促进气血活动,使经络通畅,胎儿活动增强,自然纠正胎位。

第四章　产后病

　　产妇在新产后至产褥期中所发生与分娩或产褥有关的疾病,称产后病。新产后即指产后7日以内。产褥期是指产妇在胎儿、胎盘娩出后,至生殖器官完全恢复到妊娠前状态的一段时间,通常是6周。中医学对产后的认识有"弥月为期""百日为度"一说,"弥月"即指小满月,俗称坐月子。"百日"指大满月,即产后100日。所以中医学说的产后是指产后100日。

　　历代医家把产后常见病和危重病概括为"三病""三冲""三急"等。汉代张仲景《金匮要略》有"妇人产后病脉证并治"专篇论述,并指出新产妇人有"三病":病痉、病郁冒、病大便难。产后"三冲"是指败血上冲,冲心、冲肺、冲胃,此乃产后危重证。《张氏医通》云:"冲心者十难救一,冲胃者五死五生,冲肺者十全一二。"产后"三急"是指呕吐、盗汗、泄泻,并指出三者并见必危。此外,还有产后血晕、产后痉病、产后腹痛、产后发热、产后恶露不绝、产后盗汗、产后缺乳等常见病。

　　产后病的特点是多虚、多瘀。因产时用力出汗、产伤或失血过多,产妇元气受损,气血不足,百脉空虚,致产后多虚。新产后胞宫内的余血浊液倘排除不畅,或有胞衣残留,或稍有不慎感染邪毒,邪滞胞宫,必与瘀结,致瘀血内阻,又易致产后多瘀。而产后病的病因病机可归纳为三个方面:一是产时出汗失血,冲任受损,亡血伤津;二是宫内瘀血内阻,旧血不去,新血不得归经;三是外感六淫或饮食、劳倦、情志所伤,导致营卫不调、气血不和、脏腑功能受损而致产后诸病。

　　产后病的诊断除根据就诊时的证候运用四诊八纲外,还应根据产后病的特点进行产后"三审":先审小腹痛与不痛,以辨有无恶露停滞;次审大便通与不通,以验津液的盛衰;再审乳汁行与不行和饮食多少,以察胃气的强弱。同时还应了解产时情况,如产程时间、分娩方式、出血多少、有无产伤等,必要时还要结合孕期的病史如子淋、子晕、子悬等进行综合分析。

　　产后病的治疗,应根据产后多虚多瘀的特殊生理病理状况,本着"勿拘于产后,也勿忘于产后"的原则。针对病情,虚则宜补,实则宜攻,寒则宜温,热则宜清。但在选方用药上必须照顾气血,行气无过耗散,消导必兼扶脾;寒证不必过于温燥,热证不宜过用寒凉;同时还应注意产后气血亏损,百脉空虚的特点,俗称"产前一盆火,产后一团冰",产后往往不耐寒凉,宜适当温养。产后病的这些治疗原则和用药特点在产后血瘀证主方生化汤中得到充分的体现。

　　产后的调护也非常重要,产后元气亏损,营卫不固,稍有感触;或生活失慎,易感受外邪,而致产后诸病。犯时微若秋毫,感病重于山峦。民间有"月子的病难治"一说。《备急千金要方》有云:"产后之病难治于余病也。"因而要适寒温,节饮食,和情志,禁房事,注意外阴和乳房卫生及恶露情况。有产伤及时修复,避免邪毒感染。

第一节 产后血晕

产妇分娩后,突然头昏眼花,不能坐起,或心胸满闷,恶心呕吐,痰涌气急,心烦不安,甚则口噤神昏,不省人事,称产后血晕,亦称产后血逆。本病是产科的急、危、重证,应引起足够的重视。

本病首见于《诸病源候论》,有"产后血逆闷候",指出其发生有"去血过多"或"下血很少"的区别。《丹溪心法》认为是虚火载血上行。《景岳全书》指出本病本质是虚。《金匮要略今释》则指出本病有虚实之分。综观历代医家的观点,本病发生有去血过多或去血过少的不同。其病机为产后失血过多,血不上荣于脑;或产后瘀血内阻,当下不下,败血上攻所致。根据虚实不同,治疗各异。

【致病机制】

本病有虚实两证,虚脱和实闭。虚脱多因产后出血过多,阴血暴亡,以致营阴下夺,孤阳上冒,心神失宁。实闭则因出血过少,用力过度,恶露、瘀血内停,血瘀气逆,上扰心神。但临床以虚脱证更多见。

西医学认为产后出血、羊水栓塞是新产后发生晕厥、休克的主要原因。胎盘滞留、产道损伤、子宫收缩乏力或凝血功能障碍等因素可导致产后出血,可迅速发生出血性休克。在分娩过程中羊水进入母体血循环引起肺栓塞、弥散性血管内凝血、休克,是极严重的产科并发症。产后出血和羊水栓塞都是产妇死亡的重要原因。

【诊断与鉴别诊断】

一、诊断

(一)病史

素体气血虚弱,产程过长,有产伤、产后出血过多,或合并高血压、血小板减少,或前置胎盘、胎盘早剥等。

(二)临床表现

产后血晕多发生在产后数小时,突然头昏眼花,不能坐起,或心胸满闷,恶心呕吐,痰涌气急,心烦不安,甚至昏厥口噤,不省人事,阴道流血量多,或量不多但持续时间长。

(三)检查

胎儿娩出 24 小时内阴道流血量超过 500 ml,血压下降,甚至测不到血压。检查胎盘、胎膜是否完整,子宫收缩情况,宫内有无积血,软产道有无损伤。

二、鉴别诊断

1.产后癫痫

原有癫痫病史,适逢产后发作,症见抽搐,痰鸣声独特,口吐白沫,颜面青紫。脑电图可协助诊断。

2.产后中暑

本病发生在盛夏炎热之时,产妇突然晕闷,或昏不知人,常伴身热气粗,但分娩时无大出血史,恶露也无停滞现象。

3.产后痉证

产后有产伤及感染史,突然四肢抽搐,颈项强直,甚至口噤,角弓反张。

4.产后郁冒

由产后亡血伤津,又复感寒邪所致。症见头晕目眩,郁闷不舒,呕不能食,大便反坚,但头汗出。产后郁冒症状轻,而产后血晕为产后急重证。

5.产后子痫

有妊娠高血压或曾有妊娠子痫病史,产后突然昏迷、抽搐、血压高。

【因、证、辨、治】

产后血晕有虚实两证,虚证是产后失血过多,气随血脱,心神失养;实证是恶露不下,瘀血阻滞,血瘀气逆,上扰心神。但临床虚证居多。辨证主要是根据出血多少,以及兼证、舌脉,分辨脱证与闭证。如产后失血过多,面色苍白,心悸烦闷,渐至昏厥,表现为眼闭口干手撒肢冷,属血虚气脱证;分娩后恶露当下不下,面色紫暗,心腹胀痛,神昏口噤,双手握拳,属血瘀气闭证。治疗以救脱开闭为主。因本病属产科的急重症,如患者处于昏迷状态,应本着"急者治其标",首先要抢救使其苏醒,再辨证治疗。虚者大补气血,实者活血化瘀。如属产后大出血所致,必须查明出血原因,尽快对症止血,控制病情进一步发展。

一、血虚气脱证

[病因病机]产妇素体气血不足,复因产时出血过多,致营阴下夺,气随血耗,血不养心,神不守舍。

[临床证候]产后出血过多,突然昏晕,面色苍白,心悸愦懑,渐至昏不知人,四肢厥冷,冷汗淋漓,手撒眼闭口开,舌淡,少苔或无苔,脉微欲绝或浮大而虚。

[辨证依据]

(1)素体气血不足,产时或产后有出血过多史。

(2)突然头昏目眩,不能坐起,或口噤神昏,不省人事。

(3)心悸愦懑,面白肢冷,汗出手撒,眼闭口开,舌淡,少苔或无苔,脉微欲绝或浮大而虚。

[治疗原则]益气固脱

[方药选用]独参汤(《十药神书》)。

人参

阴道出血多者,加阿胶、煅龙骨、煅牡蛎、龟版、炮姜,也可加益母草、贯众增强子宫收缩。

兼神昏,汗出肢冷,急宜回阳救逆,方用参附汤(《校注妇人良方》)。

人参　附子

二、血瘀气闭证

[病因病机]产后体虚,复感寒邪,血为寒凝,恶露当下不下,血瘀气逆,并走于上,上扰心神。

[临床证候]产后恶露当下不下,阴道出血量少,小腹疼痛拒按,心下满闷,痰涌气急,进而不省人事,两手握拳,牙关紧闭,舌紫暗,苔少,脉细涩。

[辨证依据]

(1)产后感受寒邪,恶露排除不畅。

(2)神昏口噤,心下满闷,不省人事。

(3)恶露量少,小腹阵痛拒按,痰涌气急,两手握拳,牙关紧闭,唇舌紫暗,脉涩。

[治疗原则]活血化瘀。

[方药选用]夺命散(《妇人大全良方》)。

没药　血竭

小腹空坠,气短乏力者,加党参、黄芪、白术;小腹刺痛,恶露气臭,属瘀热并重者,加金银花、败酱草;大便秘结者,加大黄、枳壳;小腹胀痛者,加香附、郁金、川楝子;胸闷痰涌者,加半夏、陈皮;偏寒,小腹冷痛者,加炮姜、片姜黄。

【中西医结合急救处理】

产后血晕是产科的危急重症之一,如治疗不及时,可危及产妇的生命。

中医急诊处理,可灌服独参汤,静脉滴注参附注射液或参麦注射液;同时针刺涌泉、足三里、人中等穴,配内关、合谷;灸百会。

西医治疗首先抗休克,吸氧,补充血容量,升压,纠正酸中毒,同时找出产后出血过多的原因,如子宫收缩乏力、胎物残留、软产道损伤、剖宫产伤口裂开等,针对病因治疗。

【其他疗法】

(一)单方验方

(1)铁器烧红淬醋熏鼻,促其苏醒。

(2)烧干漆,让产妇闻其烟味,促其苏醒。

(二)食疗

用米醋煮韭菜,滚三至五次,趁热倒入壶中,使壶中热气熏产妇鼻孔。

(三)针灸

(1)针刺人中、涌泉、眉心,强刺激以促使其苏醒。

(2)重灸气海、关元,可回阳救逆。

(四)外治

(1)血竭 0.5 g 填入脐孔中,再用人参、当归研细末用黄酒调成糊,覆盖固定,2～4 小时换药 1 次。用于血瘀证。

(2)葱白根、蜂蜜适量,捣烂敷脐中。用于血晕神昏,不省人事。

【转归与预后】

本病多由产后大出血所致,由于起病快,发展迅速,是产科危急重证。如产后仔细观察,处理及时,迅速有效控制出血,预后良好。否则,抢救不及时瞬息间可危及产妇生命。本病仍是产妇死亡的主要原因。

【预防与调护】

(1)做好孕期保健,妊娠期对可能发生产后出血的疾病及时治疗。对高危产妇应住院待产。

（2）正确处理好分娩的 3 个产程，防止滞产。观察出血量、子宫收缩情况，有无胎盘胎膜残留，有无软产道损伤。

（3）如产妇出血量多，有休克先兆症状，应采取头低足高位，保暖，给氧，迅速止血或补充血容量。

第二节　产后痉证

新产后或产褥期中突然出现项背强直，四肢抽搐，甚则口噤，角弓反张，称产后痉证，又称产后痉风，俗称产后惊风，属新产后"三病"之一。

本病首见于《金匮要略》。隋代《诸病源候论》指出本病"因产伤动血脉，脏腑虚竭……复感寒湿，寒搏于筋则发痉"。《备急千金要方》认为因产后"血气俱虚""大经空虚，风寒乘虚而渐入也"。《女科撮要》也认为"实由亡血过多，筋无所养而致"。《景岳全书》强调本病"乃阴血大亏证也"，是"元气亏极，血液枯败"之故。《女科经纶》引缪仲淳对本病的论述，因"去血过多，阴血暴虚，阴虚生内热，热极生风，故外现风证"。其实阴血不足，无以养筋所致。《温病条辨》则认为"产后亡血，病久致痉……"综合历代医家的论述，产后痉证主要是产后亡血伤津，筋脉失养，以虚证居多。如因产创伤，感染邪毒而痉者，应属产后破伤风。

【致病机制】

病机是因产后亡血伤津，心肝血虚，筋脉失养；或因产后正气虚弱，分娩创伤，伤口不洁，感染邪毒，邪毒直窜脏腑筋脉，经脉挛急而发痉。

西医学认为产后破伤风是由于产伤感染了破伤风杆菌，由破伤风毒素侵入脊髓或延髓引起。而产后手足搐搦证是因为产后一过性脑缺血或颈动脉供血不足，以及出汗过多，体内氯化物丢失过多，电解质平衡失调，或哺乳期摄取营养不足，血钙降低等各种原因导致抽搐。

【诊断与鉴别诊断】

一、诊断

（一）病史

有产时失血过多或产伤感染病史。

（二）临床表现

发生在新产后和产褥期内，证见四肢抽搐，项背强直，甚至牙关紧闭，角弓反张。

（三）检查

局部有产创病灶。

二、鉴别诊断

1.产后子痫

产后子痫多发生在产后 24 小时内，以抽搐昏迷为主，无角弓反张现象，多有产前子痫病史，常有高血压、水肿、蛋白尿，在产后反复发作。

2.癫痫发作

原有癫痫病史,症状是突然倒仆,抽搐,神志不清,口吐白沫,移时苏醒如常人,无角弓反张。

3.产后中风

产褥期间突然昏仆,不省人事,口眼歪斜,语言不利,或出现半身不遂,而无项背强直和角弓反张。

4.产后高热抽搐

产后体温升高超过 38 ℃,甚至达到或超过 40 ℃。高热程度与抽搐成正比,叫伴有腹痛和恶露异常。

5.癔病性抽搐

有癔病史或精神创伤,发作时神志清醒,无全身肌肉持续性强直。

【因、证、辨、治】

产后痉证病因有虚实两种,虚者产后亡血伤津,阴血亏损,筋脉失养;实者因产创伤感染邪毒。病因不同,证候各异。因失血伤津或汗出过多,筋脉失养而致痉者,手足抽搐,项背强直较轻,而伴有面色苍白、舌淡、脉虚弱等血虚证;因产伤感染邪毒,内窜筋脉而致,必见四肢抽搐,项背强直,牙关紧闭,角弓反张,面呈苦笑。

治疗以熄风止痉,控制抽搐为主。因于虚者,滋阴养血,柔肝熄风。感染邪毒者,宜解毒镇痉,理血祛风,中西医结合积极抢救。临证用药必须照顾产后亡血伤津的特点,注意养血,遵循"治风先治血,血行风自灭"的古训。

一、阴血亏虚证

[病因病机]因产失血过多,亡血伤津,或素体血虚,因孕致虚复因产失血,致阴液耗损,筋脉失养,血虚生风,肝风内动。

[临床证候]产褥期中突然项背强直,四肢抽搐,面色苍白或萎黄,舌淡,少苔,脉细弱。

[辨证依据]

(1)素体血虚,或有产后失血过多病史。

(2)突然项背强直,四肢抽搐。

(3)面色苍白或萎黄,舌淡,少苔,脉细弱。

[治疗原则]滋阴养血,柔肝熄风。

[方药选用]三甲复脉汤(《温病条辨》)加天麻、钩藤、石菖蒲。

白芍　阿胶　龟版　鳖甲　牡蛎　麦冬　干地黄　炙甘草　麻仁

出汗多者,加五味子、浮小麦、麻黄根;出血多,面色苍白者,加党参、黄芪、制何首乌、贯仲炭、墨旱莲、阿胶;喉中痰鸣者,加制半夏、竹沥、生姜;小便失禁者,加益智仁、补骨脂、桑螵蛸;抽搐停止后,可用八珍汤、人参营养汤调理善后。

二、感染邪毒证

[病因病机]多因助产不慎,创伤处理不当,伤口不洁,邪毒乘虚而入,内窜经络。

[临床证候]新产后恶寒发热,项背强痛,四肢抽搐,牙关紧闭,面呈苦笑,甚至项背强直,角

弓反张,舌暗红,苔薄黄,脉弦紧。

[辨证依据]

(1)有局部创伤史。

(2)产后恶寒发热,牙关紧闭,抽搐,苦笑,项背强直,角弓反张。

(3)舌暗红,脉弦紧。

[治疗原则]解毒镇痉,理血祛风。

[方药选用]玉真散(《外科正宗》)加荆芥穗。

白芷　南星　天麻　羌活　防风　白附子

痰涎壅盛,口噤不语者,加炒远志、竹沥、姜汁、天竺黄;腹满胀痛,大便干结者,加大黄、枳实;热盛神昏者,与紫雪丹同服。

【中西医结合急救处理】

产后破伤风,用破伤风抗毒血清5万～10万U加入5％葡萄糖溶液或生理盐水500～1 000 ml静脉滴注(先做皮试),如创伤病灶已彻底清除,全身症状较轻,仅用1次即可。如病灶仍存在,全身症状较重,可每日肌注1万～2万U,连用2～4日。在处理伤口的同时镇静解痉,用氯丙嗪25～50 mg肌注,或苯巴比妥0.5～1 mg肌注。控制感染,可用青霉素800万U或氨苄西林4 g加入10％葡萄糖溶液500 ml静脉滴注(先做皮试)。

【其他疗法】

（一）单方验方

(1)鲜红蓖麻根120～240 g,加水1 000 ml煎至200 ml,顿服。

(2)撮风散(《证治准绳》):全蝎尾、蜈蚣、僵蚕、钩藤、朱砂、麝香,水煎服。

（二）针灸

针刺大椎、风府、合谷、百会、阳陵泉、承山、筋缩、人中、足三里,强刺激泻法。

因水电解质平衡失调而致手足搐搦者,应根据血中K^+、Na^+、Ca^{2+}、Cl^-等检验结果,及时纠正电解质紊乱。

【转归与预后】

属虚证,阴血亏虚所致者,病情较轻,经过及时治疗与调理多可痊愈。如属感染邪毒所致,为产后破伤风,俗称褥风,起病急,发展快,病情危急,死亡率高,预后不佳。

【预防与调护】

(1)采取新法接生,严格消毒,无菌操作。

(2)正确及时处理产伤,对已污染的伤口要彻底扩创,用3％过氧化氢或1∶5 000高锰酸钾液冲洗。

(3)早期预防性使用破伤风抗毒素。

(4)素体阴血不足或产时失血过多,注意培补精血。

(5)患者隔离于安静、弱光病室,避免声、光、风、震动刺激。

(6)专人护理,注意口腔卫生,保持呼吸道通畅。

(7)定时翻身,防止褥疮及其他并发症。

第三节　产后腹痛

产妇分娩后发生与产褥有关，以小腹疼痛为主证的病症，称产后腹痛。胎儿、胎盘娩出后，由于子宫收缩、复旧，常有阵发性的腹痛，称儿枕痛。持续 3～5 日可自行消失。西医学称宫缩痛。如腹痛程度加重，不能忍受，或虽然腹痛不重，但绵绵不断，未能自行缓解，影响产后子宫复旧者，属产后腹痛。

产后腹痛首见于《金匮要略》。在《金匮要略·产后病脉证并治》中，张仲景本着治病求本辨证论治的原则，对产后虚寒性的腹痛，用温补的当归生姜羊肉汤；对产后气滞血瘀的腹痛，则用破气行血的枳实芍药散；对产后瘀血不下的腹痛，则用攻坚破积的下瘀血汤；对瘀血内阻又兼阳明腑实证，则用大承气汤主之。同一产后腹痛，张仲景并不拘泥于产后之虚，而是审证求因，治以攻、补、温、消四法。《诸病源候论》分析产后腹痛，责之于脏虚，胞脉间有余血或宿夹风寒。《妇人大全良方》论产后腹痛，或因外感五邪，内伤六淫，或瘀血壅滞所致，当审其因治之。《傅青主女科》专设生化汤治产后血瘀腹痛。

【致病机制】

病因病机自《金匮要略》论述后，历代医家结合产后病特点逐步将其病因归纳为血虚、血瘀两端。素体血虚，又因产时失血、胞脉失养不荣而痛；或产时耗气，气随血耗，又可因血少气弱，气虚不能运血，致血行迟缓，虚滞而痛。或因产后胎膜残留，或产时离经之血停滞胞宫，或因产后受寒饮冷，或情志伤肝，都可导致瘀血停滞，不通则痛。

【诊断与鉴别诊断】

一、诊断

(一)病史

经产妇，素体气血不足，或有产时出血过多病史。

(二)临床表现

产后 1 周小腹阵发性疼痛仍未消失，或时间虽未超过 1 周，但小腹阵痛剧烈，难以忍受，或伴有恶露的变化。

(三)检查

触诊下腹部有硬块，实验室检查无异常。

二、鉴别诊断

1.产后伤食

多有伤食史，疼痛在胃脘部，以胀痛为主，有恶心感，或伴大便异常，恶露一般无变化。

2.产褥感染

除腹痛外常伴恶寒发热、腹痛拒按、恶露臭秽、血象高等。

3.产后痢

产后腹痛窘迫，里急后重，赤白脓血便，大便检查有大量红白细胞、巨噬细胞。

【因、证、辨、治】

产后腹痛当根据腹痛的性质、程度，以及恶露色、质、气味，并结合全身症状、舌脉来辨其寒热虚实。小腹隐痛，柔软喜按，恶露量少，色淡，多属血虚；如腹痛且胀，有块拒按，恶露量少，色暗，多属血瘀。治疗重在调养气血，以使气血畅通，虚则补而调之，实则通而调之。同时结合产后多虚多瘀的特点，补虚不宜过于滋腻，以免碍邪；祛瘀不宜过于攻伐，以防伤正。要遵循补中有调，通中有调，切不可使气机壅滞。

一、血虚证

[病因病机]素体血虚，或产时产后耗伤气血，冲任损伤，胞脉失养，不荣则痛；或血少气弱，运血无力，血行不畅，迟滞作痛。

[临床证候]产后小腹绵绵作痛，喜温喜按，恶露量少，色淡质稀，头晕心悸，大便干燥，舌淡，苔薄白，脉虚细。

[辨证依据]

(1)素体血虚，或产后有大出血史。

(2)产后小腹隐痛喜按，腹软。

(3)恶露量少，色淡质稀，头昏心悸，大便干燥，舌淡，苔薄白，脉虚细。

(4)血红蛋白低于正常值。

[治疗原则]补血益气。

[方药选用]肠宁汤（《傅青主女科》）。

当归　熟地黄　阿胶　人参　山药　续断　麦冬　肉桂

伴小腹坠胀，血虚兼气滞者，加川楝子、枳壳、乌药；大便燥结者，去肉桂，加柏子仁、肉苁蓉、何首乌；小腹冷痛者，加吴茱萸、小茴香、炮姜；恶露不畅，腹痛剧烈者，加延胡索、没药、桃仁、益母草。

血虚夹寒者，症见面色苍白，腹痛得热则减，手足发凉，脉细而迟。治宜养血散寒，方用当归建中汤（《千金翼方》）或当归生姜羊肉汤（《金匮要略》）。

当归　桂枝　芍药　甘草　生姜　大枣　饴糖　羊肉

二、血瘀证

[病因病机]产后血室正开，寒邪乘机而入，血为寒凝；或情志不畅，肝郁气滞，气滞血瘀；或恶露当下不下，瘀血阻于冲任、胞脉而致腹痛。

[临床证候]素体阳虚，产后小腹疼痛拒按，得热稍减，恶露量少，滞涩不畅，色紫暗有块，或胸胁胀痛，面色青白，四肢不温，舌暗，苔白滑，脉沉紧或弦涩。

[辨证依据]

(1)素体阳虚，产后受寒、饮冷，或有情伤病史。

(2)小腹疼痛拒按，得热稍减。

(3)恶露量少，滞涩不畅，色紫暗有块，或胸胁胀痛，面色青白，四肢不温，舌暗，苔白滑，脉沉紧或弦涩。

[治疗原则]活血祛瘀，散寒止痛。

［方药选用］生化汤(方见流产)加益母草。

小腹冷痛如绞者,加小茴香、吴茱萸;腹痛甚,恶露不畅,块下痛减者,加炒蒲黄、五灵脂;腹痛且胀,胸胁胀痛者,加香附、柴胡、枳壳、郁金;郁久化热,伴口干心烦者,加牡丹皮、赤芍。

瘀血复感邪毒,宜清热解毒、凉血化瘀,方用银翘红酱解毒汤(《中医妇科临床手册》)。

金银花 连翘 红藤 败酱草 牡丹皮 栀子 赤芍 桃仁 薏苡仁 延胡索 川楝子

【其他疗法】

(一)单方验方

(1)干姜粉 1.5 g,红糖 25 g,开水冲服。用于虚寒证。

(2)生山楂 30 g,红糖 30 g,生姜 3 片,水煎顿服。用于血瘀证。

(3)参芪鸡:人参 6 g,黄芪 30 g,子母鸡 1 只,炖汤。用于血虚证。

(4)红花酒:红花 30 g,白酒 200 ml 煎至一半,每次 30 g。用于血瘀证。

(二)针灸

(1)取足三里、三阴交、关元、气海,针刺加灸行补法。用于血虚证。

(2)取中极、归来、地机、中冲,泻法。用于血瘀证。

(三)推拿

(1)双手拇指按脾俞、膈俞、肾俞,仰卧,点按中极、中脘。用于血虚证。

(2)双手拇指点按肝俞,仰卧,施以搓点强手法,双点章门,点按中极、中脘,提拿足三阴。用于血瘀证。

(四)外治

粗盐 250 g,炒热布包,外敷下腹部。用于血瘀证。

【转归与预后】

本病为产后常见病,只要治疗及时,预后良好。

【预防与调护】

(1)做好计划生育,避免人流堕胎多产。注意产褥期卫生,保持外阴部卫生,预防感染。避风寒,调情志,保持心情舒畅。

(2)产后要注意子宫收缩情况、宫底高度、阴道出血情况及腹痛情况,子宫收缩不好可按摩子宫和用宫缩剂。

(3)产后饮食宜忌生冷,多食高蛋白食物,注意营养。

第四节 产后恶露不绝

产后血性恶露持续 10 日以上仍淋漓不尽,称产后恶露不绝,亦称产后恶露不尽、产后恶露不止。胎儿、胎盘娩出后,宫内残留的余血浊液经阴道排出,称恶露。正常恶露初为红色,继而逐渐成淡红色,后为浆液样分泌物。血性和浆液性恶露在产后 3 周完全排除干净。西医学所说的晚期产后出血中的子宫复旧不全类似产后恶露不绝。

"恶露不尽"一词,首见于《金匮要略》,类名于《诸病源候论》,而由《妇人大全良方》更名为"恶露不绝",以后在《备急千金要方》《景岳全书·妇人规》《傅青主女科》等著作中有论述。综合历代医家的观点,均从产伤冲任,因虚不能固摄,瘀血内阻,血不归经,热扰冲任,迫血妄行等阐述其病因病机。治疗选用补虚、祛瘀、凉血等方药调治。选方用药照顾产后多瘀多虚的特点。本病虽以阴道流血不止为主症,但治疗不能专于固涩止血,以免造成败血内聚,后患无穷。

【致病机制】

发病机制主要是气血运行失常,冲任失于固摄所致。恶露乃血所化生,源于血海,出于胞中,气血调和,则恶露排出量、期有度。引起气血失调主要是虚、热、瘀等因素影响冲任。虚者,多因产时耗伤正气,或产后操劳,损伤脾胃,气虚不能摄血。瘀者,或因产后血室正开,寒邪乘虚而入,血为寒凝;或产后情志抑郁,气机不畅,气滞血瘀;或胞衣、胎膜残留,瘀阻冲任,都可致败血不去,新血不能归经。热者,因素体阴虚,产时伤血致阴虚火旺,或情志化火,或过服辛热之品,致热扰冲任,迫血妄行,致恶露不绝。

西医学的产后子宫复旧不全、胎盘或胎膜残留或继发感染,都可导致晚期产后出血。

【诊断与鉴别诊断】

一、诊断

(一)病史

素体虚弱,产时大出血,或产前、产时、产后操劳过度,或产后感热受寒,或有七情内伤病史。

(二)临床表现

产后 10 日血性恶露仍淋漓不尽,或伴色、质、味异常,伴不同程度腹痛及全身症状。

(三)检查

体温正常,妇科检查子宫偏大、软,有压痛,血常规可显示贫血或炎性改变。

二、鉴别诊断

1.产后血崩

两者可发生在产后,以阴道流血为主证。产后血崩的特点是突然大量出血,量多如崩;恶露不绝则主要是淋漓不尽,量不甚多。

2.产后滋养细胞肿瘤

继发于妊娠后,除阴道出血外还有转移症状、咯血等,子宫增大,两侧卵巢黄素化囊肿,血 HCG 持续阳性,诊断性刮宫加病理检查可确诊,CT 检查可发现转移病灶。

【因、证、辨、治】

辨证主要是根据恶露的量、色、质、气味,结合腹痛情况,以及全身症状、舌脉,辨其寒热虚实。恶露量多,色淡,质稀,无臭味,小腹空坠,为气虚;恶露量多,色鲜红或紫红,质黏腻,有臭味,小腹疼痛,为血热;恶露量少,淋漓不尽,或时多时少,色暗有块,伴腹痛拒按,为血瘀。

治疗以调理冲任为主,本着"虚者补之,实者行之,热者清之"的原则。临证用药照顾产后多瘀多虚的特点,虽属虚证勿补摄太过,以防留瘀;虽属瘀证勿攻破太过,以免动血伤血;是热证虽宜凉血,但勿苦寒太过,以免伤正。总之,补虚不留瘀,祛瘀不伤正,达到脏腑功能正常,气血调和,止血固冲的效果。如恶露量多或经久不止,应排除继发于妊娠以后的滋养细胞肿瘤或其他病变。

一、气虚证

[病因病机]素体虚弱,或产时失血耗气,或产后劳倦伤脾,致正气不足,冲任不固,子宫收缩乏力,血失统摄,致恶露不绝。

[临床证候]产后恶露过期不止,量多或淋漓不尽,色淡红,质清稀,无臭味,小腹空坠,倦怠乏力,面色㿠白,舌淡,脉细缓。

[辨证依据]

(1)素体虚弱,或产前、产时、产后操劳过度,或产时出血过多。

(2)恶露过期不止,量多,色淡红,质清稀,无臭味。

(3)小腹空坠,倦怠乏力,面色㿠白,舌淡,脉细缓。

[治疗原则]补气摄血,固涩冲任。

[方药选用]补中益气汤(方见月经先期)加鹿角霜、艾叶炭。

气虚夹瘀,症见块下痛减者,加益母草、炒蒲黄、三七末;心血不足,症见气短乏力,心悸者,加五味子、龙眼肉、阿胶;肝肾不足,症见腰膝酸软,头昏耳鸣者,加桑寄生、续断、杜仲、菟丝子。

二、血热证

[病因病机]素体阴虚,又产时失血伤津,营阴重耗,阴虚生内热;或产后过食辛辣,感受热邪,或情志所伤,肝郁化火,致热扰冲任,造成恶露不绝。

[临床证候]恶露过期不止,量较多,色深红,质黏稠,气臭秽,面色潮红,口干咽燥,心烦易怒,大便干,小便赤,舌红,脉虚细而数。

[辨证依据]

(1)素体阴虚,产时失血过多,或过食辛辣,外感热邪,或有情志所伤病史。

(2)恶露量多,色深红,质黏稠有臭味。

(3)面色潮红,口干咽燥,心烦易怒,大便干,小便赤,舌红,脉虚细而数。

[治疗原则]养阴清热止血。

[方药选用]保阴煎(方见月经过多)加阿胶、墨旱莲、乌贼骨。

兼湿热,症见恶露臭秽,下腹疼痛,舌苔黄腻者,加败酱草、生薏苡仁、土茯苓;肝郁化热,症见两胁胀痛,口苦心烦者,加牡丹皮、炒栀子、川楝子;阴虚阳亢,症见五心发热,腰酸耳鸣者,加女贞子、墨旱莲、地骨皮。

三、血瘀证

[病因病机]产后血室正开,寒邪乘虚而入,血为寒凝;或七情所伤,气滞血瘀;或产时耗气,气虚运血无力,余血留滞,可致瘀血不去,新血不能归经,而致恶露不绝。

[临床证候]产后恶露淋漓不畅,量少,色紫暗有块,小腹疼痛拒按,舌紫暗或有瘀点,脉弦涩或沉而有力。

[辨证依据]

(1)有产后感寒,或有情志所伤,或产时产后劳伤耗气病史。

（2）恶露量少，色紫暗有块，小腹痛拒按。

（3）舌紫暗有瘀点，脉弦涩或沉而有力。

［治疗原则］化瘀止血。

［方药选用］生化汤（方见流产）加益母草、炒蒲黄。

胸胁乳房胀痛，精神抑郁者，加柴胡、郁金、香附；神倦气短者，加黄芪、党参；小腹冷痛者，加吴茱萸、艾叶；恶露臭秽者，加红藤、败酱草、贯众。

【其他疗法】

（一）食疗

（1）山楂 30 g，红糖 30 g，水煎服。用于血瘀证。

（2）益母草、黑木耳各 10 g，白糖 50 g，水煎服。用于血热证。

（3）黄芪、当归、糯米、红糖，煮粥。用于气虚证。

（二）针灸

（1）取气海、关元、足三里、三阴交，补法。功能益气缩宫。用于气虚证。

（2）取石门、气海、地机、三阴交、维胞，泻法。功能活血化瘀，养血行血。用于血瘀证。

（3）取血海、太冲、气海、肝俞，泻法。功能清热凉血。用于血热证。

【转归与预后】

本病是产后常见病、多发病。人流、药流后出血也可参照本病治疗。治疗得当，预后良好；如治疗不及时，不仅耗伤阴血，损伤正气，还会发生宫内感染；如恶露经久不止，治疗后仍不愈，应排除滋养细胞肿瘤的可能。

【预防与调护】

要提倡新法接生，严格无菌操作。第 3 产程时检查胎盘、胎膜是否完整，如发现不全应立即清理宫腔。产褥期内保持外阴清洁，勤换月经垫，禁止盆浴，禁止性生活。产后要加强护理，避风寒，注意保暖。调节情志，加强营养，不食辛辣寒凉食物。

第五节　产后大便难

产后饮食如常，大便干燥，或数日不解，解时艰涩疼痛，难以解出者，称产后大便难，亦称产后大便不通、产后大便秘涩，属新产"三病"之一。西医学称产后便秘。

本病首见于《金匮要略·妇人产后病脉证治》，云："新产妇人有三病，一者病痉，二者病郁冒，三者病大便难。"并概括指出"亡津液，胃燥，故大便难"。《诸病源候论》专列"产后大便不通候"，指出其病因乃因热而致，云："肠胃本夹于热，因产时水血俱下，津液竭燥，肠胃否涩，热结肠胃。"《校注妇人良方》对其病病因病机和不同证型的治疗方法有较全面的论述："若去血过多用十全大补汤，血虚火燥用加味四物汤，气血俱虚用八珍汤。"《证治准绳·女科》特别指出"大黄似难轻用"。《女科经纶》将其病因归为"内伤津液""血虚火燥"。综观历代医家的观点，认为产后大便难是因产时失血伤津或阴虚，肠胃结热所致。

【致病机制】

产前气血不足,又因产阴血骤虚,津液亏耗,肠道失于濡养,无水行舟而致肠燥便秘,是本病的主要机制。又有因产出血,气随血耗,气虚失运,传送无力,大肠蠕动迟滞而致排便不畅。

西医学认为产褥期卧床时间过长,活动较少,肠道蠕动减少,加之饮食习惯不良,多食辛辣,少食蔬菜、水果,或因产后会阴伤口疼痛而不敢解大便,而引起便秘。

【诊断与鉴别诊断】

一、诊断

(一)病史

素体气血亏虚,或有便秘病史。

(二)临床表现

产后大便困难排之不畅,或数日不解,或干燥疼痛难以解出者,饮食正常。

(三)检查

肛门局部无异常表现。

二、鉴别诊断

注意与其他病变引起的便秘区别,如痔疮、肛裂等。孕前有痔疮、肛裂病史者,平素已有症状,孕后和产后症状加重,局部检查可确诊。

【因、证、辨、治】

产后大便难主要病机是血虚津亏,肠道失润。因产失血,血水俱下;或产后多汗,汗出伤阴,阴液亏耗不能濡润肠道,大便燥结而致便秘。或因素体虚弱,产时气随血耗,气虚大肠传导无力,不能运行大便而致便秘。或阴虚生内热,火盛灼津,阴亏液少,肠道失润,大便艰涩难解。本病以大便坚硬与否、腹部有无胀满,结合舌脉辨证。根据气血亏虚的偏颇,内热程度随证变通。因本病以虚证居多,不可妄投苦寒通下之品,以免重伤阴液,损伤中气。《证治准绳·女科》继南宋陈无择后再次提出"大黄似难轻用",正寓此义。

一、血虚津亏证

[病因病机]素体血虚,津液不足,复因产失血耗液;或产后体虚多汗,亡血伤津,肠道失于濡润,无水行舟则大便干结难解。

[临床证候]产后大便干结,或数日不解,一般腹无疼痛,饮食正常,面色萎黄,头昏心悸,舌淡红,苔薄,脉细弱。

[辨证依据]

(1)素体血虚,产后失血过多,或出汗过多。

(2)大便干结,或数日不解。

(3)面色萎黄,头昏心悸,口干渴饮,舌淡红,苔薄,脉细弱。

[治疗原则]养血益精,润肠通便。

[方药选用]益血润肠丸(《类证活人书》)加何首乌。

熟地黄　当归　阿胶珠　杏仁　火麻仁　肉苁蓉　橘红　苏子　炒枳壳　荆芥

汗出气短,精神倦怠,脉虚细者,去荆芥,加党参、黄芪;口干咽燥,舌红少津,脉细数者,加桑葚子、枸杞子。

二、气虚失运证

[病因病机]素体虚弱,产程过长耗气,或失血过多,气随血耗,致气虚大肠道传导无力,大便运行困难而致大便难。

[临床证候]产后大便数日不解,或时有便意,临厕努责乏力,大便不坚硬,气短乏力,多汗,疲劳,舌淡,苔薄白,脉虚缓。

[辨证依据]

(1)素体虚弱,产程过长,或产后失血耗气。

(2)大便数日不解,虽有便意,临厕努责乏力,大便不坚硬。

(3)气短乏力,多汗,疲劳,舌淡,苔薄白,脉虚缓。

[治疗原则]益气养血,润肠助运。

[方药选用]黄芪汤(方见妊娠大便难)加郁李仁、全瓜蒌、当归。

临厕努责费力,气虚下陷者,加升麻、党参、柴胡;下腹胀满者,加木香、枳壳、厚朴;气短自汗者,加五味子、浮小麦、党参;心悸失眠,心血不足者,加柏子仁、枣仁、何首乌。

三、阴虚火燥证

[病因病机]素体阴虚内热,因产失血伤津,阴虚火旺,肠液被灼,肠道干涩而致大便坚结难解。

[临床证候]产后大便数日不解,解时艰涩难下,颧赤咽干,五心烦热,脘中痞满,腹部胀痛,小便黄,舌红,苔薄黄,脉细数。

[辨证依据]

(1)素体阴虚火旺,或喜食辛辣之品。

(2)大便数日不解,解时艰涩难下,腹部胀痛。

(3)颧赤咽干,五心烦热,脘中痞满,腹部胀痛,小便黄,舌红,苔薄黄,脉细数。

[治疗原则]滋阴清热,润肠通便。

[方药选用]两地汤(方见月经先期)合麻子仁丸《经效产宝》。

麻子仁 枳壳 人参 大黄

口干咽燥,苔薄黄少津者,加全瓜蒌、玉竹、石斛;汗出心悸者,加麦冬、五味子;胃胀闷不适者,加鸡内金、佛手。

【其他疗法】

(一)单方验方

(1)番泻叶 3 g,泡水,空腹服。

(2)何首乌 30 g,水煎服。

(二)食疗

(1)蜂蜜 50~100 g,开水冲化,顿服。

(2)香油 30 g,白糖 5 g,开水搅匀,顿服。

(3)黑芝麻、胡桃、松子仁研碎,加白糖、蜂蜜适量,服食。

(4)何首乌 30 g,粳米 30～60 g,煮粥食。

(三)针灸按摩

(1)针刺大肠俞、足三里、内关、天枢,刺激便意。

(2)双手指按迎香 5～10 分钟,可促使肠蠕动加快。

(四)外治

(1)开塞露 1 支,塞肛门。

(2)肥皂水 100 ml,灌肠。

【转归与预后】

本病是产后常见病之一,只要辨证准确,用药得当,同时保持心情舒畅,适当运动,饮食合理,预后良好。如不及时治疗,任由病情发展,产后大便努争难下,久之可导致阴挺、肛裂、痔疮等疾。

【预防与调护】

(1)产后宜及早下床活动,以促进肠蠕动。

(2)养成定时排便的习惯,没有便意也应按时如厕。

(3)养成良好的饮食习惯,不食辛辣炙煿之品,注意补充水分,多食粗纤维食物及蔬菜水果之类。

第六节　产后发热

产褥期内以发热为主证,并伴有其他症状者,称产后发热。产后 1～2 日内,由于产时耗血伤津,气随血耗,正气虚弱,阳无所附,阳浮于外,而有轻微的发热,一般不伴有其他症状。如发热持续不退,或寒战高热,属产后发热。本病起病急,病情重,可危及产妇生命,至今仍是产妇死亡的主要原因之一。

产后发热的记载最早见于《金匮要略》,指出"中风发热"是由"产后正气大虚,复感风寒,虚阳上越"所致,分列竹叶汤与阳旦汤治之。《产育宝庆集》则认为本病乃"产后血虚,恶露未消,气为败浊凝滞,营卫不调,阴阳相乘,憎寒发热"。《证治要诀》论产后发热病因时指出"恶血未下者,腹痛而发热"。《景岳全书》进一步阐述产后发热"有风寒外感而热者,有邪火内盛而热者,有水亏阴虚而热者,有因产劳倦虚烦而热者,有去血过多头晕闷乱烦热者"。《医宗金鉴》则认为"产后发热之故非止一端"。可由外感、瘀血、血虚等多种原因所致。从历代医家的论述可见,产后发热与产后正气不足而感受外邪,或失血阴虚,或恶露停滞等有关。

【致病机制】

本病发生与产后多虚多瘀的生理特点有关。主要是产后体虚复感外邪,营卫失调所致。产时耗血伤气,正气大亏,百节空虚,不耐寒凉,稍有不慎,极易感受外邪,外感风寒、风热、暑热之邪,甚或邪毒直犯胞中,形成邪毒感染。亦可因恶露当下不下,瘀血内结发热,或因阴血暴亡,阳无所附而发热等。其中以邪毒直犯胞中病情最重,应予以重视。

西医学的产褥感染属产后发热范畴。产褥感染是分娩及产褥期细菌进入产道发生的炎症过程。多因产前和产时发生感染,引起局部和全身的反应,以发热为主要临床表现,亦称产褥热。其发生与产前营养不良、贫血、孕期卫生不良(尤其是妊娠后期性交、生殖道感染)、胎膜早破、临产时多次阴道检查、破膜时间过长、滞产、分娩期宫腔操作过多、产道损伤、胎盘胎膜残留、产后出血等因素有关。引起产褥感染的病原体包括需氧菌和厌氧菌,最常见的进入途径为蜕膜,以胎盘附着处多见。首先引起子宫内膜炎,如子宫感染未得到控制可经静脉或淋巴扩散,引起血栓性静脉炎及腹膜炎、宫旁组织炎,进一步形成盆腔脓肿、菌血症等。

【诊断与鉴别诊断】

一、诊断

(一)病史

素体虚弱,孕晚期和产后不禁房事,胎膜早破,产程延长,产时失血过多,产道损伤,产创护理不洁,产后起居不慎感受风寒或暑热等。

(二)临床表现

新产后或产褥期中以发热为主证。高热不退,或寒战高热,或寒热往来,或低热绵绵,常伴有恶露的变化及小腹疼痛等证。

(三)检查

1.体温

体温升高,如属产褥感染体温多在 38 ℃以上。

2.妇科检查

生殖器官局部感染体征,外阴、阴道、宫颈红肿热痛,子宫压痛,两侧附件增厚压痛,或触及肿块,恶露臭秽,或软产道损伤,局部可见红肿化脓。

3.辅助检查

白细胞和中性粒细胞升高,血沉升高,血培养及阴道宫颈分泌物培养可发现致病菌,超声检查可对盆腔积液、炎性包块、盆腔脓肿做出诊断。

二、鉴别诊断

1.乳痈

西医学的急性乳腺炎,体温升高,甚至高热,伴乳房局部红肿疼痛,甚至溃破化脓。如果产后 3～4 日出现低热,称蒸乳发热,可不治自愈。

2.产后淋证

发热伴尿频、尿急、尿痛,小便检查异常,属西医学产褥期泌尿系统感染。

3.产后肠痈

肠痈即阑尾炎。除发热外有典型临床症状,腹痛、麦氏点压痛、反跳痛,伴恶心呕吐。

4.产后痢疾

发热伴里急后重,脓血便,肛门灼热感,大便常规异常。西医学称产后痢。

【因、证、辨、治】

产后发热主要是产后体虚,复感外邪,正邪交争,营卫失调所致。本病证有虚实,虚者多因阴血骤虚,阳无所附,虚阳外越而致虚热;实者多因感受邪毒或外感寒热、暑邪及瘀血所致。

辨证主要依据发热特点,结合恶露的量、色、质、气味,以及腹痛情况、舌脉辨证。寒战高热,为邪毒感染;寒热时作,乍寒乍热,为瘀血发热;低热绵绵,为血虚发热;恶寒发热,多为外感;恶寒重,发热轻,为外感风寒;发热重,恶寒轻,为外感风热;如发热,面赤,多汗,正值夏季,为中暑发热。

治疗应以调气血和营卫为主。感染邪毒宜清热解毒,凉血化瘀。根据产后多虚多瘀的特点,遵循勿忘于产后也勿拘于产后的原则。实证既不可过于发汗或攻里,虚证也不可片面强调补虚。邪毒感染病情危重者,应中西医结合治疗。

一、感染邪毒证

[病因病机]产时用力、产伤、失血,产妇正气虚弱,复因接生不顺,消毒不严,或因产后外阴护理不洁,邪毒直犯胞中,正邪交争而发热。

[临床证候]产后寒战高热或高热不退,小腹疼痛拒按,恶露或多或少,色紫暗如败酱,秽臭,心烦口渴,小便黄,大便结,舌红,苔黄,脉数无力。

[辨证依据]

(1)分娩时间长,用力太过,产创出血,接生不顺,消毒不严,或产后外阴护理不洁,产后过早房事,总之有邪毒感染史。

(2)寒战高热,或高热不退。

(3)小腹疼痛拒按,恶露色暗或多或少,秽臭,心烦口渴,小便黄,大便结,舌红,苔黄,脉数无力。

[治疗原则]清热解毒,凉血化瘀。

[方药选用]五味消毒饮(方见带下过多)合失笑散(方见月经过多)加牡丹皮、赤芍、鱼腥草、益母草。

高热不退,腹痛拒按,大便不通,为热毒与瘀血互结于肠道之阳明腑实证。治宜清热泻下逐瘀。方用大黄牡丹汤(《金匮要略》)加败酱草、红藤。

大黄　牡丹皮　桃仁　冬瓜仁　芒硝

高热不退,斑疹隐隐,舌红绛,脉弦而数,乃邪毒内传,热入营血。治宜清营解毒,凉血养阴。方用清营汤(《温病条辨》)加败酱草、益母草、紫花地丁。

玄参　生地黄　麦冬　金银花　连翘　竹叶　丹参　黄连　犀角(水牛角)

高热持续不退,神昏谵语,甚至昏迷不醒,面色苍白,四肢厥冷,脉微而数,乃邪毒逆传心包。治宜清心热,养阴液及芳香开窍。方用清营汤送服安宫牛黄丸(方见妊娠痫证)或紫雪丹(《太平惠民和剂局方》)。

石膏　寒水石　磁石　滑石　犀角(水牛角)　羚羊角　沉香　玄参　青木香　升麻　丁香　硝石　麝香　朱砂　炙甘草　朴硝

病情发展到此阶段,病情险恶,相当于细菌性败血症及中毒性休克阶段,当采用中西医结合救治与护理。在使用抗生素时,应根据宫腔分泌物培养、血培养的结果选择药物。在未得到细菌培养结果之前,可先使用广谱抗生素。临床常见混合性感染,所以最好联合使用抗生素。如恶露过多,可应用麦角新碱以促进子宫收缩。如应用广谱抗生素治疗 48 小时后仍持续发热,可考虑厌氧菌感染或脓肿可能。如全身抵抗力差,可多次少量输新鲜血。对腹膜炎患者,可适当补充液体和电解质。对外阴阴道局部感染,可根据情况做热敷、引流。对盆腔脓肿,可根据部位做经腹或经阴道引流术。

二、外感发热证

[病因病机]产后体虚,腠理疏松,卫外不固,摄生不慎,外感风热或风寒之邪;或盛夏暑热当令,复感暑热之邪,营卫不和而致发热。

(一)外感风寒证

[临床证候]产后恶寒发热,无汗,头痛,身痛,鼻塞流清涕,咳嗽,痰清,舌淡,苔薄,脉浮紧。

[辨证依据]

(1)产后起居不慎,感受风寒病史。

(2)恶寒重,发热轻。

(3)无汗,头痛,身痛,鼻塞流清涕,咳嗽,痰清,舌淡,苔薄,脉浮紧。

[治疗原则]养血祛风解表。

[方药选用]荆防四物汤(《医宗金鉴》)加苏叶。

荆芥　防风　川芎　当归　芍药　地黄

头痛甚者,加白芷、藁本;身痛、关节痛者,加羌活、秦艽、桑枝;恶露不畅者,加桃仁、益母草、炒蒲黄。

(二)外感风热证

[临床证候]产后发热微恶寒,头痛,咳嗽,口渴汗出,舌边尖红,苔薄白,脉浮数。

[辨证依据]

(1)有产后起居不慎,感受外邪病史。

(2)发热微恶寒。

(3)头痛,咳嗽,口渴汗出,舌边尖红,苔薄白,脉浮数。

[治疗原则]辛凉解毒、疏风清热。

[方药选用]银翘散(《温病条辨》)。

金银花　连翘　竹叶　荆芥穗　牛蒡子　薄荷　桔梗　淡豆豉　甘草　芦根

咳嗽痰黄,不易咳出者,加浙贝母、炙枇杷、瓜蒌皮、黄芩;口干咽燥者,加芦根、北沙参、天花粉;咽喉肿痛者,加板蓝根、山豆根、牡丹皮、玄参。

(三)外感暑热证

[临床证候]产后正值炎热酷暑,身热多汗,口渴,心烦,倦怠少气,舌红少津,脉虚数。

[辨证依据]

(1)有明显的季节性,正值炎热酷暑,有感受暑热史。

(2)身热多汗。

(3)口渴,心烦,倦怠少气,舌红少津,脉虚数。

[治疗原则]清暑益气,养阴生津。

[方药选用]清暑益气汤(《温热经纬》)。

西洋参　石斛　麦冬　黄连　竹叶　苏梗　知母　生甘草　粳米　西瓜翠衣

兼暑湿,胸闷呕恶,苔腻者,加藿香、佩兰、滑石、通草。

三、瘀血发热证

[病因病机]产后恶露排出不畅,瘀血内阻,经脉闭塞,营卫不通,阴阳失调而发热。

[临床证候]产后乍寒乍热,恶露不下或下之甚少,色紫暗有块,小腹疼痛拒按,口干不欲饮,舌紫暗或有瘀点,脉弦涩。

[辨证依据]

(1)产后恶露甚少或全无,排出不畅。

(2)产后乍寒乍热。

(3)恶露量少,色紫暗,小腹疼痛拒按,口干不欲饮,舌紫暗或有瘀点,脉弦涩。

[治疗原则]活血祛瘀。

[方药选用]生化汤(方见流产)加丹参、牡丹皮、益母草。

小腹痛甚者,加炒蒲黄、五灵脂、延胡索;瘀久化热,恶露有气味者,加连翘、败酱草、蚤休、马齿苋。

合并太阳表证,寒热往来,口苦咽干,上方合小柴胡汤(《伤寒论》)。

柴胡　黄芩　人参　半夏　炙甘草　生姜　大枣

四、血虚发热证

[病因病机]素体血虚,产后失血伤阴,阴血骤虚,阳无所附,虚阳外浮而致发热。

[临床证候]产后低热绵绵,或日晡发热,自汗,头晕目眩,心悸失眠,面色萎黄,恶露量少,色淡质稀,小腹绵绵作痛,舌淡,苔薄,脉虚细。

[辨证依据]

(1)素体血虚,有产后失血过多病史。

(2)低热绵绵,或日晡发热。

(3)头晕目眩,心悸失眠,面色萎黄,恶露量少,色淡质稀,小腹绵绵作痛,舌淡,苔薄,脉虚细。

[治疗原则]补血益气、养阴清热。

[方药选用]加味一阴煎(《景岳全书》)加黄芪、太子参。

生地黄　熟地黄　白芍　知母　麦冬　地骨皮　甘草

发热多汗者,加浮小麦、煅龙牡、五味子;心悸失眠者,加酸枣仁、夜交藤、柏子仁;午后潮热颧红者,加黄柏、鳖甲;大便干结,加何首乌、当归、全瓜蒌。

【其他疗法】

(一)中成药

(1)六神丸,每次 10～15 粒,每日 3 次。用于邪热火毒证初期。

(2)牛黄清心丸,每次 1 粒,每日 2 次。用于邪热火毒证中期。

(二)单方验方

(1)退热饮(《中医妇科验案验方集》):生山楂、生地黄各 12 g,川芎 8 g,益母草 15 g,红花 9 g,酒黄芩 8 g,童尿为引。用于产后因瘀发热。

(2)马宝璋验方(《全国中医妇科集锦》):大黄20 g(后下),芒硝15 g(冲服),牡丹皮15 g,丹参20 g,冬瓜仁15 g,枳壳20 g,厚朴15 g,金银花15 g,连翘20 g,黄柏25 g,香附15 g,莱菔子15 g。用于感染邪毒、火热产后发热。

(三)食疗

(1)清宫粥:莲子心10 g,竹叶卷心30根,麦冬10 g,水牛角10 g,糯米100 g。先将前3味水煎取汁,再加糯米同煮为稀粥,将水牛角研末调入和匀。用于感染热毒证之早、中期。

(2)冬瓜薏米绿豆粥(《百病饮食自疗》):冬瓜250 g,薏苡仁300 g,绿豆60 g,鲜荷叶适量,藿香叶少许。藿香叶水煎取汁备用。冬瓜、薏苡仁、绿豆煮粥,将熟时入荷叶、藿香叶汁适量。用于外感暑热证产后发热。

(3)双花饮:金银花、山楂、菊花各30 g,蜂蜜15~30 g。前3味水煎取汁一碗,再兑入蜂蜜和匀。用于外感风热证产后发热。

(四)针灸

(1)取关元、中极、血海、合谷、太冲、涌泉,泻法。用于感染邪毒。

(2)取曲池、合谷、气海、足三里、太溪,泻法。用于外感暑热。

【转归与预后】

产后发热之血虚、血瘀、外感诸症,治疗及时,调护得当,预后良好。

感染邪毒之产后发热的证候表现和传变规律与西医的产褥感染相似,是产科危、急、重症,也是产妇死亡的原因之一。由于产后的特殊生理,一旦发生感染,可迅速传变,变证颇多。治疗及时,炎症得到有效控制,预后尚好;如治疗不及时,或由于抵抗力低下,症状不典型而延误治疗,病情加重,可危及生命,预后不良,即便抢救成功也可能留下盆腔粘连等后遗症。

【预防与调护】

(1)加强孕期保健,加强营养,纠正贫血,积极治疗感染性疾病,妊娠晚期及初产后避免性生活,避免不必要的阴道检查,胎膜早破者尤其应注意预防。

(2)产程中严格无菌操作,避免产道损伤及产后出血,有产伤者及时缝合。剖宫产、产后出血、产后清宫、胎膜早破、人工剥离胎盘者,应预防性使用抗生素,以防患于未然。

(3)产后注意保暖,保持室内空气清新,避免着凉或中暑。

(4)保持外阴清洁,取半卧位,有利于恶露排出或炎性渗出物局限;发热期间多饮水,给予流质或半流质饮食,配合物理降温。

第七节 产后小便淋痛

产后出现尿频、尿急、淋漓涩痛等症状,称产后小便淋痛,俗称产后淋。本病属西医学产后泌尿道感染。如分娩时,因胎儿压迫膀胱,常会产后排尿困难,点滴而下,但无疼痛。一般在产后6~8小时可恢复正常,不作病论。

《诸病源候论》指出本病病因是"因产虚损,而热气客胞内"。《经效产宝》突出了"产后多虚"的特点,论述产后诸淋的证治。《妇人大全良方》也以虚、热立论,云:"产后诸淋,因热客于胪,虚则频数,热则涩痛。"《三因极一病证方论》指出治产后淋"当去血",体现了产后多瘀的病理特点。《女科指要》指出:"产后冲任虚热,膀胱气不施化,故小便涩痛,滴漏难出,谓之溺淋。"综观历代医家的观点,产后淋的病因主要是虚、瘀、热,其病变部位在肾、膀胱,为其辨证论治奠定了基础。

【致病机制】

主要病机是膀胱气化失司,水道不利。由于本病发生在产后,病变部位在肾与膀胱,病因主要是虚热。多为肾阴亏虚,湿热蕴结,肝郁气滞,可导致膀胱气化不利,而造成产后小便淋痛。

本病即西医的产后泌尿系统感染,主要包括尿道炎、膀胱炎,严重的还有肾盂肾炎。妇女尿道短而直,尿道口与阴道口、肛门距离很近,易于交叉感染,产后体质较虚,抵抗力低下,加之分娩时胎儿对膀胱的压迫,容易导致排尿不畅和尿液潴留,如合并细菌感染常易导致本病发生。

【诊断与鉴别诊断】

一、诊断

(一)病史

产后尿潴留,多次导尿,分娩时失血或产后七情所伤史。

(二)临床表现

以尿频、尿急、淋漓涩痛为主要症状。尿频,即小便次数明显增多,尿量不多,甚则点滴即解;尿急,有尿意就要立即排解,但尿量并不多。淋漓,即总有尿解不尽的感觉,点滴而下;涩痛,指排尿不畅及尿时有疼痛感。产后尿频、急、淋漓涩痛同时存在,即可诊断为产后小便淋痛。

(三)检查

尿常规可见白细胞、脓细胞,甚则见红细胞。

二、鉴别诊断

1.产后小便不通

小便点滴不畅,甚至闭塞不通,但无尿痛感,每日排出尿量明显低于正常。其小便排出困难,点滴不畅,与小便淋痛相似。以其有无尿痛为其鉴别要点。

2.尿血

以小便带血,甚至肉眼血尿为其特征,多无疼痛。

3.尿浊

小便浑浊,色白如泔浆,但小便时无疼痛涩滞感。

【因、证、辨、治】

本病因湿热蕴结膀胱,或肾阴亏虚和肝郁气滞导致膀胱气化失职而发。以产后尿频、尿急、淋漓涩痛为主症。辨证主要根据全身症状,并参舌脉的变化。

治疗以利尿通淋为主。临床以热证居多,故治以清热利湿为常法。但要根据产后多虚多瘀的特点,辨清虚实,实则清利,虚则补益。在遣方用药方面,清热不宜过于苦寒,除湿不宜过用通利,补虚不忘祛瘀,勿犯虚虚实实之戒。

一、湿热蕴结证

[病因病机]产后血室正开,胞脉空虚,如外阴不洁,湿热之邪趁虚侵袭下焦,内犯膀胱;或因产后过食肥甘厚味,酿生湿热;或因脾虚湿聚,积湿生热;或因肝经湿热下注,流于膀胱,气化失司,水道不利而发为产后小便淋痛。

[临床证候]产后尿频、尿急、尿痛,淋漓短涩,有灼热感,小便黄赤或浑浊,口干渴而不欲饮,舌红,苔黄腻,脉滑数。

[辨证依据]

(1)产后尿潴留,有多次导尿史,或产后恶露不绝,或有外阴伤口愈合不良史。

(2)尿频、尿急,小便短涩黄赤,灼热刺痛。

(3)口干不欲饮,舌红,苔黄腻,脉滑数。

[治疗原则]清热除湿,利尿通淋。

[方药选用]八正散(《太平惠民和剂局方》)去大黄。

车前子　瞿麦　萹蓄　滑石　栀子　木通　大黄　灯芯草　炙甘草

小便红赤,则热伤脉络,加白茅根、荠菜、小蓟;小便浑浊者,加萆薢、菖蒲;心烦者,加莲心、淡竹叶;脾虚湿阻,脘闷腹胀者,加厚朴、佩兰、藿香、半夏。

二、肾阴亏虚证

[病因病机]素体阴虚,复因产时出血伤阴,肾阴不足,阴虚火旺,热灼膀胱,津液不足,气化不利。

[临床证候]产后尿频、尿急,淋漓不畅,灼热疼痛,小便量少,色黄,伴腰膝酸软,头晕耳鸣,手足心热,舌红,少苔,脉细数。

[辨证依据]

(1)素体阴虚,多产房劳,或产后出血病史。

(2)尿频、尿急,淋漓不畅,灼热疼痛。

(3)小便量少,色深,腰膝酸软,头晕耳鸣,手足心热,舌红,少苔,脉细数。

[治疗原则]滋肾养阴,利尿通淋。

[方药选用]化阴煎(《景岳全书》)。

生地黄　熟地黄　牛膝　猪苓　泽泻　黄柏　知母　绿豆　龙胆草　车前子

虚火内盛,伴潮热者,加地骨皮、白薇、玄参;尿中带血者,加白茅根、生地黄、墨旱莲;头晕耳鸣,心烦失眠者,加白芍、枸杞子、浮小麦;口渴引饮,舌红少津者,加麦冬、天花粉、石斛。

三、肝郁气滞证

[病因病机]素体肝旺,复因产时失血,阴血不足,肝失所养;或产后七情所伤,肝郁气滞,郁久化热,移热膀胱,气化失司而致小便淋痛。

[临床证候]产后尿频、尿急,淋漓涩痛,或小便红赤,伴情志抑郁,或心烦易怒,胸胁胀痛,小腹胀满,大便干结,口干而苦,舌红,苔黄,脉弦数。

[辨证依据]

(1)素体肝旺,或产后出血多,或有产后情志所伤病史。

(2)尿频、尿急,淋漓涩痛,或小便红赤。

(3)情志抑郁,或心烦易怒,胸胁胀痛,小腹胀满,大便结,口干而苦,舌红,苔黄,脉弦数。

[治疗原则]疏肝解郁,利尿通淋。

[方药选用]沉香散(《医宗必读》)。

沉香 石韦 滑石 当归 王不留行 瞿麦 冬葵子 赤芍 白术 炙甘草

小腹胀痛,胸胁胀闷者,加青皮、枳壳;小腹疼痛,恶露不畅,色暗有块者,加益母草、桃仁、川牛膝。

【其他疗法】

(一)中成药

滋肾丸,用于肾阴亏虚证。

(二)单方验方

(1)车前子 30 g,水煎服。用于湿热证。

(2)金钱草 30 g,水煎服。用于湿热证。

(3)糯稻根须 30 g,水煎服。用于肾阴亏虚证。

(4)丝瓜络 60 g,水煎,加蜜糖适量。用于肝郁证。

(三)针灸

取中极、气海、阴陵泉、三阴交、太溪。

【转归与预后】

淋证的预后往往与病情轻重有关,病初起,病情较轻,则预后良好;病程长,病情重,或失治误治,可留下慢性隐患,甚或影响肾功能。

【预防与调护】

(1)注意产褥期卫生,保持外阴清洁,鼓励产妇及时排空膀胱。外阴有伤口不要怕疼痛而忍尿。

(2)积极治疗产后尿潴留,如要导尿须严格按照无菌操作。

(3)鼓励产妇多饮水,饮食清淡,慎食辛辣厚味之品。

(4)注意休息,暂禁房事。

第八节 产后小便不通

新产后产妇排尿困难,点滴而下,甚至闭塞不通,小腹胀急疼痛,称产后小便不通,亦称产后癃闭。多发生在产后 3 日内,也可发生在产褥期中,以膀胱内有尿潴留为其特征,故必伴有小腹胀急疼痛。

本病始见于《诸病源候论》,指出产后小便不通是"因产动气,气冲于胞,胞转屈辟"及"小肠本夹于热,因产水血俱下,津液竭燥,胞内热结"。《校注妇人良方》以通气散(陈皮、苏叶、枳壳、木通)治疗产后小便不通。以方测证,此乃气滞尿闭。《沈氏女科辑要》认为产后小便不通的病机是"气虚不能升举"所致。张山雷对此进一步解释为"中州清阳之气下陷,反致膀胱窒塞不通,即所谓州都气化不行者"。

【致病机制】

病机是膀胱气化功能失职。《黄帝内经·素问·灵兰秘典论》云:"膀胱者,州都之官,津液藏焉,气化则能出矣。"小便通畅有赖于膀胱的气化作用,而膀胱气化功能正常,有赖于三焦的气化和肺、脾、肾的协调。人体水液代谢,上焦肺,通调水道;中焦脾,运化水湿;下焦肾,化气行水。如三脏功能失调,三焦气化失司,可发生癃闭。

【诊断与鉴别诊断】

一、诊断

(一)病史

产程过长,有手术产史,有外阴伤口及尿道周围组织损伤、水肿、疼痛史,有分娩过度紧张、劳累病史。

(二)临床表现

产后排尿困难,小便点滴而下,或闭塞不通,小腹胀急疼痛。

(三)检查

下腹部膨隆,膀胱充盈触痛。尿常规正常。

二、鉴别诊断

1.产后小便淋痛

以尿频、尿急、尿痛为特征,每日排出的尿量正常,尿常规有红细胞和白细胞。而产后小便不通无尿痛,尿量明显少于正常。

2.肾功能衰竭的尿少或无尿

其特征是无尿可排,腹软而无胀急疼痛感,是肾功能不全所致尿液生成障碍。而产后小便不通是有尿液但排出困难,故有小腹胀急疼痛。

【因、证、辨、治】

产后小便不通主要病机是膀胱气化不利。以小便不通、小腹胀急疼痛为主证。临床以虚证居多,本虚而标实。证似实,而本质是气虚不能化气行水。辨证主要根据兼证与舌脉。

产后小便不通以膀胱内有尿液潴留,小便排出受阻为特征,故治疗以"通利小便"为主,补气温阳,化气行水以助膀胱气化正常。但补虚之时应佐以通利之品,以促尿液排出。

一、肺脾气虚证

[病因病机]素体虚弱,肺脾气虚,复因产时耗气伤血,或新产后忧思劳累过度,使肺脾气更虚,不能通调水道,运化水湿,膀胱气化不及而致产后小便不通。

[临床证候]产后小便不通,欲解不下,小腹胀急疼痛,倦怠乏力,少气懒言,面色少华,舌淡胖大边有齿痕,脉缓弱。

[辨证依据]

(1)素体虚弱,肺脾气虚,有产程过长、产时失血过多病史。

(2)产后排尿困难,小便不通或欲解不下,小腹胀急疼痛。

(3)倦怠乏力,少气懒言,面色少华,舌淡胖大边有齿痕,脉缓弱。

[治疗原则]补气升清,化气行水。

[方药选用]补中益气汤(方见月经先期)去升麻,加桔梗、茯苓、通草。

多汗,烦渴咽干者,加生地黄、五味子、葛根;腰膝酸软者,加杜仲、巴戟天;精神抑郁,两胁胀痛,小腹胀甚者,加柴胡、郁金、乌药、枳壳、滑石;小便点滴涩痛,小便带血者,加琥珀、蒲黄、益母草。

二、肾虚证

[病因病机]素体肾虚,又因产时损伤肾气,肾阳不足,膀胱失于温煦,不能化气行水,尿液内停而不得出。

[临床证候]产后小便不通,小腹胀满而痛,面色晦暗,腰膝酸软,舌淡,苔薄白,脉沉迟。

[辨证依据]

(1)素体肾虚,又因产时损伤肾气,多有难产病史。

(2)小便不通,小腹胀满而痛。

(3)面色晦暗,腰膝酸软,舌淡,苔薄白,脉沉迟。

[治疗原则]补气温阳,化气行水。

[方药选用]济生肾气丸(《济生方》)。

熟地黄　山药　山茱萸　牡丹皮　茯苓　桂枝　泽泻　附子　牛膝　车前子

腰痛甚者,加杜仲、桑寄生、巴戟天;小腹胀满下坠者,加黄芪、白术、升麻;头晕耳鸣,心悸失眠者,加鹿角胶、菟丝子、阿胶;腹胀连及两胁胀痛,加厚朴、香附、川楝子、莱菔子。

【其他疗法】

(一)单方验方

生黄芪 120 g,甘草梢 24 g,水煎代茶饮。用于气虚证。

(二)针灸

(1)取三阴交、阴陵泉、足三里、气海、膻中,补法并用灸法。用于肺脾气虚证。

(2)取中极、关元、肾俞、膀胱俞、太溪,补法并用灸法。用于肾虚证。

(3)推拿关元穴。

(三)外治

(1)粗盐 50 g,炒热,加麝香 0.15 g,填脐中,外用葱白 5~6 根(去粗皮)作一束,切如半指厚,置盐上,用艾灸,使热气入腹难忍为止。

(2)粗盐 500 g,炒热,用布包熨下腹部。

(3)荆芥 15 g,紫苏 15 g,艾叶 15 g,香葱 5 根,水煎取液熏洗外阴。

(4)生葱白 250 g(切碎),樟脑粉 0.2 g,混合捣成糊状,贴敷脐及膀胱区。

(四)中西医结合处理

(1)穴位注射:新斯的明 0.25 mg,取气海、足三里(双)穴位注射。

(2)导尿:严格无菌操作,留置导尿管,定时开放。

(3)膀胱穿刺:在耻骨联合上 1~2 cm 处进行膀胱穿刺,抽出尿液以缓解症状。

【转归与预后】

预后良好,经过及时治疗可以痊愈。如治疗无效,应尽快采取措施,以免膀胱过度膨胀或病程拖延,使膀胱肌失去收缩能力而留下后遗症。

【预防与调护】

(1)做好产前检查,消除产妇的紧张心理,正确处理好各个产程,避免难产的发生。

(2)产后注意休息,加强营养,多饮水。产后4~6小时鼓励产妇解小便,尽早起床活动。

(3)排尿困难,可用温开水冲洗外阴及尿道口,听滴水声,诱导排尿,或按摩腹部。

(4)注意产褥期卫生,避免外邪入侵而加重病情。

第九节　产后自汗盗汗

产妇产后出现涔涔汗出,持续不止,动辄益甚者,称产后自汗。如寐中汗出湿衣,醒来自止者,称产后盗汗。属产后"三急"之一。

新产后气血俱虚,阴阳失调,腠理疏松,卫外不固,故汗出较平时偏多。数日后气血渐增,营卫自调而缓解,属正常生理现象。

产后自汗首见于《诸病源候论》,有"产后汗出不止候",其病机是"阴气虚弱不复者,则汗出不止"。《妇人大全良方》指出:"产后虚汗不止,诸由阳气顿虚,腠理不密而津液妄泄也。"用麻黄根汤、止汗散、人参汤等治疗。《校注妇人良方》认为产后自汗、盗汗可用补血兼益阳气之法治疗。《沈氏女科玉尺》在论及产后汗出时指出:"心主血,又汗为心液,故血耗而病汗也。"《沈氏女科辑要》强调产后"汗出不止,属气血两虚"。《傅青主女科》在产后篇中进一步指出:"自汗阳亏,盗汗阴虚……惟兼气血而调治之乃为得耳。"综合历代医家的论述,产后自汗、盗汗多与气虚、血虚有关,治疗以益气、补血、敛汗为主。

【致病机制】

汗证是阴阳失调,腠理不固,津液外泄所致。人体汗液为人体阴液的一种,与血液有密切的关系,所谓"血汗同源",古有"失血者不可发汗"一说。产后亡血伤阴,元气耗散,气虚则卫阳不足,表虚失固而自汗;伤血则阴虚内热,浮阳不敛,迫津外溢而盗汗。

【诊断与鉴别诊断】

一、诊断

(一)病史

素体虚弱,或素阴虚内热之体,又有产时出血多、产程过长等病史。

(二)临床表现

产后自汗,表现为产褥期汗出过多,或静时汗出不止,动则愈甚;或但头汗出,至颈而流者,甚则面如水洗;或虽汗出不多,但持续多日不止。产后盗汗,睡则周身汗出,醒则自止。

二、鉴别诊断

1.产后中暑

两者可见产后多汗,但产后中暑发病有明显的季节性,炎热酷暑,并伴高热,神昏,嗜睡,甚至抽搐;产后自汗无季节性,无高热及神昏症状。

2.产后郁冒

虽头汗出,但伴脉微弱,呕不能食,大便反坚等;产后自汗则无此症。

【因、证、辨、治】

产后自汗盗汗是由产后耗气伤血,亡血伤津所致。或气虚,或阴虚内热,均属虚证。自汗盗汗虽都是汗证,但属两种不同的病,临床表现不同,病机不同。自汗是产后汗多,动则加剧;盗汗是睡着时出汗,醒后汗止。产后自汗属气虚,因气虚卫阳不固,腠理疏松,阴不敛阳,津液外泄所致;产后盗汗属阴虚,阴虚生内热,寐时阳乘阴分,热迫津液外泄而致。

产后自汗盗汗的治疗原则以补虚敛汗为主。气虚自汗者以益气固表止汗,阴虚盗汗者养阴潜阳敛汗,但要注意气血生化和阴阳互根的特点,使阴阳平衡,营卫调和,腠理固密,则汗出自止。

一、气虚产后自汗证

[病因病机]素体虚弱,复因产时耗气失血,气虚尤甚,卫阳不固腠理不密,以致阳不敛阴,阴津外泄而自汗出。

[临床证候]产后涔涔汗出,持续不止,动则更甚,时或恶风,面色萎黄,气短懒言,倦怠乏力,舌淡,苔白,脉虚弱。

[辨证依据]

(1)素体虚弱,复因产时耗气失血,或有产程过长史、难产史。

(2)产后涔涔汗出,持续不止,动则更甚。

(3)时或恶风,面色萎黄,气短懒言,倦怠乏力,舌淡,苔白,脉虚弱。

[治疗原则]益气固表,和营止汗。

[方药选用]黄芪汤(《济阴纲目》)加麻黄根。

黄芪　白术　防风　熟地黄　煅牡蛎　茯苓　麦冬　甘草　大枣

恶风者,加桂枝;食少便溏者,加党参、山药;手足厥冷者,加炮姜、附子、人参。

二、阴虚产后盗汗证

[病因病机]素体阴虚,复因产时失血过多,或因产后恶露过多,日久不止,致阴血更虚,阴虚生内热,睡时阳乘阴分,热迫津液外泄而致产后盗汗,醒时阳气卫外,腠理充固而汗出自止。

[临床证候]产后寐中汗出,甚则周身如浴湿衣,醒时汗止,但头昏耳鸣,口于咽燥,面色潮红,或五心烦热,腰膝酸软,舌红,少苔,脉细数。

[辨证依据]

(1)素体阴虚,复因产程不顺出血过多,或有恶露不绝病史。

(2)产后寐中汗出,醒时汗止。

(3)头昏耳鸣,口干咽燥,面色潮红,或五心烦热,腰膝酸软,舌红,少苔,脉细数。

[治疗原则]益气养阴,生津敛汗。

[方药选用]生脉散(方见恶阻)加煅牡蛎、浮小麦、山茱萸。

口燥咽干者,加石斛、玉竹;五心烦热者,加白薇、地骨皮、栀子;阴血亏虚引起缺乳,大便干结者,加天花粉、何首乌。

由于产后自汗盗汗以腠理不固,津液外泄为共同机制,因而在辨证的基础上酌情选择一些固涩止汗的药是必要的,如麻黄根、浮小麦、糯稻根、五味子、乌梅、牡蛎等。

【其他疗法】

(一)单方验方

(1)小麦、牡蛎等分,炒黄研末,每日6g,用肉汤调服。

(2)山茱萸、生山药各30g,水煎服,每日1次。

(3)人参5g,麦冬6g,五味子5g,梨汁、西瓜汁、白糖各适量。人参、麦冬、五味子水煎取汁,与梨汁、西瓜汁、白糖搅匀,代茶饮。用于阴虚盗汗。

(二)针灸

取大椎、合谷、肾俞、脾俞、足三里、复溜,补法加灸。

(三)外治

(1)牡蛎粉适量扑身。

(2)五倍子1.5g,研粉,用酒调,敷脐部,每日1次,连敷3日。

(3)麦冬、艾叶各30g,五味子50g,黄柏40g,水煎煮1桶,沐浴全身。用于阴虚盗汗。

(4)龙骨、牡蛎、赤石脂共研粉末,用绢布包扑于身上,以止自汗。

【转归与预后】

产后自汗盗汗及时调治可以治愈。产后汗出不止,病情严重,要预防亡阴亡阳的病变。自汗盗汗持续日久,重伤津液,可以引发产后痉病。

【预防与调护】

产后汗出之时,腠理空虚,易感受外邪,故当避风寒,以防感冒。汗出之后,宜及时擦干,更换内衣。要鼓励患者多喝糖盐开水,卧床休息,避免过冷过热的刺激。饮食忌椒、姜、葱、蒜等辛辣发散之品。

第十节　产后身痛

产褥期内出现肢体关节酸楚、麻木、重着、疼痛,称产后身痛,亦称产后遍身疼痛、产后痹证。根据疼痛的部位不同,分别称产后关节痛、产后腰痛、产后足跟痛,俗称产后风。

西医学的产后多发性肌炎、坐骨神经痛、产后血栓性静脉炎可参照本病治疗。

《经效产宝》指出其病因为"产后动血气,风邪乘之"。《产育保庆集》指出"产后通身疼痛"乃"因产后百节开张,血脉流走,遇气弱则经络分肉之间血多留滞,累日不散,则骨节不利,筋脉引急。故腰背不得转侧,手足不能动摇,不能屈伸。"《校注妇人良方》指出产后遍身疼痛,有"血瘀滞"与"血虚"的不同,并指出手按而痛甚者,是血瘀滞也;若按而痛稍缓,此是血虚也。《女科经纶》在论及产后遍身疼痛时强调"去血过多,虚而风寒袭之,亦为疼痛"。《医宗金鉴》概括本病病因除血虚、血瘀外还有外感,指出"荣血不足,或风寒外客,必有表证……"《沈氏女科辑要笺正》进一步指出产后通身疼痛"多血虚,宜滋养,或有风寒湿三气杂至之痹,则养血为主,稍参宣络,不可峻投风药"。

【致病机制】

本病的发生与产后特殊生理有关,产后气血亏损,百节空虚,经络失养;或产后失血耗气,腠理疏松、卫外不固,如此时起居不慎,风寒之邪乘虚而入,致使气血运行不畅而导致全身痛。或因产伤及冲任,累及到肾,腰为肾府,肾主下肢,肾虚肾府失养,故腰膝酸软,足跟痛。此外,产后多瘀,瘀阻经脉也致身痛。

【诊断与鉴别诊断】

一、诊断

(一)病史

素体气血虚弱,肾气不足,产时,产后出血过多,或产后起居不慎,感受风寒湿邪病史。

(二)临床表现

产褥期内出现肢体关节酸楚、疼痛、麻木、重着。本病多发生在春秋严寒季节。

二、鉴别诊断

1.痿证

两者的症状都在肢体关节,产后身痛以肢体关节疼痛、重着、屈伸不利为特点,有时也兼肢体麻木不仁或肿胀,但无瘫痪的表现。痿证以肢体痿弱不用、肌肉瘦削为特征,肢体关节一般不痛。

2.痹证

素有风湿病或类风湿病史,产后关节疼痛加重,但风湿病多有关节红肿、环形红斑;类风湿则多有关节变形。产后身痛发生在产褥期,主要症状是肢体关节酸楚、疼痛、麻木、重着,一般无关节的红肿或变形。

【因、证、辨、治】

因气血运行不畅,经脉痹阻,致肢体关节疼痛。证有虚实,虚者多因血虚、肾虚,经脉失养不荣则痛;实者多因外感、血瘀,经脉瘀阻,不通则痛。本病以肢体关节疼痛为主证,辨证主要根据疼痛的部位、性质,结合舌脉及兼证,辨其虚实与证型。

治疗以养血活血,通络止痛为主。养血佐以活血理气通络,标本兼治,祛邪又当养血补虚,以防伤正气。本病发生在产后,气血俱虚,与一般痹证不同,虽有外感也应以调理气血为主。正如《沈氏女科辑要笺正》所云:"此证多血虚,宜滋养,或有风寒湿三气杂至之痹,则养血为主,稍参宣络,不可峻投风药。"用药时应特别注意。

一、血虚证

[病因病机]素体血虚,或产时、产后出血过多,致百节空虚,经脉关节失养,以致肢体麻木、酸楚、疼痛。或因血虚气弱,运血无力,迟滞而痛。

[临床证候]产褥期中,遍身关节疼痛,肢体酸楚、麻木,面色萎黄,头晕心悸,舌淡,少苔,脉细弱。

[辨证依据]

(1)素体血虚,或有产时、产后失血过多病史。

(2)产褥期遍身关节疼痛,肢体酸楚、麻木。

(3)面色萎黄,头晕心悸,舌淡,少苔,脉细弱。

[治疗原则]养血益气,温经通络。

[方药选用]黄芪桂枝五物汤(《金匮要略》)加当归、鸡血藤。

黄芪　桂枝　白芍　生姜　大枣

上肢痛者,加桑枝;下肢痛者,加川牛膝;肢体麻木重着者,加生薏苡仁、苍术、茯苓皮;胸胁胀痛者,加郁金、丹参、合欢皮;腰痛者,加鹿角霜、杜仲、桑寄生;头晕眼花心悸者,加枸杞子、龙眼肉、制何首乌、阿胶。

二、外感证

[病因病机]产后气血俱伤,百节空虚,腠理疏松,卫外不因,如生活起居不慎,风寒湿邪乘虚而入,留着经脉关节,使气血运行不畅,瘀滞作痛。

[临床证候]产褥期肢体关节疼痛,屈伸不利,或痛处游走不定,或疼痛剧烈如针刺,或关节肿胀、麻木、重着,步履艰难,伴怕冷恶风,初起恶寒发热,头痛,舌淡,苔白,脉浮紧或细缓。

[辨证依据]

(1)产褥期有起居不慎,受风寒湿邪病史。

(2)产褥期肢体关节疼痛,屈伸不利,或痛无定处,游走不定,或疼痛剧烈如针刺,或肢体关节肿胀、麻木、重着,步履艰难。

(3)怕冷恶风,初起恶寒发热,头痛,舌淡,苔白,脉浮紧或细缓。

[治疗原则]养血祛风,散寒除湿。

[方药选用]独活寄生汤(《千金方》)。

独活　桑寄生　秦艽　防风　细辛　白芍　川芎　干地黄　杜仲　牛膝　茯苓　甘草
桂心　当归　人参

临床常用桂枝易桂心,取其温经通络之效。肢体重着麻木者,加苍术、木瓜、生薏苡仁、防己;疼痛剧烈如刺锥,经脉青紫者,加红花、桃仁、姜黄;关节肢体疼痛,屈伸不利者,加海风藤、伸筋草、舒筋草、威灵仙;风甚者,加羌活;寒甚者,加制草乌;关节肿痛,发热,口渴,心烦,脉滑数,为风寒化热,宜加银花藤、黄柏、石膏、知母。

三、肾虚证

[病因病机]素体肾虚,又因产伤累及到肾,腰为肾之府,肾主下肢,足跟由肾经所过,肾虚则经脉失养,故腰膝痛、身痛、足跟痛。

[临床证候]产后身痛,以腰膝关节疼痛为主,或足跟痛,伴头晕耳鸣,夜尿多,舌淡暗,苔薄白,脉沉细。

[辨证依据]

(1)素体肾虚,又因产伤肾气。

(2)腰膝关节疼痛,足跟痛。

(3)头晕耳鸣,夜尿多,舌淡暗,苔薄白,脉沉细。

[治疗原则]补肾强腰,养血壮骨,

[方药选用]养荣壮肾汤(《叶氏女科证治》)加秦艽、熟地黄。

当归 川芎 独活 肉桂 续断 杜仲 桑寄生 防风 生姜

腰痛甚者,加狗脊;兼外感风寒者,加细辛。

四、血瘀证

[病因病机]产后余血未净,瘀滞经脉,或因难产手术留瘀,或因寒因热,致血行不畅,瘀阻经脉关节而致疼痛。

[临床证候]产后身痛,下肢尤甚,四肢关节屈伸不利,按之痛甚,皮肤轻度紫暗,小腹疼痛,恶露不畅,或淋漓不尽,色暗有块,舌暗红,苔薄白,脉细弦或涩。

[辨证依据]

(1)有恶露不畅或恶露不绝,或产后感受寒邪,或产后热病,或难产手术病史。

(2)产后身痛以下肢尤甚,肢体关节屈伸不利,按之痛甚。

(3)小腹疼痛,恶露不畅或恶露不绝,色暗有块,舌暗红,苔薄白,脉细弦或涩。

[治疗原则]养血活血,化瘀通络。

[方药选用]身痛逐瘀汤(方见月经前后诸证)。

痛甚者,加苏木;痛处冷感明显者,加细辛、姜黄;肢体麻木重着者,加天南星、苍术、白芥子;恶露量少,色暗有块,伴小腹疼痛者,合生化汤。

【其他疗法】

(一)中成药

(1)健步虎潜丸,每次 4~5 g,每日 2 次。

(2)人参再造丸,每次 1 丸,每日 1 次。

(二)单方验方

(1)豨莶草 60 g,老鹳草 30 g,水煎服。

(2)补骨脂 60 g,狗肉适量,炖服。

(3)豨桐片,每次 4~6 片,每日 3 次。

(三)针灸推拿

(1)取脾俞、阴陵泉、足三里、膈俞,如肾虚加命门、关元,血瘀加血海、气海,外感加风池、曲池。针刺或艾灸。

(2)取肩俞、曲池、合谷、外关、腰阳关、环跳,推拿按摩。

【转归与预后】

预后与病情轻重、治疗是否及时有关。如治疗及时,可以治愈。如失治误治,病情缠绵不愈,经脉气血瘀滞,关节肿胀不消,屈伸不利,引起肌肉失养,可致痿痹。

【预防与调护】

注意产褥期卫生和产后调护,产后要避免受凉,特别是寒冷、潮湿的环境,起居有规律,冷暖适宜,尤其是气候转变之时避免外邪侵入。饮食要加强营养,忌生冷。积极纠正妊娠期贫血,同时加强体格锻炼。

第十一节 产后缺乳

产后乳汁甚少或全无,称缺乳,亦称产后乳汁不行、产后乳汁不足。缺乳多发生在产后2日至半个月内,也可发生在整个哺乳期。临床以产后之初缺乳最多见。在正常情况下,新产后即有乳汁的分泌,产后半小时便可开始哺乳。但由于多种原因,产后无乳汁分泌,或虽有乳汁分泌但量甚少,以及乳汁排出受阻,从而不能满足婴儿的需要,则为缺乳。

我国妇女有产后哺乳的良好传统,因此历代医家都非常重视缺乳。早在《诸病源候论》就有"产后乳无汁候",指出是"即产则血水俱下,津液暴竭,经血不足"之故。《三因极一病证方论》指出产后有气血盛而乳脉壅闭不行者,也有血少气弱乳脉涩而不行者,虚当补之,盛则疏之。《妇人大全良方》称为"产后乳少或止",提出"乳汁乃气血所化""乳汁资于冲任""若元气虚弱,则乳汁短少""若早产无乳,此内亡津液"。《儒门事亲》指出:"妇人有本生无乳者,不治。或因啼哭悲怒郁结,气溢闭塞,以致乳脉不行。"说明七情所伤,肝气郁结也可导致乳脉不畅,以致缺乳。《傅青主女科》指出"乳全赖气之力,以行血而化之也,治法宜补气以生血"。对肝气郁结者,治宜"大舒其肝木之气"。在治疗上提出新的见解,主张疏肝以通乳,但提出以补为通,所创制的方剂至今仍为临床常用。

【致病机制】

缺乳有虚实两证,虚者脾胃虚弱,气血不足,乳汁乏源,无乳可下;实者肝气郁结,乳汁运行受阻,而缺乳。

西医学认为乳汁分泌与乳腺发育、胎盘功能及全身情况有密切关系。如垂体功能低下,孕期胎盘功能不全,促性腺激素、促肾上腺皮质激素、生长激素,以及雌孕激素分泌不足,影响乳腺发育。可能导致产后乳汁分泌不足。此外,产后营养不良、精神紧张,可影响丘脑下部,致使垂体前叶催乳激素分泌减少,因而乳汁不分泌或分泌减少。产妇哺乳不当,也可造成乳汁分泌不足。

【诊断与鉴别诊断】

一、诊断

(一)病史

素体脾胃虚弱,或情志抑郁,或哺乳期间为情志所伤,或产后失于调理饮食不节,或产后恶露量多,恶露不绝,或产后有寒战高热病史。

(二)临床表现

产后乳汁甚少或全无,不能满足婴儿的需要。

(三)检查

主要检查有无乳头凹陷、乳头皲裂所造成的哺乳困难而致乳汁壅积不通。

二、鉴别诊断

乳痈初起多有恶寒发热,乳房红、肿、热、痛。本病多由乳汁壅滞不通,郁而化脓成痈。可由实证缺乳进一步发展而成。

【因、证、辨、治】

产后缺乳有虚实两证,虚者,气血虚弱,乳汁化生不足,无乳可下;实者,肝郁气滞,乳汁排出障碍。主要根据乳房有无胀痛,乳汁稠稀,以及兼证、舌脉辨其虚实。乳房柔软,乳汁清稀属虚;乳房胀痛,乳汁浓稠属实。治疗以调理气血、通络下乳为主。虚者,补益气血,同时佐以滋液之品,以增乳汁之化源;实者,疏肝解郁,佐以补血之品,以调肝之郁结。但是无论虚实,均宜佐以通络下乳之品,以助乳汁的运行。

一、气血虚弱证

[病因病机]素体虚弱,生化之源不足,复因分娩失血耗气,或产后忧愁伤脾,或操劳过度,以致气血亏虚,不能化生乳汁,因而乳汁甚少或全无。

[临床证候]产后乳汁甚少,甚至全无,乳汁清稀,乳房柔软无胀感,面色少华,神疲乏力,食欲不振,或头晕心悸,舌红,苔少,脉虚细。

[辨证依据]

(1)素体虚弱,或有产后出血过多,或有恶露不绝病史。

(2)乳汁甚少或全无,乳汁清稀,乳房柔软无胀感。

(3)面色少华,神疲乏力,食欲不振,或头晕心悸,舌淡红,苔少,脉虚细。

[治疗原则]补气养血,通络下乳。

[方药选用]通乳丹(《傅青主女科》)。

人参　黄芪　当归　麦冬　木通　桔梗　猪蹄

猪蹄乃血肉有情之品,功能补益滋养通乳,乃发乳之良品。如食欲不振,大便溏泻者,加茯苓、白术、炒扁豆;头晕心悸,加阿胶、白芍、何首乌;肾气不足,腰膝酸软,加紫河车、鹿胶、巴戟天、熟地黄。

二、肝郁气滞证

[病因病机]素性抑郁,产时失血,肝失所养,肝气更郁;或产后伤于情志,肝气失于条达,肝气不舒,脉络郁瘀,乳汁运行受阻而致。

[临床证候]产后乳汁甚少或全无,乳汁浓稠,乳房胀硬疼痛,情志抑郁,胸胁胃脘胀满,食欲不振,舌质正常,苔黄厚,脉弦。

[辨证依据]

(1)素性抑郁,或产后伤于七情。

(2)产后乳汁甚少或全无,乳房胀硬疼痛。

(3)胸胁胃脘胀满,苔黄厚,脉弦。

[治疗原则]疏肝解郁,通络下乳。

[方药选用]下乳涌泉散(《清太医院配方》)加木馒头。

当归　川芎　花粉　白芍　生地黄　柴胡　青皮　通草　桔梗　白芷　炮甲珠　王不留行　漏芦　甘草

木馒头,又称奶母,性味甘平,功能通乳活血消肿,治乳汁不下,为通乳之要药。乳房胀痛甚,加橘络、丝瓜络、香附、全瓜蒌;身微热,乳房有热感,舌红,脉弦数,加蒲公英、蒺藜、赤芍、炒黄芩。

【其他疗法】

(一)单方验方

(1)鹿角粉,每次 4.5 g,每日 2 次。

(2)催乳散:穿山甲 5 g 研末,维生素 E 200 mg。每日 3 次,10 日为 1 个疗程。

(3)养血生乳口服液。功能补肾健脾,益气养血,通络下乳。用于虚证缺乳。

(4)通草 200 g,猪蹄 2 只,同炖,去通草食猪蹄饮汤。

(二)针灸

取膻中、乳根、少泽、天宗、合谷穴。血虚者,加肝俞、膈俞;气滞者,加内关、期门。

【转归与预后】

产后缺乳无论虚实,疗效较好。但乳汁多少,往往与饮食、恶露情况有关。有时要通过调理脾胃,治疗恶露以通乳。如治疗不及时,肝郁气滞证进一步发展,乳积化热成脓,可发展为乳痈。

【预防与调护】

(1)注重孕期的乳房护理,有乳头凹陷,应经常把乳头往外拉,用肥皂擦洗乳头,防止乳头皲裂,以免哺乳困难。

(2)乳汁由血所化生,要纠正孕期贫血,防止产后大出血,同时加强营养,多食高蛋白、高能量食物及新鲜蔬菜。多喝汤水,饮食宜淡,不宜咸,咸则伤血。

(3)注意休息,保证充足睡眠,调节情志,保持心情愉快,使气血调和。

(4)注意恶露情况,如恶露量多及恶露不绝,必耗血,影响乳汁的分泌,应先治疗恶露。

(5)产后 24 小时母婴同室,早接触、早吸吮以促进乳汁分泌。采取正确的哺乳姿势,每次喂乳后,将多余乳汁挤出。定时哺乳,哺乳期间衣着应宽松。

第十二节　产后乳汁自出

产后或产褥期中,乳汁不经婴儿的吸吮而自然流出者,称产后乳汁自出,也称产后乳汁自涌、漏乳等。如产妇体质健壮,气血充足,乳房胀满,乳汁由满而溢,或到哺乳时候未及时哺乳,乳汁溢出,不属病态,不需治疗。

乳汁自出始见于《诸病源候论》,云:"经血盛者,则津液有余。"描述了生理性的乳汁自溢。《经效产宝》有"产后乳汁自出"病证,论及病因"身虚所致",宜服补药止之。《妇人大全良方》进一步指出"产后乳汁自出"乃胃气虚。《校注妇人良方》更进一步指出本病除气血俱虚外,还有肝经血热、肝经怒火或肝脾郁怒。《景岳全书》指出乳汁自出乃因胃气不固,更强调当分"有火无火而治之"。

综观历代医家论述,乳汁自出的病因有胃气虚、气血俱虚、胃气不固,以及肝经郁火等,并强调当分有火无火而辨证施治。对因乳多自溢,乳房胀痛者,各医家均重视当温熨以散之。

【致病机制】

乳房属胃,乳头属肝,乳汁由气血所化生,其生化和蓄溢正常与否与月经的调节同理,受脾胃运化和肝气疏泄的影响。凡气虚不能固摄,或肝火内炽,迫乳外溢,则乳汁自出。

西医学认为本病发生多由于功能障碍,或受精神因素影响。

【诊断与鉴别诊断】

一、诊断

(一)病史

素体脾胃虚弱,产后失血耗气,或平素情志抑郁,产后有情志所伤病史。

(二)临床表现

哺乳期内不在哺乳时间,乳汁未经婴儿吸吮而自然流出。乳汁往往不足以喂养婴儿。

(三)检查

两乳头或一侧乳头有乳汁点滴而下,渗湿衣衫,乳房或松软或胀痛。

二、鉴别诊断

1.生理性溢乳

产妇体质健壮,乳汁充足,由满而溢,或已到哺乳时间而未及时哺乳,或断乳之时溢乳,不伴有其他症状。

2.乳泣

妊娠期间乳汁自然溢出,发生在产前而非产后。

3.闭经泌乳综合征

非妊娠、分娩后而有乳汁的分泌,量比较少,挤压乳头才有乳汁流出,往往伴月经过少、闭经、不孕症。

【因、证、辨、治】

产后乳汁自出有虚实两证,虚者气血虚弱,阳明胃气不固;实者肝经郁热,疏泄失常迫乳外溢。辨证主要根据乳汁的量、色、质,以及乳房柔软或胀痛的情况,并结合全身症状和舌脉。治疗以敛乳为主。虚者以补气为主,养血为辅,但补血不宜过于滋腻,以防伤胃碍脾。实热者清而敛之,同时宜加强营养,保持心情舒畅,以便有利于乳汁生化与蓄溢。

一、气血虚弱证

[病因病机]素体脾胃虚弱,又因产时失血耗气,或产后饮食不节,劳倦忧思伤脾,致脾气虚弱,中气不足,乳房属阳明胃经,胃虚不固,可致摄纳无权,乳汁自出,甚或随化随出。

[临床证候]产后乳汁自出,量少,质清稀,乳房柔软,无胀满感,兼面色少华,神疲气短,舌淡,苔薄,脉细弱。

[辨证依据]

(1)素体脾胃虚弱,或产后伤食,或劳倦思虑过度病史。

(2)产后乳汁未经婴儿吸吮而自然流出,量少,质清稀,乳房柔软,不痛不胀。

(3)面色少华,神疲气短,舌淡,苔薄,脉细弱。

[治疗原则]补气养血,固摄敛乳。

[方药选用]八珍汤(方见胎儿生长受限)去川芎,加黄芪、五味子、芡实。

乳汁溢出多者,加煅牡蛎;大便溏薄者,加扁豆、肉豆蔻。

二、肝经郁热证

[病因病机]素性抑郁,或产后情志不遂,郁而化热,或怒气伤肝,肝火亢盛,乳头属厥阴肝经,火热内盛,肝疏泄太过,热迫乳溢而自出。

[临床证候]产后乳汁自出,量少,质浓稠,乳房胀痛,情志抑郁或烦躁易怒,大便秘,小便黄,舌红,苔薄黄,脉弦数。

[辨证依据]

(1)素体抑郁,或产后郁怒伤肝病史。

(2)乳汁自出,量少,质浓稠,乳房胀痛。

(3)情志抑郁,或烦躁易怒,大便秘,小便黄,舌红,苔薄黄,脉弦数。

[治疗原则]疏肝解郁,清热敛乳。

[方药选用]丹栀逍遥散(方见月经先期)去生姜、薄荷,加生地黄、夏枯草、生牡蛎。

乳房胀痛有块者,加蒲公英、连翘、瓜蒌;五心烦热,舌红少津者,加生地黄、麦冬、五味子;乳房红肿热痛,身热者,应按乳痈处理。

【其他疗法】

(一)中成药

(1)补中益气丸,每次6 g,每日3次。用于气血虚弱证。

(2)八珍丸,每次6 g,每日3次。用于气血虚弱证。

(3)丹栀逍遥丸,每次6 g,每日3次。用于肝经郁热证。

(二)单方验方

(1)黄芪20 g,五味子10 g,水煎服。用于气血虚弱证。

(2)生黄芪、防风各15 g,白芷6 g,水煎服。用于气血虚弱证。

(3)山楂10 g,神曲10 g,红糖适量,水煎服。用于肝经郁热证。

(三)针灸

取膻中、气海、少泽、乳根、膈俞、行间。

【转归与预后】

预后良好。及时治疗,加强营养,多可恢复。如治疗不及时,肝经郁热证病情进一步发展可变成乳痈;如形成脓肿,则需切开引流,同时回乳。

【预防与调护】

预防主要是在孕期,要加强营养,纠正贫血,劳逸适宜,调节情志,保持心情舒畅。产后要营养充足,避免过劳,勿使情绪过度紧张。哺乳结束后,宜将多余的乳汁挤出,衣着宽松舒适。

乳汁自出较严重者,可适当节制饮食,控制饮水量,必要时不直接哺乳。

第十三节　产后抑郁症

产后抑郁是以产妇在分娩后出现以情绪低落、精神抑郁为主要症状的病症,是产褥期精神综合征中最常见的一种类型。临床表现为疲乏、爱哭、孤僻、失眠、厌世悲观、有犯罪感等。一般在产后1周开始出现症状,产后4～6周逐渐明显,平均持续6～8周,甚则长达数年。如不及时诊治,产妇可出现自杀倾向,甚或伤害婴儿,影响夫妻关系和家庭关系,应予以重视,早期发现,及时治疗。西医学称产褥期抑郁症。

本病古代中医学尚无专论,根据其临床症状当属产后情志异常、脏躁等。有关病因病机、症状、辨证及治疗等散见于历代医籍"产后惊悸恍惚""产后不语""产后乍见鬼神"的相关论述中。

隋代《诸病源候论》载有"产后风虚瘀狂候"。宋代《妇人大全良方》分列有"产后癫狂""产后狂言谵语如有神灵""产后不语""产后乍见鬼神"等方论,并指出:"产后虚弱,败血停积,闭于心窍,神志不能明了。"《陈素庵妇科补解》进一步提出病因及脉证特点:"产后发狂,其故有三:有因气虚心神失守;有因败血冲心;有因惊恐,遂致心神颠倒。其脉左寸浮而大,外症昏不知人,或歌呼骂詈,持刀杀人……总以安神养血为主。"明代《万氏女科》对本病的病因和证治有较详尽的描述:"心主血,血去太多,心神恍惚,睡眠不安,言语失度,如见鬼神……茯苓散主之。"又云:"产后虚弱,败血停积,闭于心窍,神志不能明了,故多昏愦。又心气通于舌,心气闭则舌强不语也。七珍散主之。"《证治准绳》也有"产后心神恍惚,言事失度,睡卧不安"的描述。清代对其病因、症状、治疗有更详尽的记载,如《医宗金鉴·妇科心法要诀》云:"产后血虚,心气不守,神志怯弱,故令惊悸恍惚不宁也。宜用茯神散……若因忧愁思虑,伤心脾者,宜归脾汤加朱砂、龙齿治之。"《陈素庵妇科补解》云:"产后恍惚,由心血虚而惶惶无定也。心在方寸之中,有神守焉,失血则神不守舍,故恍惚无主,似惊非惊,似悸非悸,欲安而忽烦,欲静而反忧,甚或头旋目眩,坐卧不安,夜则更加,饥则尤剧,宜天王补心丹。"进一步完善了本病的辨证论治。

【致病机制】

主要病机是血不养心,神明失守。本病发生在产后,与产褥生理和病理有关。产后多虚多瘀,产时失血耗气,血不养心,则心神失养;或素性抑郁,产后血虚,肝木失养,血不舍魄,则神不守舍;或忧思过度,伤及心脾,则心神不守,此乃虚证病机。产后瘀血不去,败血上冲于心;或产后元气亏虚,再因劳倦伤气,气虚血滞,留而成瘀,瘀血上扰,神明失守。

西医学认为病因复杂,主要有内分泌因素、遗传因素、心理因素及社会因素等。①内分泌因素:产后体内激素水平的急剧变化是产后抑郁症发生的生物学基础。产妇分娩后血清甲状腺素水平变化显著,甲状腺功能降低可能为产后抑郁症的发病因素之一;产妇分娩后孕激素、雌激素的急剧变化也是产后抑郁症的发病因素之一。此外,内啡肽及单胺类递质如5-羟色胺及多巴胺的合成、释放、再摄取或代谢障碍可导致抑郁症的发生。②遗传因素:遗传是抑郁症产生的因素之一,但其遗传传递方式迄今尚不十分清楚。遗传物质发生病理性改变,如染色体数和结构异常及基因突变等可致病。③心理因素:产后抑郁症多发生于以自我为中心、神经质、情绪不稳定、固执、认真、保守、社交能力不良、内向性格等个性特点的人群。产时、产后的并发症、难产、滞产、手术产等可导致躯体和心理的应激增强,造成心理的不平衡,进而促进抑郁症的发生。④社会因素:不良的分娩结局如死胎、死产、畸形儿及产妇、家庭对婴儿性别的反感等,是产后抑郁症的诱发因素。孕期应激压力越大,孕期发生不良事件越多,患产后抑郁症的可能性越大。

【诊断与鉴别诊断】

一、诊断

(一)病史

产时或产后失血过多,产后忧愁思虑,过度劳倦,或素性抑郁,肝气郁结,以及既往有精神病史、难产史。

(二)临床表现

在产后1周开始出现情绪低落,精神抑郁,伤心落泪,悲观厌世,失眠多梦,易感疲乏无力,或内疚、焦虑、易怒,或默默不语等症状,产后4～6周症状逐渐明显。严重者处事能力低下,不能照料婴儿,甚至有伤婴或杀婴行为。

(三)检查

可有轻度贫血,或各项检查指标正常。

二、鉴别诊断

1.产后抑郁综合征

产褥早期最常见的精神障碍,又称产后轻度抑郁、第三天抑郁症、泌乳忧郁综合征、轻度产后烦躁、产后哭泣和产后心绪不良。其临床表现主要为不明原因的阵发性哭泣和抑郁状态,但不伴有感觉障碍,以产后3日内发病最多,又称"产后三日闷"。病程短,病情轻,不需要药物治疗,但需心理开导。如病情进一步恶化,也可发展为产后抑郁。

2.产后抑郁性精神病

精神病学范畴,有精神分裂症状如迫害妄想和幻听、躁狂和抑郁等。其是产后抑郁的发展变化,需采用精神病治疗方法。

【因、证、辨、治】

产后抑郁症的病位在心、肝、脾。辨证主要根据全身症状及舌脉,应重视产后多虚、多瘀及气血变化的特点,辨明虚实及在气在血,分而治之。产后情绪低落,抑郁焦虑,悲伤欲哭,不能自制,心神不安,失眠多梦,气短懒言,舌淡,脉细者,多属虚。产后忧郁寡欢,默默不语,神志恍惚,坐卧不宁,舌暗有瘀斑,苔薄,脉弦或涩,属实。

治疗以调和气血、安神定志为主,同时配合心理治疗。尤其需细心观察早期情志异常的改变,以防病情加重。

一、血虚气弱证

[病因病机]素体虚弱,产时失血耗气,阴血亏虚,血不养心,心神失养。

[临床证候]产后焦虑,伤心,流泪,失眠,食欲减退,性欲减低,疲乏,恶露量少,色淡,质清稀,气短懒言,面色苍白,头晕,心悸,昏困,唇舌淡,苔少或无苔,脉细弱无力或细数。

[诊断依据]

(1)素体虚弱,产时失血耗气。

(2)产后焦虑,伤心,流泪,失眠。

(3)舌淡,苔少或无苔,脉细弱无力或细数。

[治疗原则]补血益气,养心安神。

[方药选用]茯神散(《普济本事方》)。

茯神　熟地黄　白芍　川芎　当归　茯苓　桔梗　远志　人参

二、心脾两虚证

[病因病机]产后失血过多,思虑太过,所思不遂,心血暗耗,心失所养,神明不守而致。

[临床证候]产后焦虑,忧郁,心神不宁,喜悲伤欲哭,情绪低落,失眠多梦,健忘,精神萎靡,神疲乏力,面色萎黄,纳少,大便溏,脘闷腹胀,舌淡,苔薄白,脉细弱。

[诊断依据]

(1)产后失血过多,思虑太过。

(2)产后焦虑,忧郁,心神不宁,喜悲伤欲哭,情绪低落,失眠多梦,精神萎靡。

(3)舌淡,苔薄白,脉细弱。

[治疗原则]健脾益气,养心安神。

[方药选用]归脾汤或养心汤。

(1)归脾汤(方见月经先期)。

(2)养心汤(《胎产心法》)。

人参　黄芪　当归　川芎　茯苓　远志　柏子仁　酸枣仁　五味子　肉桂　甘草

三、瘀血内阻证

[病因病机]产后元气亏虚,复因劳倦耗气,气虚血滞;或情志所伤,气滞血瘀,或胞宫败血停滞,瘀血上攻,闭于心窍,神明失常。

[临床证候]产后抑郁寡欢,默默不语,失眠多梦,神志恍惚,恶露淋漓日久,色紫暗有块,面色晦暗,心前区憋闷刺痛,舌暗有瘀斑,苔白,脉弦或涩。

[诊断依据]

(1)产后元气亏虚,复因劳倦,或情志所伤。

(2)产后抑郁寡欢,默默不语,失眠多梦,神志恍惚。

(3)舌暗有瘀斑,苔白,脉弦或涩。

[治疗原则]活血逐瘀,镇静安神。

[方药选用]调经散(《太平惠民和剂局方》)或芎归泻心汤(《普济方》)加朱砂、石菖蒲。

当归　肉桂　没药　琥珀　赤芍　白芍　细辛　麝香　川芎　延胡索　蒲黄　牡丹皮
桂心　五灵脂(包)冲服

四、肝气郁结证

[病因病机]素性忧郁,胆怯心虚,产后复因情志所伤,或产后血虚,肝木失养,血不舍魂,魂不守舍。

［临床证候］产后心情抑郁，心神不安，夜不入寐，或噩梦纷纭，惊恐易醒，恶露量或多或少，色紫暗有块，胸闷纳呆，善太息，苔薄，脉弦。

［诊断依据］

（1）素性忧郁，产后复因情志所伤，或产后血虚。

（2）产后心情抑郁，心神不安，夜不入寐，或噩梦纷纭，惊恐易醒。

（3）苔薄，脉弦。

［治疗原则］疏肝解郁，镇静安神。

［方药选用］逍遥散（方见月经前后诸证）加夜交藤、合欢皮、磁石、柏子仁。

【其他疗法】

心理治疗。了解患者的心理状态和个性特征，设身处地为患者着想，循循善诱，缓解精神压力。建立良好、融洽的家庭环境氛围，给予患者足够的社会支持和重视，配合使用其他心理治疗方法。

【转归与预后】

本病初起，经过药物及心理治疗，预后良好。但再次妊娠约有 20 ％复发率，其第 2 代的认知能力可能受一定的影响。如治疗不及时，产妇可出现自杀倾向或杀害婴儿，影响夫妻关系及整个家庭。

【预防与调护】

一、预防

（1）重视围产期及产褥期的心理保健和心理护理，产前检查时应了解产妇的性格情况，有无精神病家族史和抑郁症表现等。

（2）对具有发生抑郁症高危因素的产妇给予足够的重视，帮助调解家庭的婆媳、夫妻关系，缓解孕妇对分娩的恐惧害怕心理，减轻产后的应激压力。

二、护理

（1）产后保证充足的睡眠、休息，避免过劳和过重的心理负担，教会患者处理情绪问题的技巧。

（2）了解患者的心理状态和个性特征，做好思想工作。

（3）接受药物治疗的产妇应停止母乳哺养。

第五章 子宫内膜异位症与子宫腺肌病

第一节 子宫内膜异位症

子宫内膜异位症(简称"内异症")是指具有生长功能的子宫内膜组织,出现在子宫腔被覆黏膜以外的部位(不包括在子宫肌层)而引起的病症。因其病变绝大多数出现在盆腔内的器官或组织,如卵巢、子宫、膀胱、直肠、子宫韧带或盆腔的腹膜面,故临床称盆腔子宫内膜异位症。内异症也有发生在盆腔以外部位,如脐、膀胱、气管、肺、胃等,分别称脐内异症、膀胱内异症……但较少见。本病多发生于25~45岁生育年龄妇女。绝经后或两侧卵巢切除后,异位内膜组织可萎缩吸收,妊娠或抑制卵巢功能的药物可阻止此病的发展,故内异症是一种激素依赖性疾病。

医学专家于1860年首次发现本病,至20世纪20年代开始逐渐受到医学界的重视,通过住院患者手术中发现的内异症而报告的医院发病率为0.8%~50.1%,20世纪70年代以后,腹腔镜的临床应用,使内异症的诊断水平得到提高,由其他指征而进行腹腔镜检查的内异症发生率有报道为11.3%~52.9%。近年来随着人们对本病认识的提高及诊断方法的改进,内异症的发病率有逐年上升的趋势,但无症状内异症的存在及内异症常合并盆腔炎症、子宫肌瘤、子宫腺肌病等,容易掩盖了内异症的诊断,估计内异症的临床发病率应较报道的数字为高。

由于本病发生的原因尚未清晰,所以至今仍未有很满意的治疗方法,虽然有过内异症自然消退的文献报道,但根据临床观察的结果,目前所有的治疗方法大多数只能使患者的症状缓解,难以得到根治,因此本病遂成为妇科难治之症。

中医学没有内异症相对应的病名,但其临床表现可属于痛经、月经失调、不孕和癥瘕等范畴。

【致病机制】

中医学对内异症的病机研究认为,随经血流溢及种植入盆腔或盆腔以外的子宫内膜可认为是"离经之血",离经之血即是瘀血,瘀血留滞少腹,蓄之坚牢,当瘀血阻凝冲任气血运行,则出现《医林改错》所描述的病证"少腹积块疼痛,有积块不疼痛,或疼痛而无积块,或少腹满痛"和《血证论》指出的"瘀血或壅而成熟,或变成痨,或结为癥,或刺痛"。这些描述与内异症的经痛、性交痛、慢性盆腔疼痛、盆腔痛性结节、卵巢巧克力囊肿、经行发热、经行头痛等临床表现相似,因此离经之血所形成的瘀血被认为是内异症的重要发病机制。

西医学对内异症的发病机制至今仍未清晰了解,对内膜异位转移和生长发展的机制最早期主要有两种学说。一是经血将子宫内膜经输卵管送入盆腔种植,如卵巢、盆腔腹膜等,当种植部位和子宫内膜具有继续生长的条件,就有可能发生内异症,剖宫手术后继发的腹壁切口内异症、盆腔腹膜面的内异症都可以用这一学说加以解释;或子宫内膜经淋巴或静脉在盆腔或盆腔以外播散种植,如肺、皮肤等;二是异位内膜可能由具有高度化生潜能的卵巢表面上皮或盆腔腹膜上皮化生而来。除上述理论外,研究还认为在免疫功能失调和亚临床腹膜炎症的背景下,可发生异位内膜病灶。亦有研究指出内异症的发生可能受多因素遗传的影响。

近十余年来,内异症的基础研究更加深入和广泛,在病因学上提出一些新的理论,如"内膜细胞决定论"研究表明,只有在位内膜细胞发生、生长、分化异常的背景下,溢流入盆腔或向盆腔外播散才能发生异位生长。也有研究表明,子宫内膜基底层存在具有无限增殖潜能和多能分化能力的干/祖细胞,当这些具有增殖和分化潜能的干细胞逆流入盆腔,也可发生异位生长。这些理论将有利于临床诊断方法的创新和治疗方法的探索。

异位子宫内膜获得生存的机会以后,它和在位子宫内膜一样,接受来自机体的生殖内分泌的影响,发生内膜细胞和间质的增生—出血—再增生—再出血的周期性变化,最终在机体的不同部位形成内异症病灶。最常见为卵巢内膜异位囊肿(又称"卵巢巧克力囊肿"),约80%的患者病变累及一侧卵巢,两侧卵巢累及者约占50%,囊肿可以为单个或多个,其特点是囊内充满巧克力浆样浓稠的液体,多数与子宫或盆腔组织发生粘连。盆腔腹膜的异位内膜病灶则表现为紫红色、火焰样,或白色、无色透明的、形态多样的结节,或颗粒状病灶。内异症多伴有盆腔组织器官程度不一的粘连,常使子宫后倾后屈、固定、输卵管扭曲粘连等盆腔组织结构的异常改变。此外,内异症患者盆腔内异位内膜病灶的病理生长和发展过程中,激活了盆腔局部免疫系统并引起了一系列效应,研究表明内异症患者盆腔液中巨噬细胞的数量增多并且活性显著增高,活化了的巨噬细胞分泌干扰生殖活动的细胞因子,例如:白细胞介素-1通过激活淋巴细胞介导免疫和炎症反应,干扰下丘脑-垂体-卵巢功能,导致内分泌功能紊乱;白细胞介素-6调节芳香化酶活性影响卵巢激素的合成和分泌;前列腺素分泌的升高,导致生殖障碍和痛经;等等。上述有关盆腔组织结构的改变和生殖功能的异常,导致月经失调、不孕、痛经、慢性盆腔痛等症状和盆腔包块的产生。

近代进行了不少有关瘀血致内异症的机制研究,大多数运用中西医结合研究血瘀证的方法,采用甲皱微循环、血液流变学、子宫动脉血流动力学和血凝谱测定等方法。研究结果表明内异症患者的血液呈现浓、黏、凝、聚的特征,有研究更指出重度内异症的血凝状态比中、轻度内异症更高。前列腺素在体液中含量的高低与生殖活动有着密切的关系。研究表明内异症患者的痛经、经行头痛、不孕和月经不调与前列腺素的合成和分泌异常有关。β-内啡肽是一种神经内分泌激素,血清β-内啡肽水平与痛阈的高低相关。有研究结果提示有盆腔疼痛及痛经的内异症患者的血浆β-内啡肽水平较正常妇女降低。

近年来,随着细胞生物学、分子生物学、酶学等技术发展,不少细胞因子如血管内皮生长因子、白细胞介素、细胞色素P450等也被引入内异症发病机制的研究,有研究显示内异症的发生、发展,以及一系列的病理变化与上述细胞因子、酶有相关性,不少中药治疗内异症的机制研究也试图运用这些新科学技术进行更深层的研究,并已取得一些成绩,随着研究的深入各学科间的合作日益加强,相信内异症的研究将会取得更大的进展。

【诊断与鉴别诊断】

一、诊断

(一)病史

痛经史、不孕史、剖宫手术史、分娩时会阴创伤或手术史。

(二)临床表现

1.继发性和渐进性痛经

痛经发生在经前1~2日,月经首日达到顶峰,部分患者疼痛可放射至腰骶部、肛门或会阴部,表现为肛门坠胀、里急后重感、疼痛可随月经量减少而减轻以至消失。亦有少数患者无痛经。

2.下腹痛和性交不适

下腹疼痛多发生在下腹深部,也有两侧少腹部疼痛,非经时表现为固定部位的隐痛,行径时疼痛明显加剧。

3.月经失调

多表现为月经先期、经量多或经期延长。

4.不孕

约40%的内异症患者并发不孕。

5.其他卵巢异位

内膜囊肿破裂时,可引起急性腹痛;腹壁切口、脐、外阴等处内异症病灶可有渐进性的周期性疼痛;相应部位可扪及包块;肺、膀胱直肠等部位的内异症可出现周期性的咳血、尿血及便血等相关症状。

(三)检查

1.全身检查

可无特殊体征。或在脐或剖宫术后腹壁切口瘢痕处可触及逐渐增大的硬结,行经期压痛明显。

2.妇科检查

子宫多呈后倾后屈位,与其周围组织粘连,盆腔内或阴道直肠膈有触痛性结节,或子宫旁有不活动的囊性包块;有时在子宫颈外口、阴道穹隆部有紫红色结节。

3.辅助检查

(1)超声波检查:对卵巢子宫内膜异位囊肿和直肠阴道隔内异症的诊断有帮助。

(2)CT及MRI检查:本方法与超声波检查的临床意义基本相同,但检查费用较高。

(3)血清卵巢癌细胞表面抗原(CA125)水平测定:中、重度内异症患者CA125可能升高。临床研究表明卵巢恶性肿瘤CA125显著增高,子宫肌瘤和盆腔炎症患者的CA125也会高于正常,因此CA125仅可作为诊断内异症的参考。但内异症患者治疗后CA125水平下降,病变复发时CA125大都回升,因此有学者建议CA125可用于内异症治疗效果和病情复发的监测。

(4)腹腔镜检查:目前诊断内异症的最佳方法,尤其是对"不明原因"的腹痛或不育者。本检查通过腹腔镜直接观察,可发现盆腔内各种类型的病灶,同时又可在直视下对可疑病变取活组织做病理检查和进行临床分期。

二、鉴别诊断

1.卵巢恶性肿瘤

囊性或混合性的卵巢恶性肿瘤有时易与卵巢内膜异位囊肿混淆,应做血沉、CA125、碱性磷酸酶或其他相关肿瘤指标测定,并结合影像学检查进行初步筛选,有恶性肿瘤可疑或包块发展迅速,伴有腹痛腹胀者,腹腔镜或剖腹探查可鉴别。

2.子宫腺肌病

本病与内异症均有渐进性痛经,但两者疼痛发生的时间有不同,前者除痛在行经期间,尚可发生在经行期甚至月经停止后的一段时间,妇科检查子宫呈均匀增大;后者痛经多发在经前1～2日和行经初期,经量减少疼痛也随之减轻、停止,子宫大小正常。影像学和腹腔镜检查可鉴别。但注意本病有时与内异症同时存在。

3.盆腔炎

盆腔炎症多有盆腔疼痛和盆腔粘连的临床表现,与内异症相似,但前者子宫旁组织多呈条索状增粗或片状增厚并有压痛,但无明显触痛的盆腔结节,既往有盆腔感染史,抗感染治疗有效。腹腔镜检查可鉴别。

【临床分期】

为评估疾病的严重程度、选择治疗方案、比较和评价不同疗法的疗效,可进行内异症的临床分期。内异症的分期法颇多,现多采用1985年美国生育协会(AFS)提出的"修正子宫内膜异位症分期法"。此分期法需经腹腔镜检查或剖腹探查确诊,并要求详细观察和记录内膜异位病灶的部位、数目、大小、深度和粘连程度,最后进行评分。

【因、证、辨、治】

内异症以瘀为主要的病因,根据临床研究结果显示内异症常见证候有气滞血瘀、瘀热互结、痰瘀互结、寒凝血瘀、气虚血瘀和肾虚血瘀等。治疗应遵照"必伏其所主而先其所因"的原则,在活血化瘀的基础上兼理气、凉血、化痰除湿、温阳、补气或补肾之法。由于瘀血致病变化多端,瘀血壅阻经脉可令脉道不畅不通,也可致血无法循经而妄行,变生内异症诸多证候,因此选药组方时宜注意以下原则:活血化瘀不动血,散结消瘀不破血,调经止血不敛涩,通调经脉以助孕,补血慎用益精药,益气少用壅补剂,务使祛邪不伤正,扶正不留瘀。此外,根据经期和非经期的不同生理、病理变化,结合内异症患者的主要病症采用周期用药,标本兼治。

一、气滞血瘀证

[病因病机]工作、生活过度紧张或精神创伤,恼怒抑郁,致气行不顺,气逆则血逆,经血逆流泛于脉外;或剖宫手术,伤损脑脉脑络,血溢脉外,离经之血蓄而成瘀,阻碍气血运行,气滞血瘀遂成内异症。

[临床证候]经前或经行期,小腹胀痛,经色紫暗有块,经行不畅,量或多或少,或月经期延长,经前乳房胀痛,胸胁胀满,烦躁易怒,舌暗红有瘀点或瘀斑,脉弦。

[辨证依据]

(1)有精神创伤史、子宫手术史。

（2）经前或经行小腹胀痛，经色紫暗有块；经前乳房胀痛，经行之后逐渐消失。

（3）胸胁胀满，烦躁易怒以经前尤甚，舌暗红有瘀点或瘀斑。

［治疗原则］活血化瘀，理气调经。

［方药选用］膈下逐瘀汤（方见闭经）去当归、川芎。

有卵巢子宫内膜异位囊肿者，加皂角刺、山慈菇；有月经延长者，去红花、桃仁，加蒲黄、三七、茜草；胸胁胀满甚者，加柴胡、白芍；盆腔痛性结节者，加莪术、三棱、土鳖虫。

二、痰瘀互结证

［病因病机］素体痰盛或素体脾虚，劳力或运动过度，损伤脾气，水湿运化失调，痰湿结聚阻于胞脉胞络，气血受阻滞而成瘀，痰瘀结互遂成内异症。

［临床证候］经前或经期小腹疼痛，或无痛经，经期或提前或错后，经色暗红，质黏稠，经期延长，不孕，盆腔包块，胸闷纳呆，或有泄泻，舌胖或有齿痕有瘀点，苔厚腻，脉滑。

［辨证依据］

（1）有过劳史。

（2）经前或经期小腹疼痛，或无痛经，月经或早或迟，或经期延长，色暗红，不孕，盆腔有包块。

（3）胸闷纳呆，或有泄泻，舌胖或有齿痕有瘀点，苔厚腻，脉滑。

［治疗原则］活血化瘀，消痰散结。

［方药选用］三棱煎（《妇人大全良方》）。

三棱　莪术　青橘皮　制半夏　麦芽

痛经甚者，加乌药、延胡索；月经先后不定期者，加柴胡、白芍、香附；经期长者，加蒲黄、茜草；卵巢子宫内膜异位囊肿者，加皂角刺、山慈菇、土鳖。

三、瘀热互结证

［病因病机］过食厚味辛辣之品或温补之剂，热积于内；或素体阳盛，阳盛则热，血被热灼成瘀，瘀热互结伤损胞脉、胞络，遂成内异症。

［临床证候］经前或经行期间小腹灼热疼痛，经色红有血块，量增多，或行经时间延长，非经时小腹隐痛不适，经行发热，阴道干涩，性交疼痛，口干咽痛，心烦失眠，小便黄，大便干结，舌红，苔黄，脉弦数。

［辨证依据］

（1）有饮食不节史。

（2）经行小腹灼热疼痛，经色红有血块，非经时小腹痛，性交疼痛，经行发热。

（3）口干咽痛，心烦失眠，小便黄，大便结，舌红，苔黄，脉弦数。

［治疗原则］清热凉血，化瘀调经。

［方药选用］血府逐瘀汤（方见月经前后诸证）去当归、川芎。

月经量多或经期长者，去红花，加地榆、槐花、蒲黄；经行头痛者，加葛根、天麻、蔓荆子；经行发热者，加水牛角、知母、制大黄；卵巢内膜异位囊肿者，加海藻、夏枯草；经痛甚者，加延胡索、三七；咽痛口干者，加玄参、天花粉、麦冬；大便干结者，加制大黄、火麻仁。

四、寒凝血瘀证

[病因病机]过食生冷寒凉之品,寒积于内;或素体阳虚,阳虚生内寒;或经产之时,不慎为寒邪内侵,血为寒凝成瘀,寒瘀互结,伤损胞脉胞络,遂成内异症。

[临床证候]经前、经时小腹冷痛,得热则痛减,经行不畅,色暗红有血块,非经时小腹冷痛不适,性交疼痛,不孕,白带清稀,形寒肢冷,小便清长,大便溏薄,舌暗红有瘀点瘀斑,苔白,脉沉紧。

[辨证依据]

(1)有饮食不节史或经产受寒史。

(2)经前、经时小腹冷痛,得热则痛减,经色暗红有血块,白带清稀,不孕。

(3)形寒肢冷,小便清长,大便溏薄,舌暗红有瘀点瘀斑,苔白,脉沉紧。

[治疗原则]温阳化瘀,散结调经。

[方药选用]少腹逐瘀汤(方见痛经)。

大便溏薄者,去当归,加白术、茯苓;白带多者,加海螵蛸、椿白皮、艾叶;卵巢子宫内膜异位囊肿者,加三棱、莪术、土鳖。

五、气虚血瘀证

[病因病机]素体虚弱,或久病之后耗伤气分,气虚无力运血令血行不畅成瘀,瘀血损伤胞脉胞络,遂成内异症。

[临床证候]经期小腹疼痛,喜揉喜按,经色淡红,质稀薄,量多或经期长,面色㿠白,唇色淡白,神疲气短,小腹下坠,舌淡红,苔薄白,脉细弱。

[辨证依据]

(1)病程较长,或有慢性病史。

(2)经期小腹疼痛,喜揉喜按,经色淡红,质稀薄。

(3)面色㿠白,唇色淡白,神倦气短,舌淡红,苔薄白,脉细弱。

[治疗原则]补气活血,化瘀调经。

[方药选用]理冲汤(《医学衷中参西录》)。

黄芪　党参　白术　山药　天花粉　知母　三棱　莪术　鸡内金

痛经明显者,加乌药、木香;经量多,或经期长者,加三七、海螵蛸、艾叶。

六、肾虚血瘀证

[病因病机]素体肾虚,房劳、堕胎、小产或产难损伤肾气,或久病缠绵,伤及肾气,肾气虚弱,不能温运胞脉胞络气血,血滞成瘀,遂成内异症。

[临床证候]经期小腹疼痛,喜热喜按,经色暗红,质稀薄,量增多或经期长,不孕,面色暗,眼眶黑,头晕耳鸣,腰酸下坠,夜尿多,大便溏,舌淡红,苔薄白,脉沉细尺弱。

[辨证依据]

(1)有难产、堕胎小产史或慢性病史。

(2)经期小腹疼痛,喜热喜按,经色暗红,质稀薄,不孕。

(3)面色暗,眼眶黑,头晕耳鸣,腰酸下坠,夜尿多,大便溏,舌淡红,苔薄白,脉沉细尺弱。

[治疗原则]补肾益气,化瘀调经。

[方药选用]归肾丸(方见月经先期)合桂枝茯苓丸(方见妊娠腹痛)。

行经时痛经明显者,加小茴香、乌药、木香;月经量多或经期长者,去当归、赤芍,加续断、蒲黄、三七;腰酸下坠甚者,去牡丹皮,加黄芪、升麻;大便溏薄者,去熟地黄、当归、桃仁,加白术、补骨脂。

【其他疗法】

(一)中成药

(1)桂枝茯苓胶囊,每次 3 粒,每日 3 次,开水送服,3 个月为 1 个疗程,经期停服。用于各种证型的内异症。

(2)血府逐瘀口服液,每次 1 瓶,每日 2～3 次,开水送服,3 个月为 1 个疗程,经期停服。用于瘀热互结的内异症。

(3)散结镇痛胶囊,每次 3 粒,每日 3 次,开水送服,3 个月为 1 个疗程,经期停服。用于各种证型的内异证。

(二)外治

三棱 15 g,莪术 10 g,蒲黄 15 g,五灵脂 10 g,延胡索 15 g,血竭 10 g,赤芍 15 g,加水 1 000 ml 浓煎成 100 ml,保留灌肠,每日 1 次,3 个月 1 个疗程,经期暂停。用于各种证型的内异症。

(三)西药

1.避孕药

(1)醋酸炔诺酮,每次 5 mg,每日 1 次,连服 6 个月。

(2)醋酸甲羟孕酮避孕针,每次 150 ml,肌注,每月 1 次,连续 6 个月。

2.达那唑

每日 200 mg,每日 2～3 次,月经第 1 日开始服,连续 22 日,连续 6 个月经周期。

3.孕三烯酮

每次 2.5 mg,每日 1 次,月经第 1 日开始服,连续 22 日,连续 6 个月经周期。

4.促性腺激素释放激素激动剂

(1)亮丙瑞林,每日 3.75 mg,每隔 28 日 1 次,皮下注射,共 3～6 次。

(2)戈舍瑞林,每日 3.6 mg,每隔 28 日 1 次,皮下注射,共 3～6 次。

以上药物可出现一些副作用,如避孕药可发生阴道不规则滴血,乳房胀,体重增加;达那唑可发生肝酵素升高;促性腺激素释放激素可发生潮热、阴道干燥、性欲减退及骨质丢失等绝经症状。

(四)手术

卵巢子宫内膜异位囊肿切除术,适用于囊肿破裂或囊肿直径大于 5 cm,特别是迫切希望生育者;盆腔异位内膜病灶清除或破坏手术,适用于药物治疗后症状不缓解,局部病变加剧或生育功能仍未恢复者。以上两种手术能保留生育功能,但复发率可达 40 ％左右。

盆腔内病灶清除及子宫切除术,保留一侧卵巢或部分卵巢,适用于 45 岁以下且无生育要求的重症者,此术式术后复发率约 5 ％。

子宫、两侧附件切除及盆腔内病灶清除术,适用于 45 岁以上的重症者。术后不予雌激素补充治疗者,几乎不复发。

【转归与预后】

内异症虽然是一种进展性疾病和有远处转移的恶性行为,但大多数预后良好。也有发生恶变的病例报道,但未见恶变率的报道。内异症恶变多见于卵巢子宫内膜异位囊肿,其次是阴道、直肠膈内异症。

【预防与调护】

(1)防止经血倒流。经期不做盆腔检查,如有必要应避免重力挤压子宫。如有阴道横隔、无孔处女膜、宫颈闭锁、宫颈管粘连等引起经血潴留的情况,应及时手术治疗,以免经血逆流入腹腔。

(2)做好避孕措施,避免人工流产手术操作所引起的内异症。

(3)月经来潮前禁止做各种输卵管通畅试验,以免将宫内膜推入腹腔。

(4)避免进入宫腔的经腹手术将子宫内膜带到子宫、腹壁切口上及播种在腹腔而引起内异症。

第二节　子宫腺肌病

当子宫内膜腺体及间质侵入子宫肌层时,称子宫腺肌病。以往称内在性子宫内膜异位症,而将非子宫肌层的子宫内膜异位症称外在性子宫内膜异位症以示区别。

子宫腺肌病多发生于40岁以上经产妇,约15%患者同时合并子宫内膜异位症,约半数患者合并子宫肌瘤。子宫腺肌病又常合并子宫内膜增生过长。

中医学没有子宫腺肌病的相应病名,依据其临床表现,可属于痛经、月经过多、经期延长和癥瘕、不孕等范畴。

【致病机制】

中医学认为侵入子宫肌层的子宫内膜,在子宫外肌壁间所发生的出血,属"离经之血",亦即瘀血,瘀蓄子宫,气血运行失调则产生痛经、经血妄行诸证,癥瘕、不孕也由此而生。

异位种植在子宫肌层的子宫内膜,受卵巢激素的作用发生周期性增生和出血,在子宫肌壁间形成弥漫性分布的微囊腔;又刺激出血周围的子宫肌纤维增生,形成了弥漫型的子宫肌层病灶;少数异位子宫内膜在肌层中呈局限性生长,形成结节或团块,称子宫腺肌瘤,是局限型的子宫肌层病灶。弥漫型和局限型的子宫腺肌病的病理发展的结果,使子宫体积增大变硬,并产生一系列临床症状。

西医学认为多次妊娠和分娩对子宫壁的创伤和慢性子宫内膜炎可能是导致子宫腺肌病的原因之一,此外还与子宫肌层受高水平雌激素刺激有关。

【诊断与鉴别诊断】

一、诊断

(一)病史

有盆腔炎史、宫腔内手术史,或多胎妊娠分娩史。

（二）临床表现

（1）继发性和渐进性痛经。

（2）月经量增多、经期延长。

（三）检查

1.妇科检查

子宫均匀性增大或有局限性结节隆起，质硬而有压痛，经期尤为明显。

2.辅助检查

（1）超声波检查：对弥漫性子宫腺肌病的诊断有帮助。

（2）CT 及 MRI 检查：临床意义与超声检查相同。

（3）腹腔镜检查：对盆腔子宫内膜异位症及子宫肌瘤的鉴别诊断有帮助。

二、鉴别诊断

1.盆腔子宫内膜异位症

本病与内异症都有进行性痛经，但两者痛经发生的时间不同可资鉴别；本病的子宫增大有压痛与内异症的子宫大小正常、无压痛也有助鉴别诊断，超声波、腹腔镜检查可作为辅助鉴别诊断手段。

2.子宫肌瘤

结节型子宫腺肌病与子宫肌瘤的子宫体积都增大，并且质硬或子宫有结节状突起。但子宫腺肌病的子宫体有压痛，尤其是在经期；而子宫肌瘤大多数情况下是没有压痛的。超声波或腹腔镜检查有助鉴别诊断。

【因、证、辨、治】

子宫腺肌病以瘀为主要病机，其证候以血瘀证为基础，结合患者的体质、感受病邪的不同而有气滞血瘀、寒凝血瘀、瘀热互结、气虚血或肾虚血瘀等证候，治疗以活血化瘀为基本原则，再佐以理气、温阳、清热、益气和补肾等。具体用药可参考盆腔子宫内膜异位症。经药物治疗效果不佳、长期剧烈痛经的患者，可做子宫切除术。

【转归与预后】

子宫腺肌病有恶变的报道，但未有大样本的临床研究报告，并且以绝经后的子宫腺肌病发生恶变的报道为多。

第六章　多囊卵巢综合征

多囊卵巢综合征(polycystic ovarian syndrome，PCOS)是一种发病多因性、临床表现多态性的综合征。1935年斯坦(Stein)和利文撒尔(Leventhal)归纳为闭经、多毛、肥胖及不孕四大病症，称为 Stein-Leventhal 综合征(S-L 综合征)，自 20 世纪 60 年代改称为 PCOS。以高雄激素、高黄体生成激素、高胰岛素及胰岛素抵抗等为其内分泌学特征，以闭经或月经稀少或功血、卵巢多囊改变、不孕、多毛、肥胖及黑棘皮征为其临床表现。PCOS 是青春期和育龄期妇女最常见的内分泌紊乱性疾病之一，是生育期妇女月经紊乱最常见的原因，其发病的高峰年龄段为20～30 岁，育龄期妇女发病率为 3.5 %～7.5 %。

近 10 年来随着对多囊卵巢综合征研究的深入，人们对其的认识也逐步深入，但仍存在着不少无法解释的问题，期待着我们去不断探索和研究，目前仍然是妇科的疑难病症和研究的热点。

中医学无多囊卵巢综合征的病名，根据其临床表现属于闭经、月经后期、崩漏、不孕等范畴。根据妇科检查有卵巢增大的特点，又可属于癥瘕范畴。

【致病机制】

中医学根据多囊卵巢综合征的临床特点，认为其主要病机是肾-天癸-冲任-胞宫之间生克制化关系失调，而肾虚又是主要因素。肾虚天癸迟至，脾虚内生痰湿，阻塞冲任，胞脉不畅，血行瘀滞，致月经停闭、稀发、量少或紊乱。常见证型有肾虚、痰湿、气滞血瘀、肝经湿热。

1.肾虚

禀赋素弱，先天不足，天癸迟至；或年少多病，阴阳失衡；或房劳过度，冲任受损，冲任不盛，血海不盈，而致月经后期，量少，甚至经闭而难以受孕。

2.痰湿

形体丰满，脂膜壅塞胞宫脉络；或脾虚不能运化水湿，痰湿内蕴，经络阻滞，冲任不通，湿痰流饮困阻血海，月经不行或量少、稀发，甚至不孕。

3.气滞血瘀

情志内伤，肝气郁结，气滞血瘀，致冲任、胞脉阻塞而月经不行，或经行量少、稀发、不孕。

4.肝经湿热

肝郁伤脾，脾虚失于运化，湿由内生；肝郁化热，湿热互结，下注冲任，经脉气机受阻，月经不行而带下量多、不孕。

多囊卵巢综合征的确切病因迄今尚不清楚，西医病因学说有如下几种。

1.肾上腺因素

部分 PCOS 起源于青春前期的肾上腺疾病，即肾上腺网状带分泌过多的雄激素。约在性腺发育的前 2 年，肾上腺即开始分泌脱氢表雄酮(dehydroepiandrosterone，DHEA)、硫酸脱氢表雄酮和雄烯二酮。在性腺外转化为雌酮，反馈性引起促性腺激素释放激素(gonadotropins releasing hormone，GnRH)和促性腺激素释放激素(gonadotropins，Gn)释放节律的紊乱，促进 LH 释放，降低 FSH 水平，使 LH/FSH 比值升高，继发引起卵巢雄激素生成增多，导致高雄激素血症。然而激活肾上腺皮质网状带的具体机制尚不清楚。

2.细胞色素 P450c17a 调节失常

罗森菲尔德(Rosenfield)等认为细胞色素 P450c17a 的调节失常可诱发 PCOS。细胞色素 P450c17a 酶是卵巢和肾上腺合成雄激素的关键酶,包括 17a-羟化酶和 c17、20-碳链酶两部分。17-羟孕酮是形成皮质醇的重要前体。肾上腺内所含的 P450c17a 形成的 17-酮类固醇趋向于经△5 途径,导致 DHEA 多于雄烯二酮。大多数 PCOS 对 GnRH 激动剂的反应,表现为 17-羟孕酮、雄烯二酮和雌酮分泌的增多,提示卵巢泡膜细胞和间质细胞含有雄激素合成酶 P450c17a 功能的亢进。至于 P450c17a 的亢进是由于 2 个腺体的内在因素,或是从肾上腺异常功能开始而延及卵巢,尚不完全清楚。

3.胰岛素样生长因子的异常在

青春期的正常性发育过程中,常见抗胰岛素现象,表现为胰岛素、胰岛素样生长因子(insulin-like growth factor, IGF-1)和生长激素的增多。卵巢有胰岛素受体,胰岛素直接刺激卵巢间质细胞生成过多的雄激素。IGF-1 增多,刺激 LH 受体的表达,加强 LH 诱导雄激素合成,导致雄激素在卵巢聚集,使卵泡不能发育成熟,排卵障碍,形成多囊卵巢综合征;血中性激素结合球蛋白和 IGF 结合蛋白 3(IGFBP- 3)的减少,使 IGF-1 活性相对增高,再与 LH 协同作用于卵泡膜细胞,促进雄激素的产生,此种情况多见于肥胖的 PCOS 患者。肾上腺分泌过多的雄激素又引起腺体外雌激素的形成,从而在青春期增强了垂体对内在的 GnRH 的敏感度,这两种变化的协同作用,增强了促性腺激素对卵巢的影响。

4.肥胖

瘦素是一种脂肪源性的肽类激素,由白色脂肪合成,是肥胖基因的编码产物,主要表达于脂肪细胞,卵巢也有瘦素受体 mRNA 的表达。瘦素可通过神经生殖系统调节卵巢功能,也可直接作用于卵巢,也可作用于胰岛 β 细胞,抑制胰岛素的分泌。PCOS 患者无论肥胖与否,其血清瘦素浓度显著高于相同体重指数的正常排卵周期妇女。胰岛素可以刺激脂肪组织产生瘦素,肥胖成人对瘦素敏感降低,血中瘦素水平较正常人升高,存在瘦素抵抗现象。PCOS 的高胰岛素血症可能是导致血清瘦素水平增高的原因,PCOS 患者存在瘦素抵抗现象,高水平的瘦素可减弱卵泡细胞对 FSH 刺激的敏感性,导致卵泡发育成熟障碍,形成多囊卵巢。

5.下丘脑-垂体功能异常

情绪波动、营养失调、激素刺激等都可导致下丘脑-垂体功能异常,GnRH 和 Gn 的分泌或释放失去正常节律及周期性,LH/FSH 比值增高,雄激素分泌过多,卵巢被膜纤维化增厚,卵泡发育及排卵障碍,卵巢增大呈多囊性改变,并发生不同程度的男性化。

6.遗传因素

部分 PCOS 患者存在家族聚集性,主要以常染色体显性方式遗传。

【诊断与鉴别诊断】

一、诊断

(一)病史

初潮后月经稀发或稀少,甚或闭经,或不规则阴道流血、不孕等,月经初潮前后即有多毛现象,或初潮前即有体重超重的趋势。

(二)临床表现

1.月经失调

主要表现为闭经,多数为继发性闭经,闭经前常有月经稀发或过少;也可表现为闭经与崩漏交替出现。

2.不孕

占不孕的 0.6%~4.3%。多伴有黄体功能不足,即使怀孕也容易流产。

3.多毛

多发生在青春期前后,表现为毛发增多增粗,阴毛呈男性化分布,乳晕周围、脐下腹中线、口角上唇等部位有毛发。

4.痤疮

部分患者皮脂腺分泌过盛,出现较严重的痤疮,可伴有油脂性脱发。

5.肥胖

肥胖为一重要特征,多始于青春期前后,但其脂肪分布及体态并无特异性。

6.远期合并症

(1)肿瘤:持续的、无周期性的、相对偏高的雌激素水平和升高的嗜伊红细胞指数与 El/E2 比值对子宫内膜的刺激,又无孕激素抵抗,使子宫内膜癌和乳腺癌发病率增加。

(2)心血管疾病:脂代谢紊乱,易引起动脉粥样硬化,导致冠心病、高血压等。

(3)糖尿病:胰岛素抵抗状态和高胰岛素血症、肥胖,易发展为隐性糖尿病或糖尿病。

(三)检查

1.全身检查

常在颈背部、腋下和腹股沟等处皮肤出现灰褐色色素沉着,呈对称性,轻抚软如天鹅绒,又称黑棘皮症。

2.妇科检查

阴毛较长而浓密,可布及肛周、下腹部及腹中线,子宫体大小正常,两侧或单侧卵巢增大,较正常卵巢大 1~3 倍,呈圆形或椭圆形,但包膜厚,质坚韧。也有少数患者卵巢并不增大。

3.辅助检查

(1)基础体温测定:表现为单相,月经周期后半期体温无升高。

(2)超声检查:双卵巢增大,包膜回声增强,间质丰富。卵巢皮质内有各级未成熟卵泡形成的小的无回声区,多位于边缘,使卵巢声像呈"轮辐状",小卵泡多者也可散在分布于卵巢内,无成熟卵泡可见,连续监测也未见主导卵泡发育及排卵迹象。子宫可略小于正常,子宫内膜增厚或回声异常。超声多普勒可见卵巢基质血流明显增加。

(3)诊断性刮宫:于月经前数日或月经来潮 6 小时内做诊断性刮宫,子宫内膜呈增生期或增生过长,无分泌期变化。年龄>35 岁的患者应常规做诊断性刮宫,以早期发现子宫内膜不典型增生或子宫内膜癌。

(4)激素测定:①FSH、LH 测定:血清 LH 水平升高,无周期性排卵前峰值出现。FSH 正常或偏低,LH/FSH≥2,如 LH/FSH≥3 以上更有助于诊断。以 GnRH 刺激后 LH 反应亢进,FSH 反应偏低。②血清睾酮、双氢睾酮、雄烯二酮水平升高,性激素结合球蛋白水平下降。部分患者表现为血清总雄激素水平不高但血清游离睾酮升高,脱氢表雄酮或硫酸脱氢表雄酮正常或轻度升高。③尿 17-酮皮质类固醇可轻度升高,提示肾上腺功能亢进。④雌二醇正常或稍升高,无周期性改变,无排卵前后升高现象,E1/E2 比值>1。⑤PRL 可轻度升高。⑥肥胖患者,应测定空腹血糖及内服葡萄糖耐量试验,空腹胰岛素水平(正常<20 μg/ml)及葡萄糖负荷后血清胰岛素最高浓度(正常<150 μg/ml)。

(5)孕激素试验:因有一定的雌激素水平,孕激素试验为阳性。

(6)腹腔镜检查:可见卵巢增大,包膜增厚,表面光滑,呈灰白色,有新生血管。包膜下显露多个卵泡,但无排卵征象(排卵孔、血体或黄体)。腹腔镜下取卵巢组织送病理检查,诊断即可确定。在诊断的同时可做腹腔镜治疗。

根据病史及临床表现,结合必要的辅助检查,可对本病初步做出诊断。目前对其诊断标准仍有不同意见。2003 年欧洲人类生殖协会和美国生殖医学协会共同推荐的诊断标准如下。

①临床出现持续无排卵或偶发排卵。

②临床和(或)生化指标提示存在高雄激素血症,并排除其他可能导致高雄激素的因素。

③卵巢呈多囊样改变。

符合上述 3 项中的 2 项者可诊断为本病。

二、鉴别诊断

1.卵泡膜细胞增殖症

其病理变化为卵巢皮质有一群卵泡膜细胞增生。临床和内分泌征象与 PCOS 相仿但更严重,本病患者比 PCOS 更肥胖,男性化更明显,睾酮水平也高于 PCOS,可高达 5.2～6.9 nmol/L,而硫酸脱氢表雄酮正常。

2.卵巢男性化肿瘤

如睾丸母细胞瘤、门细胞瘤、肾上腺残迹肿瘤都可产生大量雄激素,但当血清睾酮值>6.9 nmol/L时即应排除此种类型肿瘤。男性化肿瘤多为单侧性、实性肿瘤,进行性增大明显,可做 B 超、CT 或 MRI 定位。

3.肾上腺皮质增生或肿瘤

肾上腺分泌大量皮质醇和雄激素,有肥胖、多毛、月经紊乱等表现,超声检查见卵巢呈多囊性变化,同时有肾上腺皮质功能紊乱的临床表现,肾上腺皮质增生者尿 17-酮皮质类固醇、17-羟皮质类固醇明显增高,对促肾上腺皮质激素兴奋试验反应亢进,地塞米松抑制试验抑制率≤0.7,肾上腺皮质肿瘤患者则对这两项试验反应都不明显。

【因、证、辨、治】

本病内因为肝、脾、肾三脏功能失调,外因湿邪侵袭为主,内外因互为因果作用于机体而致,故临床以虚实夹杂证多见。辨证主要根据体胖、多毛、卵巢增大、包膜增厚的症状及体征特点,临床常配合涤痰软坚、化瘀破癥之品治疗。

一、肾虚证

[病因病机]先天不足,禀赋素弱,或年少多病,阴阳失衡,身体发育障碍,天癸迟至,冲任不

盛,血海不盈,而致月经后期,量少,甚至经闭而难以受孕。

[临床证候]头晕耳鸣,腰膝疲软,乏力怕冷,大便溏薄,或带下量少,阴中干涩,婚后日久不孕,月经初潮迟至、后期,量少,色淡质稀,渐至停闭,偶有崩漏不止,或经期延长,舌淡,苔薄,脉沉细。

[辨证依据]

(1)先天不足,禀赋素弱,或年少多病。

(2)头晕耳鸣,腰膝疲软,月经初潮迟至、后期,量少,色淡质稀,渐至停闭,偶有崩漏不止,或经期延长。

(3)舌淡,苔薄,脉沉细。

[治疗原则]补肾调经。

[方药选用]右归丸(《景岳全书》)。

附子　肉桂　熟地黄　山茱萸　山药　当归　枸杞子　杜仲　菟丝子　鹿角胶

阴精不足,或阴阳两虚者,恐其辛热助阳伤阴,去肉桂、熟附子,加墨旱莲、女贞子;兼有痰湿阻滞脉络,月经不行者,加半夏、陈皮、贝母、香附;兼血滞者,加桃仁、丹参、卷柏。

二、痰湿证

[病因病机]形体丰满,脂膜壅塞胞宫脉络,经络阻滞,冲任不通,湿痰流饮困阻血海,月经不行或量少,稀发,甚至不孕。

[临床证候]形体丰满肥胖,多毛,头晕胸闷,喉间多痰,四肢倦怠,疲乏无力,月经后期,量少,甚则停闭,带下量多,婚久不孕,舌体胖大,色淡,苔厚腻,脉沉滑。

[辨证依据]

(1)有情志内伤或饮食劳倦史。

(2)形体丰满肥胖,多毛,头晕胸闷,喉间多痰,四肢倦怠,月经后期,量少,甚则停闭,带下量多,婚久不孕。

(3)舌体胖大,色淡,苔厚腻,脉沉滑。

[治疗原则]化痰除湿,通络调经。

[方药选用]苍附导痰丸(《叶天士女科诊治秘方》)。

苍术　香附　陈皮　半夏　茯苓　甘草　枳壳　胆南星　生姜　神曲

顽痰闭塞,月经不行者,加浙贝母、海藻、石菖蒲;痰湿已化,血滞不行者,加川芎、当归;脾虚痰湿不化者,加白术、党参;胸膈满闷者,加郁金、薤白。

三、滞血瘀证

[病因病机]情志内伤,肝气郁结,气滞血行受阻;或经行、产后调摄不慎,六淫、房室所伤,邪气与余血相结,瘀阻冲任,致冲任、胞脉阻塞而月经不行,或经行量少、稀发、不孕。

[临床证候]精神抑郁,心烦易怒,小腹胀满拒按,或胸胁满痛,乳房胀痛,月经后期量少,经行有块,甚则经闭不孕,舌暗红有瘀点瘀斑,脉沉弦涩。

[辨证依据]

(1)有情志内伤史。

(2)心烦易怒,小腹胀满拒按,乳房胀痛,月经后期量少,经行有块,甚则经闭不孕。

(3)舌暗红有瘀点瘀斑,脉沉弦涩。

[治疗原则]行气活血,祛瘀通经。

[方药选用]膈下逐瘀汤(方见闭经)。

月经不行者,加牛膝、卷柏、泽兰、大黄;小腹凉,四末不温者,加肉桂、巴戟天、淫羊藿。

四、肝经湿热证

[病因病机]肝郁伤脾,脾虚失于运化,湿由内生;肝郁化热,湿热互结,下注冲任;或感受湿热之邪,经脉气机受阻,月经不行而带下量多、不孕。

[临床证候]形盛体壮,毛发浓密,面部痤疮,经前胸胁乳房胀痛,肢体肿胀,大便秘结,小便黄,带下量多,阴痒,月经稀发,量少,甚则经闭不行,或月经紊乱,崩漏淋漓,舌红,苔黄厚,脉沉弦或弦数。

[辨证依据]

(1)有情志内伤史。

(2)形盛体壮,毛发浓密,面部痤疮,经前胸胁乳房胀痛,肢体肿胀,带下量多,阴痒,月经稀发,量少,甚则经闭不行,或月经紊乱。

(3)舌红,苔黄厚,脉沉弦或弦数。

[治疗原则]清热利湿,疏肝调经。

[方药选用]龙胆泻肝汤(方见带下过多)。

大便秘结者,加大黄;溢乳者,加炒麦芽;胸胁满痛者,加郁金、枳壳;月经不行者,加山楂、牡丹皮。肝气郁结,肝火内盛,月经不行,无明显湿邪,用清肝达郁汤(方见月经先期)。

【其他疗法】

(一)一般治疗

肥胖者加强锻炼和限制高糖、高脂饮食以减轻体重,因脂肪堆积过多会加剧高胰岛素和高雄激素的程度,也是导致无排卵的重要因素之一。

(二)针灸

1.针刺促排卵

月经第14日开始针刺关元、中极、子宫、三阴交,每日1次,共3次,每次留针30分钟,平补平泻;或用电刺激30分钟。

2.艾灸

取关元、中极、足三里、三阴交,每次2~3穴,每穴灸5~7壮,7次为1个疗程。

3.穴位注射

取气海、关元、肾俞、脾俞、三阴交、足三里、太溪,用维生素B1或当归注射液,每穴注入0.2~0.5 ml,每次3~4穴,隔日1次。

4.耳针

取肾、肾上腺、内分泌、卵巢、神门,埋针、埋豆,每次4~5穴,每周2~3次。

(三)西药

1.抗雄激素

(1)去氧孕烯片,每次1片,每日1次,连服21日,停药7日后重复用药,共3~6个月。

（2）复方醋酸氯羟甲烯孕酮，于出血第 5 日起，每日 1 片，连服 21 日，停药 7 日后重复用药，共 3～6 个月经周期。

（3）螺内酯片，每次 20 mg，每日 3 次，疗程 6～9 个月。出现月经不规则者可与内服避孕药联合应用。

（4）促性腺激素释放激素激动剂（GnRH-a）：曲普瑞林 3.75 mg，周期第 2 日肌注，每 28 日 1 次，共 6 个月。

（5）糖皮质激素：地塞米松 0.25 mg，每日 1 次，连用 15 日，疗程 3 个月。

2.纠正肥胖、减少胰岛素抵抗现象

二甲双胍，每次 0.5 mg，每日 3 次，疗程 3～6 个月。

3.诱发排卵

（1）枸橼酸氯米芬，在子宫出血第 3～5 日起每日 50 mg，共 5 日。

（2）人绝经期促性腺激素（human menopausal gonadotropin，HMG）75 U，肌注，在月经周期或撤退性出血第 2～3 日起，每日 1 次，连续监测至优势卵泡直径 18～20 mm，再给予人绒毛膜促性腺激素（human chorionic gonadotropin，HCG）5 000～10 000 U，肌注，72 小时后 B 超监测有无排卵。也可使用 FSH、基因重组 FSH 等制剂。

由于多囊卵巢综合征患者诱发排卵时较易并发卵巢过度刺激综合征，必须加强预防措施：①HMG-HCG 不作为 PCOS 患者促排卵的首选方案。②多个卵泡达到成熟期或卵巢直径＞6 cm 时，不应加用 HCG。

（四）手术

在药物治疗无效的情况下，可做腹腔镜下的电灼术、多点穿刺术或激光打孔术。

第七章 高催乳素血症

高催乳素血症是各种原因导致的血清催乳素水平异常升高,达 $25\ \mu g/L(1.14\ nmol/L)$ 以上,以闭经、溢乳、无排卵和不孕为临床特征的综合征。育龄期妇女发生率为 0.4%。

在古医籍中虽无高催乳素血症的病名,但对溢乳症有病案记载。如清代《王旭高医案》云:"……乳房属胃,乳汁血之所化,无孩子而乳房膨胀,亦下乳汁,非血之有余,乃不循其道为月水,反随肝气上入乳房,变为乳汁……"本案记录了非孕期、产后的溢乳症,并指出溢乳是血不循常道为月经,而反随肝气上入乳房为乳汁的病机。根据其临床表现,属于月经后期、月经过少、闭经、乳泣、不孕等范畴。

【致病机制】

病因多端,病机复杂。乳房属阳明胃经,乳头属厥阴肝经,经血、乳汁同源于脾胃,其满、溢有赖于肝气条达,疏泄有度;肾为月经之本,然而月经的调节又取决于肝,肝藏血主疏泄。常见的病因病机为肝郁气滞,或肝郁化火,肝火上升;肝肾不足,冲任失养,封藏失职;或脾虚痰阻,统摄无权,气血逆乱。

1.肝郁气滞

情志抑郁或愤怒伤肝,以致疏泄失常,气血逆乱,血不循常道下注血海为月经,反随肝气上逆乳房变为乳汁,导致乳汁外溢,月经稀少、闭经或不孕。

2.肝肾不足

禀赋虚弱,肝肾不足,冲任失养,血海空虚,导致月经稀少、闭经,甚则不孕;肝肾亏虚,肝失所养,疏泄失职则致气血逆乱,随肝气上逆乳房而致溢乳。

3.脾虚痰阻

素体肥胖,或恣食膏粱厚味,或饮食失节,或思虑劳倦,损伤脾胃,脾虚痰湿内生,痰阻气机,经脉受阻,冲任失调而致月经后期、闭经,甚则不孕;脾虚不能摄血归经,气血逆乱,不得下注冲任,上逆乳房化为乳汁,导致乳汁外溢。

西医学病因包括下丘脑与垂体疾患、胸部疾患、全身疾患、药物因素和特发性因素等。

1.下丘脑疾患

颅咽管瘤、炎症、外伤、放疗等影响下丘脑的催乳素抑制因子分泌和传递都可引起催乳素升高。

2.垂体疾患

垂体疾患占 1/3~1/2。最常见的原因是垂体肿瘤,按直径分为微腺瘤(小于 1 cm)和大腺瘤。还有空蝶鞍综合征、垂体腺细胞增生等都可致垂体分泌过量的催乳素。

3.药物因素

长期使用氯丙嗪、利舍平、甲基多巴、吗啡、避孕药、甲氧氯普胺等。

4.其他疾患

原发性甲状腺功能减退、肾功能衰竭、多囊卵巢综合征、肾上腺瘤、肝硬化、胸壁外伤或手术等。

5.特发性高催乳素血症

无明确原因。此类患者数年后可能发展为垂体微腺瘤。

【诊断】

(一)病史

月经不调、手术、慢性疾病、长期使用药物等。

(二)临床表现

1.泌乳

非妊娠期,或产后停止哺乳6个月后,出现溢乳或挤压乳头有分泌物,但泌乳者约30％不伴催乳素升高。

2.月经异常

可表现为月经频发或月经稀发或闭经,后者称闭经-溢乳综合征,但有些患者仅有闭经而无溢乳。

3.头痛与视觉障碍

垂体微腺瘤一般无明显症状;大腺瘤可引起头痛、头胀、眼花、呕吐等症状,压迫视交叉,可出现视野缺损。

4.不孕和性功能改变

可导致黄体功能不全,甚至无排卵。低雌激素状态可影响性欲。

(三)检查

1.全身检查

注意有无甲状腺肿大及肢端肥大的体征;详细检查两侧乳房,用手从乳房周围向乳头方向挤压,观察有无乳汁分泌。泌乳常呈乳白色或水样,显微镜下可见脂肪球。

2.妇科检查

阴道黏膜萎缩变薄、分泌物减少,子宫萎缩变小。

3.辅助检查

(1)血清 PRL:以上午 10～11 时空腹采血测定,最能反映其真实水平。育龄非孕妇女,至少 2 次测定值＞1.36 nmol/L,方能诊断。

(2)垂体、卵巢功能检查:促卵泡激素及促黄体激素处于正常低限或低于正常水平,雌二醇水平偏低,基础体温呈单相型或黄体功能不足。

(3)甲状腺、肾上腺功能检查:可有甲状腺功能低下,脱氢表雄酮、雄烯二酮升高。

(4)PRL 兴奋或抑制试验:氯丙嗪兴奋试验或促甲状腺素释放激素兴奋试验可了解下丘脑-垂体的储备能力,PRL 明显增高者提示下丘脑-垂体功能失调。

(5)影像学检查:头颅 CT 检查诊断巨腺瘤和微腺瘤的准确率分别达 95％和 80％,高分辨率者可发现直径 3 mm 的微腺瘤。MRI 诊断垂体瘤的准确率与 CT 相仿。

(6)视野检查:有助确定垂体肿瘤的部位和大小。

【因、证、辨、治】

一、肝气郁结证

[病因病机]情志内伤,肝气郁结,疏泄失常,冲任失调,气血逆乱,经血不循常道而上人乳房,化为乳汁而外溢。

[临床证候]闭经或月经稀少,乳汁自溢或挤压而出,精神抑郁,喜叹息,胸胁、乳房胀满疼痛,或少腹胀痛,舌苔薄白,脉弦。

[辨证依据]

(1)有情志内伤史。

(2)闭经或月经稀少,乳汁自溢或挤压而出,精神抑郁,喜叹息,胸胁、乳房胀满疼痛,或少腹胀痛。

(3)舌苔薄白,脉弦。

[治疗原则]疏肝解郁,理气调经。

[方药选用]柴胡疏肝散(方见月经过少)加莪术、牛膝、麦芽。

乳房胀痛有结块者,加青皮、夏枯草、荔枝核、橘核。肝郁化火,心烦易怒,口渴咽干者,用丹栀逍遥散(方见月经先期)以清肝泄热。

二、肝肾亏损证

[病因病机]素体肝肾不足,水不涵木,肝失疏泄,气血逆乱,血化为乳而上溢;冲任失养,胞宫不能按时满盈而经闭。

[临床证候]月经稀发或闭经,溢乳,不孕,头晕耳鸣,精神不振,腰酸膝软,舌红,苔少,脉细。

[辨证依据]

(1)素体虚弱,肝肾不足。

(2)月经稀发或闭经,溢乳,不孕,头晕耳鸣,精神不振,腰酸膝软。

(3)舌红,苔少,脉细。

[治疗原则]滋养肝肾,养血调经。

[方药选用]归肾丸(方见月经先期)加鸡血藤、何首乌、麦芽。

五心烦热,咽干口燥者,去当归、熟地黄、杜仲,加生地黄、女贞子、墨旱莲、龟版、地骨皮。

三、脾虚痰阻证

[病因病机]脾虚水湿运化失职,聚而成痰,脂膏壅积,痰阻经络,气机不畅,冲任失调。

[临床证候]形体肥胖,月经稀发或闭经,不孕,乳汁自出或挤压而出,胸闷腹胀,纳呆,大便溏,舌淡胖,苔薄白或白腻,脉滑或缓滑。

[辨证依据]

(1)素体脾虚,或有饮食劳倦史。

(2)形体肥胖,月经稀发或闭经,不孕,乳汁自出或挤压而出,胸闷腹胀,纳呆,大便溏。

(3)舌淡胖,苔薄白或白腻,脉滑或缓滑。

[治疗原则]健脾燥湿,豁痰调经。

[方药选用]苍附导痰丸(方见多囊卵巢综合征)加石菖蒲、白术、麦芽。

闭经者,加川芎、当归、鸡血藤。

【其他疗法】

(一)单方

(1)生麦芽 30～60 g,泡茶饮服,3 个月为 1 个疗程。

(2)生山楂 50 g,炒麦芽 30 g,水煎代茶饮。

(二)针灸

取百会、气海、天枢、足三里、大赫、血海、膻中,平补平泻,留针 20 分钟。

(三)西药

1.一般治疗

治疗必须针对发病原因制定治疗方案。对甲状腺功能低下者,给予甲状腺素治疗;由药物引起的高催乳素血症,应立即停止用药,药物不能停用时宜用人工周期疗法,防止生殖器官萎缩。

2.西药治疗

药物有溴隐亭、培高利特、甲麦角林、溴隐亭 SRO、溴隐亭 LA 等。最常用的是溴隐亭,是特异性的催乳素抑制剂,既可用于垂体腺瘤,又可用于特发性高催乳素血症。

单纯的高催乳素血症:

(1)持续服药:溴隐亭常用剂量为每日 2.5～7.5 mg,分次餐中服,每次 2.5 mg。开始剂量宜小,每次 1.25 mg,每日 2 次;3～7 日后增为每次 2.5 mg,每日 2～3 次,连服 3～6 个月或更长时间。副反应有恶心、头痛、头晕、乏力、便秘等。不能内服者,可阴道后穹隆纳药,每日 2.5 mg。用药 1 周后血 PRL 即下降,2 周后常无乳汁挤出,4 周后闭经患者可以出现月经(95 %)与排卵(90.5 %);治疗后的妊娠率在 75 %以上。

(2)间断服药:每次 2.5 mg,每日 2 次,3 周后停用。月经来潮日重复另一疗程;间断服药 4 个疗程仍未见月经周期恢复或无排卵者,改用持续服药疗法。

高催乳素血症伴发垂体腺瘤:

应用溴隐亭治疗垂体腺瘤的适应证有:有微小肿瘤而希望生育者;肿瘤有浸润难以手术治疗者;肿瘤切除后血中 PRL 水平不下降者。

(1)持续服药:溴隐亭每次 2.5 mg,每日 3～4 次,视催乳素水平及视野检查而调整。排卵率达 60 %～100 %,可在 2～6 个月妊娠,微腺瘤妊娠率可达 70.3 %,大腺瘤妊娠率达 37.5 %。治疗 1 年内应避孕,尤其大腺瘤;1 年后重复 CT 扫描,如肿瘤消失或缩小则可妊娠。

(2) CV205-502:多巴胺激动剂,非麦角衍生物,对垂体泌乳素瘤有效,开始剂量每日 75 μg,逐渐增至每日 100 μg,以后根据血 PRL 水平,维持原量或逐渐增至每日 800 μg。

(四)手术

垂体腺瘤手术切除的目的是缩小瘤体、恢复正常视力及脑神经与垂体前叶的功能。手术方法是经蝶窦显微切除肿瘤。对微腺瘤的治愈率为 70 %～75 %;有学者主张对巨腺瘤最好在术前用溴隐亭治疗一段时间,待肿瘤缩小后再做手术,可改善手术的效果;术后残余瘤也常须进行药物治疗。

(五)放射治疗

如 γ-刀、X-刀等。

第八章　卵巢早衰

卵巢早衰是指在 40 岁之前月经停闭，伴见围绝经期症状群，具有高促性腺激素和低雌激素特征的一种妇科疑难病，又称早期绝经。正常妇女的绝经年龄是 45～55 岁。1967 年，莫雷斯鲁森（Moraes Ruehsen）和琼斯（Jones）将 40 岁前自然绝经称卵巢早衰（premature ovarian failure，POF）。以往认为卵巢早衰由于卵巢功能衰竭，卵泡耗竭是不可逆的。近几年中西医学者在研究中发现卵巢早衰治疗虽极为棘手，但并非都不可逆。卵巢早衰给患者心身和家庭带来极大的痛苦，成为当今生殖医学和生殖健康研究的热点和难点之一。卵巢早衰应以预防为主，早诊断早治疗，防复发。

中医学无卵巢早衰病名，根据其临床表现，可归属于月经过少、月经后期、年未老经水断、闭经、不孕等病证中。但《黄帝内经》已记载了早衰之病，《黄帝内经·素问·阴阳应象大论》云："帝曰：调此二者奈何？岐伯曰：能知七损八益，则二者可调，不知用此，则早衰之节也。年四十而阴气自半也，起居衰也。""二者"，王冰注为血气、精气，张景岳认为指阴阳偏胜。"阴气自半"是指肾气精气四十之时，出现升阳之气与降阴之气各半。阳胜阴则强，阴胜阳则衰，阴阳各半，早衰已现。在这里明确提出了早衰，并以 40 岁为界，阴气自半为病因病机。早衰应包括男女的全身性提前衰老，未老先衰。中医学的妇女早衰应属于西医学的卵巢早衰。《黄帝内经》提出的"年四十而阴气自半"的早衰，与西医学卵巢早衰指 40 岁之前的月经停闭，可以互相参照来研究。

《黄帝内经·素问·上古天真论》"女子七岁，肾气盛，齿更发长；二七而天癸至，任脉通，太冲脉盛，月事以时下，故有子……七七任脉虚，太冲脉衰少，天癸竭，地道不通，故形坏而无子也"，阐明了月经的产生与调节以肾为主导，并界定"七七"为绝经之期。《黄帝内经》对妇科病证的论述以经闭最多，可见对之重视。如《黄帝内经·素问·腹中论》云"病名血枯，此得之年少之时有所大脱血，若醉入房中，气竭肝伤，故月事衰少不来也"，并出现了妇科历史上第一首方——四乌贼骨一芦茹丸治疗血枯经闭。

宋代对经水早断已有认识，《圣济总录·妇人血气门》云："治妇人经水三年不通，牛膝大黄散方。"《妇人大全良方》云："若经候微少，渐渐不通，手足骨肉烦疼，日渐羸瘦，渐生潮热，其脉微数。此由阴虚血弱，阳往乘之，少水不能灭盛水，火逼水涸，亡津液。当养血益阴，慎无以毒药通之，宜柏子仁丸、泽兰汤。"月经由少渐闭，手足骨肉烦疼，渐生潮热，颇符合卵巢早衰的发病经过。《陈素庵妇科补解》指出："天癸七七数尽则绝。经云：冲脉衰，天癸绝，地道不通，故形坏而无子也。若四十左右先期断绝，非血虚即血滞，不可作血枯、血闭治之。"并提出相应方药。清代《傅青主女科》云："经云：'女子七七而天癸绝。'有年未至七七而经水先断者，人以为血枯经闭也，谁知是心肝脾之气郁乎……且经原非血也，乃天一之水，出自肾中……然则经水早断，似乎肾水衰涸……盖以肾水之生，原不由于心肝脾，而肾水之化，实有关于心肝脾……倘心肝脾有一经之郁，则其气不能入于肾中，肾之气即郁而不宣矣……夫肾之本虚，又何能盈满而化经水外泄耶……治法必须散心肝脾之郁，而大补其肾水，仍大补其心肝脾之气，则精溢而经水自通矣,方用益经汤。"傅氏此论对中医药治疗卵巢早衰颇有指导价值。

综上所述,《黄帝内经》指的"早衰""年四十而阴气自半",陈素庵所说的"经水不当绝而绝""四十左右先期断绝"和傅青主提出的"年未老而经水断""经水早断",不但表明中医学对西医学卵巢早衰的类似认识源远流长,而且其病名实质"年未老经水断""经水早断"与"卵巢早衰"的病名实质相一致,而且阐发了主要病因病机,出具了有研究价值的方药。

【致病机制】

月经的产生是脏腑、天癸、气血、经络协调作用于胞宫的生理现象,在脏腑中尤以肾肝脾关系最密切,其中肾在月经产生中起主导作用。《妇人大全良方》又指出"妇人以血为基本"。早衰机制源于《内经》,后世有所发展,主要为"亏虚说"和"瘀滞说",而以亏虚说为主,包括了阴阳虚衰、脏器亏虚、精气神亏耗,属虚劳范畴。从中医理论探讨卵巢早衰的病因病机,目前未有统一的认识,常见病因病机有肝肾阴虚血瘀、脾肾阳虚血瘀和血枯瘀阻之异,往往是脏腑、天癸、气血、冲任、胞宫先后受病,互为因果。其病机本质是肾脾亏虚,肝郁血瘀,是肾-天癸-冲任-胞宫轴的功能早衰。

由于病多虚损,日久难复,阴损及阳,阳损及阴,脏腑相生相克,脏腑、气血、经络互相联系又互相影响。更由于未老先衰,情绪低落,悲观、抑郁、焦虑、恐惧,对生活失去信心而多兼肝郁表现。超声多普勒观察到普遍存在子宫及卵巢血流稀少、阻力升高,可以佐证"妇人以血为基本"的生理和卵巢早衰存在血枯、血瘀的病机。

西医学对卵巢早衰病因的认识目前未完全清楚,认为主要有如下几种因素。

1.遗传因

素有家族史占 10 %。姐妹或祖孙三代可共有卵巢功能早衰(premature ovarian failure,POF)或早绝经。

2.自身免疫性因素

5 %～30 %的 POF 患者有自身免疫性疾病,如甲状腺炎、类风湿关节炎、系统性红斑狼疮等。产生抗卵巢抗体,加速细胞凋亡和卵泡闭锁。

3.先天性酶缺乏

17-羟化酶及 17,20 碳链裂解酶等甾体激素合成关键酶的缺乏,导致性激素合成障碍,性激素水平低下,产生高促性腺血症,多表现为原发性闭经,或月经初潮后卵巢内卵泡闭锁,出现早衰。

4.环境因素

大剂量或长时间接触放射线可破坏卵巢,导致早衰。化疗药物如烷化剂、环磷酰胺、白消安、氮芥、多柔比星、长春新碱、顺铂等可不同程度地影响卵巢导致 POF。抗风湿药、抗类风湿药如雷公藤、火把花根也可能导致 POF。

5.促性腺激素作用障碍

促性腺激素 FSH、LH 受体缺陷,有学者将其命名为卵巢抵抗综合征或卵巢不敏感综合征。

6.感染因素

青春期患流行性腮腺炎可合并病毒性卵巢炎,某些盆腔感染如严重的结核、化脓性盆腔炎、淋菌感染也可导致 POF。

7.心理因素

生活中发生重大事件,遇到强烈的情绪打击也可导致 POF。

许多研究表明 POF 的发生与多种社会学指标,如低社会经济地位、高等文化教育程度、过大的精神压力等有一定程度的相关性。

【诊断】

诊断标准是 40 岁以前出现 4 个月以上停经,2 次或以上血清 FSH≥40 U/L(2 次间隔 1 个月以上),E2 ＜73.2 pmol/L。

(一)病史

了解月经初潮年龄,月经的期、量、色、质的变化,停经时间,免疫性疾病史及用药情况,家族史等。

(二)临床表现

1.月经失调

仅有 10 ％～20 ％在月经正常来潮间突然出现闭经,多数表现为月经稀发、经期缩短、经量减少而逐渐闭经。或周期缩短、周期紊乱后经断。

2.不孕或不育

部分患者可因不孕或不育就诊而被发现卵巢早衰,有原发不孕和继发不孕,或反复流产,少数患者在 1 次或数次人工流产后闭经而被诊为卵巢早衰。

3.围绝经期症候群和绝经后症状

绝经前后或月经失调时,伴见潮热、自汗、失眠、抑郁、心悸、紧张、乏力、焦虑、烦躁易怒、阴道干涩、性欲降低,甚至性交困难、性交痛、骨关节痛、骨质疏松等。

(三)检查

1.妇科检查

外阴阴道萎缩,黏膜苍白、变薄、点状流血等老年性萎缩阴道炎改变。

2.性激素测定

FSH 和 LH 持续在 40 U/L 以上,E2＜73.2 pmol/L。

3.B 超检查

子宫和卵巢缩小,子宫内膜变薄,子宫、卵巢在彩超下显示血流稀少,阻力升高,严重者几乎无血流。

4.腹腔镜检查

卵巢体积缩小、皱缩,很难见到发育中的卵泡和排卵孔。

【因、证、辨、治】

本病以肾虚为主,多脏受累,脏腑、气血、经络同病。主要有肝肾阴虚血瘀、脾肾阳虚血瘀、血枯瘀阻等证候,其中以肝肾阴虚血瘀最多见。卵巢早衰以虚证或虚中夹实者为主。故不论病程长短,都要以补为通,因势利导。《景岳全书·妇人规》指出:"枯竭者,因冲任之亏败,源断其流也。凡妇女病损,至旬月半载之后,则未有不闭经者……欲其不枯,无如养营;欲以通之,无如充之。但使雪消则春水自来,血盈则经脉自至,源泉滚滚,又孰有能阻之者?"治疗卵巢早衰常以3个月为1个疗程。大多可先见绝经症状的改善,当潮热和阴道干涩症状消除时,常可自然来经。对有生育要求者,来经后加强调经促排卵的治疗和B超监测卵泡发育,或复查内分泌改善情况,把握可能怀孕的时机。

一、肝肾阴虚血瘀证

[病因病机]先天肝肾不足,或房劳多产伤肾耗精,或久病及肾。肝肾乙癸同源,精血互生,肝肾亏虚则精血匮乏,经血乏源,肾虚与血瘀互为因果,导致冲任亏虚,天癸早竭则经水早断。如《医学正传》云:"月水全借肾水施化,肾水既乏,则经血日以干涸。"

[临床证候]经来涩少点滴即净,色暗红或鲜红;或月经停闭数月不行,或月经紊乱渐至经断或突然经断,或婚久不孕不育,偶发或频发潮热汗出,失眠多梦,头晕心悸,腰酸背痛膝软,关节疼痛,白带少,甚或阴中干涩,性欲减退,性交痛或困难,或尿道灼热,神疲健忘,形容渐憔悴,舌稍红,苔少,脉弦细或略数。

[辨证依据]

(1)先天肝肾不足或后天损伤肝肾病史。

(2)月经涩少,或月经停闭数月或突然经断。

(3)潮热汗出,阴中干涩,舌红,苔少,脉弦细或略数。

[治疗原则]滋养肝肾,养血活血。

[方药选用]归肾丸(方见月经先期)合大补元煎(方见痛经)合益经汤(《傅青主女科》)加减。

熟地黄　菟丝子　枸杞子　山药　当归　白芍　丹参　玉竹　淫羊藿　柴胡　杜仲　党参

肾虚腰膝酸痛,头晕耳鸣,性欲减退者,加骨碎补、肉苁蓉、巴戟天;抑郁、情绪低落或烦躁易怒者,加郁金、合欢花、百合、香附;神疲乏力,心悸失眠者,加麦冬、何首乌、女贞子、黄芪;在服药后有经兆者,可试服桃红四物汤(方见月经过多)加葛根、牛膝活血通经。

二、脾肾阳虚血瘀证

[病因病机]脾肾阳气素虚,或房劳多产伤肾,饮食失宜,劳倦思虑过度伤脾。肾脾阳虚生化失常或气化失常,则气血生化乏源,虚滞不通;或气血失于温煦,血行滞涩而为血瘀。肾脾阳虚血瘀,先后天不足导致精血匮乏,冲任亏损,则天癸早衰,胞宫失养则经水早断。如《兰宝秘藏》云:"妇人脾胃久虚,或形羸气血俱衰,而致经水断绝不行。"

[临床证候]月经稀发或稀少,色淡暗,质清稀;或月经停闭数月不来,或突然经断,或婚久不孕不育,面目虚浮,时有烘热汗出,或形寒怕冷,面色晦黄,眼眶暗,环唇淡暗,舌淡胖,边有齿痕,脉沉细。

[辨证依据]

(1)先天肾脾不足,或饮食劳倦思虑过度伤脾史。

(2)月经稀发渐闭经,或突然经断不来,经色淡暗。

(3)面目浮肿,面色晦黄,眼眶暗,环唇淡暗,舌淡胖,脉沉细。

[治疗原则]补肾健脾,养血活血。

[方药选用]肾气丸(方见妊娠小便不通)合八珍汤(方见胎儿生长受限)。

三、血枯瘀阻证

[病因病机]素体阴血不足,或产时产后亡血;或久病大病伤阴,阴血涸竭。又因久虚成瘀,血枯瘀阻,任虚冲衰,天癸早竭,胞宫失养则经水早断。《兰室秘藏》云:"夫经者,血脉津液所化,津液既绝……血海枯竭,病名血枯经绝。"

[临床证候]月经数月不行,或突然停闭不来,或产后大病失血后,或反复人工流产后突然经断,面色萎黄,形容憔悴,神疲乏力,头晕心悸,脱发或枯黄,四肢酸楚,关节痛,皮肤干燥感觉异常,舌淡,苔白,脉沉细涩。

[辨证依据]

(1)有失血、亡血、伤津病史。

(2)月经稀发,量少,渐至停经,或突然在产后、流产后经断不行。

(3)面色萎黄,形容憔悴,舌淡,苔白,脉沉细涩。

[治疗原则]滋阴养血,活血调经。

[方药选用]人参鳖甲汤(《妇人大全良方》)加紫河车。

人参　桂心　当归　桑寄生　白茯苓　白芍　桃仁　熟地黄　甘草　麦冬　续断　牛膝　鳖甲　黄芪

【其他疗法】

(一)中成药

(1)龟鹿补肾胶囊,每次 3 粒,每日 3 次。也可配服六味地黄丸。用于肝肾阴虚血瘀证。

(2)滋肾育胎丸,每次 5 g,每日 3 次。用于脾肾阳虚血瘀证。

(3)金匮肾气片,每次 4 片,每日 3 次。用于脾肾阳虚血瘀证。

(4)胎宝素胶囊,每次 2 粒,每日 3 次。用于各种证型者。

(二)西药

(1)雌、孕激素补充治疗:年轻而无生育要求,期望建立规律性撤退性出血形成"月经",改善绝经期症状,常用雌、孕激素序贯疗法。

(2)促排卵治疗:有生育要求者,在雌、孕激素补充治疗的基础上慎重使用促排卵治疗。但排卵率不高,促排卵可增加卵细胞耗损,使用不当可加重病情。

(3)自身免疫性疾病的治疗。

【转归与预后】

本病属于卵巢性闭经,治疗十分棘手,效果不理想,且易反复。西医用激素治疗有一定效果又存在一定风险。中医药从整体出发从根本上振衰起废,调经助孕,有一定的效果,但疗程长,服药麻烦,也不易坚持。治疗目的主要是:①消除绝经期症状;②改善性功能,防止阴道萎缩,促进子宫发育,消除阴道干涩;③期望生育者,可用女性性激素负反馈作用,抑制 FSH 和 LH,同时可减少卵细胞耗损,增强卵泡对性激素的敏感性。

【预防与调护】

(一)预防

卵巢早衰一旦发生,无论中医西医的治疗都是相当困难的。卵巢早衰大多有危险因素存在,通常有发病的先兆,病程长而进展缓慢。也有突然发病者,必须重视未病先防、病后防变、愈后防复的"三级预防"。

1.未病先防

(1)重视高危因素的追踪:中西医学关于卵巢早衰的病因已有一定的认识,对前所述的相关病因的存在,就必须警惕有卵巢早衰的风险,定期检查。

(2)重视月经改变为线索:当临床出现年龄在40岁以前月经稀发、过少,或频发、紊乱,或停闭数月,甚至突然经断,更要警惕卵巢早衰的可能。

(3)中年保健,再振根基:人到中年,对家庭事业负有重任的中年妇女,在竞争激烈的今天,更增加了身心压力。中年是事业上波,生理功能下波的交汇。如《景岳全书·中兴论》明确指出:"人到中年左右,当大为修理一番,则再振根基。"提出重视固本培根,调和肾中阴阳,节欲以防衰,并重视健运阳明后天的中年保健学术见解,颇有临床价值。

2.病后早治,阻断病势

临床观察表明,卵巢早衰的病程长短与疗效存在密切的关系,早诊断早治疗效果较好;久病难复,多年甚至10多年的早衰病史,疗效较差,或许治疗后仅有精神好转的感觉。故强调病从浅治,尽快逆转,可望治愈。

3.病愈防复,维持治疗

卵巢早衰好转或治愈后,仍然要防止复发。治愈后患者完全停药,或怀孕后药流,均可很快或在几个月内复发,再治难上加难。此病如同内科的一些慢性病,愈后仍要巩固调理不能停药,要维持治疗。同时要重视饮食词补。《黄帝内经》云:"因其衰而彰之,形不足者,温之以气,精不足者,补之以味。"补肾益精的血肉有情之品或人参、鹿茸、雪蛤,可根据各人的病情适当选用。

(二)预测

"未病先防"已含预测之意。对于上述三方面的情况作为临床基础做卵巢功能的检查。一般认为卵泡早期测定血清FSH≥20 mg/L,诊为卵巢储备功能不足,可能已经步入卵巢早衰的进程中。有学者对300余例月经紊乱的妇女做腹腔镜检查后发现,卵巢体积小于2 cm×1.5 cm×1 cm时或少见发育卵泡者,血FSH已经开始升高,卵巢功能将在2年内衰竭。此期及时进行防治,可争取早期治疗时机,提高疗效,增加生育机会。

第九章 女性生殖系统炎症

女性生殖系统炎症包括外阴炎、前庭大腺炎、阴道炎、宫颈炎和盆腔炎性疾病等。

生殖系统炎症是妇女常见疾病,各年龄层次均可发生,以育龄期较常见。女性生殖道的解剖与生理特点使其具有比较完善的自然防御功能,对感染有防御能力。如大阴唇的自然合拢可以遮盖阴道口,阴道前后壁紧贴,减少外源病原体的入侵。正常阴道内有需氧菌及厌氧菌寄居,在雌激素、乳酸杆菌的作用下形成微生态平衡。阴道上皮细胞在雌激素影响下增生变厚并富含糖原,寄生在阴道内的阴道杆菌(乳酸杆菌)分解糖原产生乳酸,使阴道酸碱度(pH)保持在4~5,使适应碱性环境的病原体的繁殖受到抑制,称为阴道自净作用。乳酸杆菌尚能直接产生过氧化氢及其他抗微生物因子,可抑制或杀灭其他致病细菌。宫颈内口紧闭,宫颈管黏膜为高柱状上皮所覆盖,分泌大量黏液形成胶冻状黏液栓,是上行性感染的机械屏障。黏液栓含有溶菌酶,可抑制细菌侵入子宫内膜。育龄妇女的子宫内膜周期性剥脱,也是消除宫腔感染的有利条件。输卵管、子宫内膜和宫颈的分泌液都含有乳铁蛋白和溶菌酶,可以清除少量进入的病原体。

阴道、宫颈和输卵管具备黏膜免疫系统,通过分泌型 IgA 抗体可以清除外源性病原体,发挥局部免疫调节作用。

如果自然防御功能被破坏,或免疫功能下降,内源性菌群发生变化,外源病原体侵入,均可导致炎症发生。

第一节 外阴炎

外阴炎是指外阴皮肤或黏膜发生炎症变化,如肿胀、充血、糜烂或灼热、疼痛等病证的统称,包括非特异性外阴炎、特异性外阴炎、接触性外阴炎等。

本病相当于中医学阴痒、阴疮、阴痛等范畴。《诸病源候论·妇人杂病诸候》云:"妇人阴痒,是虫食所为。三虫九虫在肠胃之间,因脏虚虫动作,食于阴,其虫作势,微则痒,重者乃痛。"又云:"肾荣于阴器,肾气虚……为风邪所乘,邪客腠理,而正气不泄,邪正相干,在于皮肤故痒。"宋代陈言在《三因极一病证方论》中论述阴疮的证候及病机云:"或痛或痒,如虫行状,淋露脓汁,阴蚀几尽,皆由心神烦郁,胃气虚弱,致气血留滞。"明代张三锡在《医学准绳六要》中主张"阴中痒,亦是肝家湿热,泻肝汤妙",同时又指出"瘦人燥痒属阴虚"。《景岳全书·妇人规》总结:"妇人阴中生疮,多湿热下注,或七情郁火,或纵情敷药,中于热毒。"

【致病机制】

发病机制有虚实两端:实证多由摄生不洁,湿毒内侵,或嗜食肥甘厚味酒酪辛热之品,湿热之邪稽留于肝经,或肝木侮脾土,脾虚生湿,肝经郁热夹脾湿下注于外阴所致;虚证多由病久耗伤精血,阴血不足,阴户失养,化燥生风所致。

西医学认为外阴炎有特异性和非特异性感染两种。特异性如念珠菌、滴虫感染为主;非特异性如葡萄球菌、大肠杆菌感染等。临床以非特异性感染多见。此外,外阴炎还可继发于其他局部及全身疾病,如宫颈炎、宫颈癌、阴道炎等病证的分泌物刺激,或经血、恶露过多过久刺激,或糖尿病患者尿糖的理化性物质刺激,或医源性药物过度刺激作用,或外阴局部营养不良、维生素缺乏等都可导致外阴炎。

【诊断与鉴别诊断】

一、诊断

(一)病史

可有皮肤破损史,或有阴道炎、宫颈炎、盆腔炎病史,或有糖尿病病史。

(二)临床表现

1.急性炎症

外阴灼热瘙痒、疼痛,外阴有糜烂、溃疡时,则有脓性分泌物,或有阴道分泌物增多,并伴尿痛、性交痛等症。

2.慢性炎症

外阴瘙痒不适,可伴尿痛、性交痛等。

(三)检查

1.妇科检查

急性炎症可见外阴、大小阴唇、阴蒂肿胀充血,严重时可有糜烂、溃疡、湿疹等。慢性炎症可见外阴皮肤增厚、粗糙、皲裂。

2.辅助检查

外阴分泌物涂片或培养可有细菌、假丝酵母菌、滴虫等病原体生长。

二、鉴别诊断

贝赫切特综合征(旧称白塞综合征)即眼-口-生殖器综合征,外阴溃疡可发生于大小阴唇、子宫颈、阴道,并可见于阴股皱襞、肛门、会阴等部位,常伴有口腔黏膜溃疡、眼炎,病程缓慢,时间长,反复发作。与外阴炎仅发生于外阴皮肤、黏膜者不同。

【因、证、辨、治】

主要病因为湿热下注或浸渍外阴,故治疗以清热利湿为主,根据"治外必本诸内"的原则,采用内服外治,整体与局部相结合施治。并应查找原因,针对病因进行治疗。

一、湿热下注证

[病因病机]肝脉下络阴器,肝气郁结,积郁化热,肝木侮脾土,脾虚生湿,肝经郁热夹脾下注外阴;或久居湿地,湿邪内侵,或脾失健运,水湿内生,蕴湿化热,湿热互结,下注外阴;或嗜食肥甘厚味酒酪辛热之品,湿热之邪稽留于肝经。

[临床证候]外阴肿胀瘙痒,灼热疼痛,充血或糜烂、溃疡,局部分泌物增多,带下色黄质稠,有秽臭,烦躁易怒,口干口苦,小便黄,大便秘,苔黄腻,脉弦数。

[辨证依据]

(1)素体肝郁脾虚。

(2)外阴瘙痒,灼热疼痛,红肿或溃疡,小便黄,大便秘。

(3)苔黄腻,脉弦数。

[治疗原则]清肝利湿。

[方药选用]龙胆泻肝汤(方见带下过多)。

二、湿毒浸渍证

[病因病机]素体正气不足,摄生不洁,湿毒内侵;或搔抓破溃,或经期房事不慎,湿毒内侵,浸渍外阴所致。

[临床证候]外阴疼痛、肿胀、充血、溃疡,分泌物多,色黄呈脓水,小便黄,大便秘,或带多色黄,舌红,苔黄糙,脉数。

[辨证依据]

(1)有皮肤破损史。

(2)外阴疼痛、红肿、溃疡,渗流脓水,小便黄,大便秘等。

(3)舌红,苔黄糙,脉数。

[治疗原则]清热解毒。

[方药选用]五味消毒饮(方见带下过多)加土茯苓、蚤休、薏苡仁、萆薢。

三、阴虚血燥证

[病因病机]素体肝肾阴虚,精血不足;或年老体衰,肝肾亏损;或多产房劳,精血暗耗,血虚化燥生风,肌肤失养。

[临床证候]阴部皮肤粗糙、增厚,瘙痒或疼痛不适,伴头晕耳鸣,双目干涩,五心烦热,口干咽燥,舌红绛,苔少,脉细数无力。

[辨证依据]

(1)素体肝肾阴虚。

(2)阴部皮肤粗糙、增厚,瘙痒或疼痛不适。

(3)舌红绛,苔少,脉细数无力。

[治疗原则]滋阴清热,养血润燥。

[方药选用]四物汤(方见妊娠大便难)合杞菊地黄汤(方见月经先后无定期)加鸡血藤、制何首乌、桑葚子、蒺藜。

【其他疗法】

外治

(1)石膏、寒水石、野菊花,水煎外洗,每日1～2次。

(2)荆芥穗、蛇床子各30 g,水煎坐浴,每日1～2次。

(3)锡类散或青黛散外涂外阴局部溃疡处,每日1～3次。

(4)黄柏末30 g,鸡蛋清适量,调匀后涂擦患处。

(5)用1∶5 000高锰酸钾溶液冲洗外阴,擦干后涂以磺胺软膏或抗生素软膏如金霉素软膏、四环素软膏。形成慢性皮炎时用丙酸倍氯米松乳膏外涂,每日1～2次。

急性外阴炎可用紫外线、超短波、微波治疗;亚急性、慢性外阴炎可用超短波、微波、红外线治疗。

【预防与调护】

(1)保持外阴清洁干燥,避免搔抓引起皮肤破损。

(2)衣着宜松软舒适,尤其是经期、产后,宜穿棉质内裤,不宜使用紧身、化纤内衣。

(3)注意卫生用具与内裤的消毒。

(4)念珠菌或滴虫性外阴炎,夫妇双方应同时治疗,避免交叉感染。

第二节　前庭大腺炎

前庭大腺炎是指病原体侵入前庭大腺而引起炎症。炎症多发生在生育年龄的妇女,幼女及老年人少见,与腺体分泌功能有关。病原菌多为葡萄球菌、链球菌及肠球菌的混合感染,沙眼衣原体及淋病双球菌也是引起前庭大腺发炎的致病菌。

本病相当于中医学的阴疮。

【致病机制】

多因经行产后,忽视卫生,或房事不洁,热毒之邪入侵阴户;或情志所伤,心肝火旺,下灼阴户,热盛肉腐;或阴户破损,感染湿热邪毒,蕴积于下,伏于肝经,与血气相搏,郁结成疮;或过食辛辣油腻等刺激食物,导致湿热互结,下注阴户。

西医学认为前庭大腺因解剖部位的关系在性交、分娩、月经血等污染外阴时,病原体由腺管开口侵入腺体引起感染。急性炎症时,病原体首先侵犯腺管,腺管呈急性化脓性炎症,腺管开口因肿胀或炎症渗出物积聚阻塞,脓液不能外流,积存而形成脓肿。当急性前庭大腺炎消退后,脓液被吸收而形成囊肿。前庭大腺囊肿可继发感染形成脓肿反复发作。

【诊断】

(一)病史

可有不洁性交史,或不洁水源接触史。

(二)临床表现

急性期外阴一侧疼痛、肿胀,甚至发生排尿痛,不能走路,成脓时疼痛加重,活动受限,常伴有发热等全身症状。

(三)检查

1.妇科检查

可见一侧大阴唇下 1/3 处红肿,触之有硬结,皮肤发热,压痛明显。脓肿形成时见局部红肿,肿块可增大如鸡蛋大或鸭蛋大小,触之有波动感,并有明显触痛,脓腔内压力增大,使表面皮肤变薄,脓肿可自行破溃流出脓液。

2.实验室检查

急性期白细胞升高;前庭大腺分泌物培养,有助于确定致病菌。

【因、证、辨、治】

本病属于热毒证。

[病因病机]因经行产后忽视卫生,或房事不洁,热毒之邪入侵阴户;或阴户破损,感染湿热邪毒,蕴积于下,伏于肝经,与血气相搏,郁结成疮。

[临床证候]初期阴户一侧或两侧忽然肿胀疼痛,行动艰难,或肿处高起,形如蚕茧,不易消退,3～5日便欲成脓,并可自行溃破,或溃后脓多臭秽而稠,伴恶寒发热,口干口苦,食欲缺乏,大便秘结,小便涩痛,舌苔黄腻,脉滑数。

[辨证依据]

(1)可有外阴不洁史。

(2)阴户一侧或两侧忽然肿胀疼痛,或成脓,或脓肿自行溃破。

(3)恶寒发热,口干食少,大便秘结,小便涩痛,舌苔黄腻,脉滑数。

[治疗原则]清热解毒,活血化瘀。

[方药选用]五味消毒饮(方见带下过多)合仙方活命饮(《校注妇人良方》)加减。

穿山甲　皂角刺　天花粉　贝母　冬瓜仁　白芷

阴部红肿甚者,加牡丹皮、赤芍;高热者,加水牛角、白花蛇舌草;脓已溃破,去皂角刺、穿山甲,加败酱草、蒲公英。

【其他疗法】

(一)外治

(1)连翘15 g,金银花15 g,野菊花20 g,紫花地丁15 g,黄柏20 g,玄参15 g,水煎熏洗,坐浴时药液温度与皮肤相适,每日1～2次,每次15～20分钟。

(2)石膏30 g,寒水石30 g,野菊花30 g,水煎熏洗外阴,每日1～2次,每次15～20分钟。

(3)新鲜蒲公英60 g,捣烂敷于患处。

(4)金黄散,浓茶调敷患处,每日3次。用于红肿未溃脓时。

(5)冰硼散,扑患处,每日2次。

(二)手术

(1)前庭大腺脓肿切开引流术:在小阴唇内侧,脓肿下方做一长约2 cm的切口,排出脓液,用1/5 000的呋喃西林溶液冲洗囊腔后,脓腔放置胶片引流。

前庭大腺脓肿单纯切开引流只能暂时缓解症状,切口闭合后,仍可形成囊肿或反复感染。

(2)前庭大腺脓肿切开引流并造口术:手术同上,脓腔冲洗后,将囊壁与相邻的黏膜间断缝合,脓腔放置胶片引流。此术式既解决了引流问题,又保留了前庭大腺功能,目前多选用。

【转归与预后】

当急性前庭大腺炎消退后,脓液被吸收可形成囊肿。及时治疗,预后良好。

【预防与调护】

急性期宜卧床休息;注意外阴部的卫生,特别是经期产后尤应保持外阴局部的卫生。注意调畅情志,避免精神过度紧张。多食含有丰富维生素的水果,忌食辛辣刺激之品。

第三节　阴道炎

病原体侵入阴道,使阴道黏膜产生炎症,分泌物量、色、质异常,称阴道炎。这是生殖道炎症中最常见的疾病,各年龄可发生,常因经期不卫生或不洁性生活所致。常见的有滴虫性阴道炎、外阴阴道念珠菌病、细菌性阴道病。

中医学无阴道炎之病名,根据其临床表现,属于带下病、阴痒、阴痛等范畴。

中医学认为阴道炎的发生机制主要有内伤和外邪两类,内伤是由于脾虚肾亏,气化失司,水湿运化无权,湿浊流注下焦,损伤任带二脉,使任脉不固、带脉失约而成。外邪因经期、性生活、如厕不洁,湿毒之邪内侵,直接损伤带脉而致;或因肝经郁热,肝旺侮土,脾虚失运,水湿内停,肝热夹脾湿下注,损伤任带二脉所致。

西医学认为多因体质虚弱,抵抗力下降,或体内激素水平发生变化,或流产、刮宫、经阴道手术、腐蚀性药物损伤,以及恶露、经血、白带的刺激,阴道酸碱度的改变,使人体正常生理性防御机制破坏,潜在的致病菌迅速增殖,外界病原体如细菌、滴虫、假丝酵母菌等侵入阴道所致。

滴虫性阴道炎

因感染阴道毛滴虫而引起的阴道炎症,称滴虫性阴道炎,是妇女常见病。滴虫不仅寄居于阴道,有时也可侵入尿道或尿道旁腺,甚至膀胱、肾盂而发病。滴虫能消耗或吞噬阴道上皮细胞内的糖原,抑制乳酸的生成,改变阴道酸碱度,破坏防御机制,促进继发性的细菌感染。有些患者感染滴虫而无炎症反应的,称带虫者。

【致病机制】

本病是湿、虫为患,有外因和内因两种。外因是由于如厕、性交、内衣裤不洁,湿热、湿毒之邪侵袭,带脉失约,流注下焦所致。内因是脾肾两虚,水湿温运无权,湿浊内生,积久生虫;或肝经积郁,郁久化热,侮土生湿,湿热互结,积久生虫所致。

西医学认为阴道毛滴虫的感染传播方式有三:①直接经性交传播;②间接经公共浴池、浴盆、浴巾、游泳池、厕所、衣物等途径传播;③医源性传播,经受污染的器械及敷料传播。

【诊断】

(一)病史

有不洁接触史。

(二)临床表现

阴道分泌物增多呈灰黄色泡沫状,有臭味,有时呈脓性液体或黄白色稀薄分泌物,分泌物流出阴道产生外阴刺激症状,如瘙痒、灼热、疼痛、性交痛等,严重时出现血性分泌物。

(三)检查

1.妇科检查

阴道黏膜充血、红肿、触痛,严重者有散在的出血斑点,后穹隆分泌物多,呈灰黄色、黄白色稀薄泡沫状,或黄绿色脓性分泌物。

2.实验室检查

阴道分泌物悬滴涂片,镜下见阴道毛滴虫即可诊断。滴虫培养可提高检出率。

【因、证、辨、治】

本病属湿、虫为患,损伤任带。临床以湿热证居多,也有虚实夹杂者,乃本虚而标实。治法以祛湿为主。如症状明显者,宜配合外治。

一、湿热下注证

[病因病机]素有脾虚肝郁,脾虚则运化失司,水湿内聚,肝郁化热,湿热互结,流注下焦;或因妇科检查、手术等器械消毒不严,或公共场所不注意个人卫生,或游泳、性交等途径感染所致。

[临床证候]带下增多,色白或色黄,呈泡沫状或呈脓性,甚或杂有赤带,外阴瘙痒,心烦失眠,小便短赤涩痛,大便秘结,舌苔薄腻,脉弦。

[辨证依据]

(1)素体脾虚肝郁,或有不洁接触史。

(2)带下增多,色黄,或杂有血色,呈泡沫状,外阴瘙痒。

(3)心烦失眠,小便短赤涩痛,大便秘结,舌苔薄腻,脉弦。

[治疗原则]清热利湿,杀虫止痒。

[方药选用]龙胆泻肝汤(方见带下过多)。

痒甚者,加苦参、百部、蛇床子;小便短赤、涩痛者,加车前子、泽泻;大便干结者,加大黄。

二、肾虚湿胜证

[病因病机]禀赋不足,脾肾亏损,水湿不化,蕴而化热,流注下焦。

[临床证候]带下增多,色黄白呈泡沫状,外阴瘙痒,腰脊酸楚,神疲乏力,舌淡暗,苔薄腻,脉细弱。

[辨证依据]

(1)素体不足,或病后虚弱。

(2)带下增多,色白或黄白相间,外阴瘙痒。

(3)腰脊酸楚,神疲乏力,舌淡暗,苔薄腻,脉细弱。

[治疗原则]补肾健脾,清热利湿。

[方药选用]肾气丸(方见卵巢早衰)合萆薢渗湿汤(《疡科心得集》)加减。

萆薢 薏苡仁 黄柏 茯苓 牡丹皮 泽泻 通草 滑石 山药

【其他疗法】

(一)外治

(1)鹤虱、苦参、威灵仙、当归、蛇床子、狼毒,水煎熏洗外阴。

(2)蛇花汤(蛇床子、花椒、黄柏、白矾、苦参)水煎熏洗外阴或冲洗阴道。

(3)狼毒汤加减方(狼毒、蛇床子、地肤子、金银花、黄柏、冰片、枯矾)水煎熏洗外阴。

(4)灭滴洗剂(苦参、百部、蛇床子、地肤子、石榴皮、黄柏、紫荆皮、枯矾)水煎熏洗外阴。

(5)凤仙全草,水煎熏洗外阴。

(6)洁尔阴洗剂,每次 30 ml 水稀释,坐浴 20～30 分钟,每日 1～2 次,7 日为 1 个疗程。

(7)苦黄散(苦参、黄连、黄柏、百部、苍术等份,研细末混合),用棉球蘸后塞阴道,每日 1 次,6 次为 1 个疗程。

(二)西药

甲硝唑或替硝唑 400 mg,每日 2 次,连服 7 日;或 2 g 单次顿服。妊娠期慎用。

【转归与预后】

经积极治疗,预后良好。如反复感染,阴道分泌物增多,阴道酸碱度改变,且滴虫能吞噬精子,可影响受孕。

【预防与调护】

(1)积极消灭传染源,禁止滴虫患者或带虫者进入游泳池;不要出租游泳衣裤和浴巾。浴盆、浴巾要注意消毒。医疗卫生单位要做好医疗器械的彻底消毒,以防交叉感染。

(2)尽量避免使用公共浴盆、浴巾,使用坐式公共厕所时应加隔离垫,不宜直接在浴池坐卧。

(3)患者夫妇应同时治疗。

外阴阴道假丝酵母菌病

念珠菌感染所致的阴道炎症,称外阴阴道念珠菌病,过去称霉菌性阴道炎、念珠菌性阴道炎等,是妇科常见病。念珠菌为条件致病菌,约 10 ％非孕妇女及 30 ％孕妇阴道中有此菌寄生,并不引起症状。当阴道内糖原增加、酸度增高、局部细胞免疫力下降,适合念珠菌的繁殖,则可引起炎症。

【致病机制】

由外因、内因两种因素所致:外因是寒湿外袭,阻滞带脉,带脉失约,流注下焦所致;内因是脾肾两虚,水湿运化气化失职,湿浊内留,蕴而生虫所致。

西医学认为念珠菌的传播途径有三:①自身传染,口腔、肠道与阴道黏膜的假丝酵母菌可互相传染;②直接传播,通过性交传播;③间接传染,使用不清洁的卫生纸垫,使用念珠菌患者用过的毛巾、浴盆、坐便器、浴池,甚至座椅而被传染。此外,当阴道分泌物增多,酸性增强时,念珠菌易生长繁殖而发生炎症,故孕妇、糖尿病及接受大量雌激素治疗的患者易发病;或长期应用抗生素,引起阴道内环境改变,影响微生物之间的互相抑制关系,可使念珠菌生长繁殖,引起感染而致病。

【诊断】

(一)病史

可有糖尿病病史,或长期服用避孕药、大量服用雌激素史,或长期使用抗生素或肾上腺皮质激素史。

(二)临床表现

外阴瘙痒、灼痛,严重时坐卧不宁,异常痛苦,白带增多,色白质稠如豆渣状,还可有尿频、尿急、尿痛及性交痛等症状。

（三）检查

1.妇科检查

外阴抓痕或有溃疡；阴道黏膜水肿、充血，小阴唇内侧及阴道黏膜附有白色膜状物；阴道分泌物增多，白色黏稠、凝乳状或豆腐渣样。

2.辅助检查

阴道分泌物检查见念珠菌丝或孢子，必要时做培养。

由念珠菌感染引起的散发病例，属于单纯性假丝酵母菌病；糖尿病、妊娠或长期应用药物而导致免疫力低下，复发性的念珠菌病例，临床表现为重度，通常由非念珠菌所致，属于复杂性假丝酵母菌病。

【因、证、辨、治】

一、湿虫滋生证

［病因病机］素体脾虚湿盛，积久化热，流注下焦，损伤任带，湿热蕴积生虫；或外阴不洁，或久居湿地，湿、虫滋生所致。

［临床证候］白带增多，色白如凝乳状或豆渣状，臭秽，甚或带下夹有血丝，阴部瘙痒，甚则奇痒难忍，灼热疼痛，胸闷心烦，口干，小便赤，舌淡体胖有齿印，苔黄腻，脉滑数。

［辨证依据］

（1）素体脾虚湿盛，或久居寒湿之地。

（2）带下色白如凝乳状，外阴瘙痒。

（3）胸闷心烦，口干，小便赤，舌淡体胖有齿印，苔黄腻，脉滑数。

［治疗原则］清热利湿，杀虫止痒。

［方药选用］萆薢渗湿汤（方见滴虫性阴道炎）加减。

二、湿毒内蕴证

［病因病机］忽视卫生，用具不洁，感染湿虫；或久居湿地，虫邪直中阴器；或素体情志抑郁，郁久化热，肝气犯脾，脾虚湿盛，湿热互结，流注下焦，损伤任带。

［临床证候］阴部瘙痒灼痛，带下量多，色白质稠如豆渣样，口苦咽干，心烦不宁，大便秘结，或小便涩痛，舌红，苔黄腻，脉弦数。

［辨证依据］

（1）素体肝郁脾虚，或感染湿虫病史。

（2）阴部瘙痒灼痛，带下量多，色白质稠如豆渣样。

（3）口苦咽干，心烦不宁，大便秘结，或小便涩痛，舌红，苔黄腻，脉弦数。

［治疗原则］利湿解毒，杀虫止痒。

［方药选用］止带方（方见带下过多）加白鲜皮、蚤休。

三、肾虚湿阻证

［病因病机］素体虚弱，或久病体虚，肾气不足，肾阳虚弱，封藏失职，带脉失约，任脉不固，湿浊内侵，流注下焦。

［临床证候］带下增多，色白如豆渣状，外阴瘙痒，腰脊酸楚，面色㿠白，神疲乏力，舌淡，苔

薄白,脉细弱。

[辨证依据]

(1)素体肾阳虚衰,或有久病史。

(2)带下色白如豆渣状,外阴瘙痒。

(3)腰脊酸楚,面色㿠白,乏力,舌淡,苔薄白,脉细弱。

[治疗原则]温肾燥湿,固束带脉。

[方药选用]温肾除霉汤(《新编妇人大全良方》)。

补骨脂　淫羊藿　熟附子　地黄　山茱萸　党参　白术　桑螵蛸　苦参　黄柏

痒甚者,加蛇床子、白鲜皮;腰痛者,加菟丝子、金樱子。

【其他疗法】

(一)外治

(1)虎杖根,水煎熏洗外阴。

(2)紫马洗剂:紫花地丁、马鞭草,水煎熏洗外阴。

(3)二妙虎参煎剂:苍术、银花、百部、黄柏、花椒、明矾、虎杖根、苦参、蛇床子、地肤子、白鲜皮,水煎熏洗外阴。

(4)土槿皮散:土槿皮 15 g,龙胆草 10 g,苦参 10 g,黄柏 10 g,花椒 6 g,冰片 2 g(后溶入),水煎外洗,每日 2~4 次。

(5)苦参、土茯苓、生百部、白鲜皮、地肤子、土槿皮、花椒、龙胆草、明矾,水煎,用棉球蘸后塞阴道,每日 1 次,10 次为 1 个疗程。

(6)蛇床子 30 g,花椒 15 g,明矾 10 g(冲),百部 30 g,苦参 30 g,蒲公英 30 g,银花藤 30 g,用清水 4 000~5 000 ml 煎煮 45 分钟,取药液坐浴 20~30 分钟,或阴道灌洗,每日 1~2 次,5~7 日为 1 个疗程。

(7)大蒜 30 g,水煎坐浴或冲洗阴道。

(8)马鞭草 30 g,水煎,待温,坐浴,每日 1 次,5~7 次为 1 个疗程。

(二)西药

(1)局部用药:咪康唑栓剂,200 mg,每晚 1 粒,阴道纳药,连用 7 日;或 1 200 mg,单次使用。

(2)全身用药:氟康唑 150 mg,顿服;或伊曲康唑 200 mg,每日 1 次,连用 3~5 日。

复杂性念珠菌病局部用药应延长为 7~14 日,内服药物首次用氟康唑 150 mg,72 小时加服 1 次。真菌学检查阴性后开始维持治疗,氟康唑 150 mg,每周 1 次,共 6 个月。

妊娠合并念珠菌病禁服唑类药物,可选用咪康唑栓剂 7 日疗法。

【转归与预后】

本病经规范治疗,预后良好。复杂性念珠菌病需积极治疗原发病,配合西药抗真菌药物治疗,并适当延长治疗时间,定期复查,如反复感染,阴道酸碱度改变,可导致不孕。

【预防与调护】

(1)保持卫生习惯,勤换洗内裤,保持外阴清洁干燥,避免搔抓。内裤、浴巾等应以日光曝晒,避免使用公用浴巾、浴盆。

(2)消除诱因,积极治疗糖尿病等。注意医疗器械的消毒,防止交叉感染。勿滥用抗生素,在长期大量使用抗生素、肾上腺皮质激素、雌激素时,应注意预防本病的发生。

(3)夫妇同治,治疗期间禁止性生活。规范彻底治疗本病。

细菌性阴道病

细菌性阴道病是一种混合性细菌感染所致的阴道炎。由于对病原体有不同的认识,以往曾使用不同的病名,如嗜血杆菌阴道炎、棒状杆菌阴道炎和非特异性阴道炎等。1983年开始,国外文献将非特异性阴道炎改称为细菌性阴道病。细菌性阴道病多见于育龄期妇女。

本病属于中医学带下病、阴痒范畴。

【致病机制】

主要机制是湿热或湿浊下注,损伤任带二脉,使带脉不约,任脉不固而致。主要病因与湿邪有关,即外感湿邪及湿邪内留。

外湿可由经期涉水淋雨,感受湿邪;或产后胞脉空虚,外湿内侵,浸渍胞宫;或因手术不慎、洗浴用具不洁、卫生习惯不好等,致湿热、湿毒之邪乘虚而入。而内湿与脾、肾、肝关系密切。脾虚运化失职,水湿内停于下焦,损伤任带二脉;或肾阳虚,命门火衰,不能温煦脾土,脾失健运,水湿内停伤于任带;或肝气郁结,郁而化热,或肝气犯脾,脾虚湿盛,湿热互结,流注下焦,损及任带二脉,约固无力而致。

西医学认为本病是正常寄生阴道内的细菌生态平衡(菌群)失调。由于阴道内乳酸杆菌减少而其他细菌大量繁殖,主要有加德纳菌、动弯杆菌等厌氧菌,部分合并支原体感染,其中以厌氧菌居多。厌氧菌繁殖的同时可产生胺类物质,碱化阴道,使阴道分泌物多并有臭味。

本病可以通过性接触传播。与患病妇女有过性接触的男性伴侣的尿道中约90%可以找到加德纳阴道杆菌。反之,与男性尿道培养阳性者有性接触的女方有79%患细菌性阴道病。男性带菌者一般没有症状。本病还可以通过间接接触传播,如共用毛巾、浴盆,使用公共厕所的坐便器,医源性传播等。

【诊断】

(一)病史

可有阴道损伤,阴道分泌物长期增多,过度的阴道冲洗,长期子宫出血等病史,或身体虚弱,个人卫生习惯不良。

(二)临床表现

阴道分泌物增多,或有腥臭味,或伴有轻度的外阴瘙痒或灼热感,也可伴有尿频、尿痛等尿道刺激症状。

(三)检查

1.妇科检查

阴道黏膜充血,白带增多呈灰白色,稀薄,黏度很低。

2.辅助检查

(1)阴道 pH>4.5(阴道 pH 多为 5.0～5.5)。

（2）胺臭味试验阳性：取阴道分泌物少许置玻片上，加入 10 ％氢氧化钾溶液 1～2 滴，如产生烂鱼样腥臭气味即为阳性。

（3）线索细胞阳性：取阴道分泌物少许置于玻片上，加入 1 滴生理盐水混合，置于高倍显微镜下见到 20 ％以上的线索细胞。线索细胞即阴道脱落的表层细胞，其细胞边缘黏附大量颗粒状物即加德纳菌，细胞边缘不清。

（4）阴道分泌物革兰染色涂片、微生物快速检测等可协助诊断。

凡具备以下 4 项中之 3 项者，即可诊断为细菌性阴道病。①阴道分泌物匀质、稀薄；②阴道 pH＞4.5；③胺臭味试验阳性；④线索细胞阳性。

【因、证、辨、治】

以祛湿为主，湿热下注者，治以清利湿热；脾虚湿困者，治以健脾除湿。

一、湿热下注证

[病因病机]经期产后，胞脉空虚，忽视卫生，或房事不禁，感染湿热邪气；或素性抑郁，肝失条达，郁而化火，肝旺侮脾，脾虚生湿，肝热夹脾湿下注，损伤任带而发病。

[临床证候]带下量多如米泔，或黄绿如脓，臭气难闻，阴部瘙痒灼痛，口苦咽干，心烦不宁，大便不爽，或小便涩痛，舌红，苔黄腻，脉弦数或滑数。

[辨证依据]

（1）忽视卫生，或房事不禁，或肝旺脾虚。

（2）带下量多如米泔，或黄绿如脓，臭气难闻，阴部瘙痒灼痛。

（3）口苦咽干，心烦不宁，大便不爽，或小便涩痛，舌红，苔黄腻，脉弦数或滑数。

[治疗原则]清热，除湿，止痒。

[方药选用]止带方（方见带下过多）。

二、脾虚湿困证

[病因病机]素体脾虚，或饮食不节，劳倦过度，损伤脾气，运化失常，湿浊内生，流于下焦，损伤任带二脉，带脉失约，任脉不固而发病。

[临床证候]带下量多，色白如涕如唾，绵绵不断，其气腥臭，阴部坠胀或瘙痒，精神疲倦，四肢不温，食欲不振，大便溏薄，舌淡润边有齿痕，苔白滑，脉虚缓。

[辨证依据]

（1）素体脾虚，或饮食、劳倦损伤脾气。

（2）带下量多，色白如涕如唾，绵绵不断，其气腥臭，阴部坠胀或瘙痒。

（3）精神疲倦，四肢不温，食欲不振，大便溏薄，舌淡润边有齿痕，苔白滑，脉虚缓。

[治疗原则]健脾益气，升阳除湿。

[方药选用]完带汤（方见带下过多）。

【其他疗法】

（一）外治

（1）苦参 30 g，百部 30 g，黄柏 30 g，蒲公英 30 g，银花藤 30 g，寮刁竹（徐长卿）30 g，蛇床子 30 g，地肤子 30 g，加水 4 000～5 000 ml 煎 45 分钟，取药液坐浴 20～30 分钟，每日 1 次，7 日为 1 个疗程。

(2)蛇床子 15 g,水煎灌洗阴道,每日 1 次,7 日为 1 个疗程。

(3)藿香 30 g,佩兰 30 g,水煎坐浴,每日 1 次,7 日为 1 个疗程。

(4)复方黄柏液 10 ml,加水至 100 ml,冲洗阴道,每日 1～2 次,7 日为 1 个疗程。

(5)妇宁栓,每晚睡前将栓剂 1 枚纳入阴道,7 日为 1 个疗程。

(6)博性康药膜,每次 2 张塞入阴道,每日 2 次,7 日为 1 个疗程。

(二)西药

选用甲硝唑 400 mg,或克林霉素 300 mg,每日 2 次,连服 7 日。

【预防与调护】

(1)注意个人卫生,保持外阴清洁干燥,每日清洗外阴,换洗内裤。

(2)注意保护阴道,少用或不用对阴道有刺激的药物及冲洗。

(3)治疗期间禁止性生活,夫妻双方需要同时治疗。

(4)勿过度劳累,调畅情志。

(5)注意饮食营养,忌辛辣刺激性食物。

第四节　宫颈炎

宫颈炎症是妇科常见病之一,包括宫颈阴道部炎症和宫颈管黏膜炎症。正常情况下,宫颈具有免疫防御功能,是阻止病原体进入上生殖道的重要防线。但宫颈容易受到性交、分娩和宫腔手术操作的损伤,因此在性活跃期易发生感染,成为育龄妇女的常见病。

宫颈炎有急性与慢性之分,急性宫颈炎多发生于产褥感染、感染性流产,或与尿道炎、膀胱炎、阴道炎、子宫内膜炎并存。慢性宫颈炎可由急性期转变而来,或因经期、性生活不洁引起,临床最多见,已婚妇女占半数以上,如得不到及时治疗,可引起上生殖道炎症,部分患者还可能发生宫颈上皮内瘤样变及宫颈癌。因此,积极预防和治疗宫颈炎,对维护妇女健康、预防宫颈癌有重要意义。

宫颈炎因其以带下增多、色质气味异常改变为临床主要症状,故属中医学带下病范畴。

【致病机制】

主要病机为任脉不固,常脉失约,胞脉气血失和。急性者多为湿热或热毒偏盛之实证。而慢性者表现为湿热之邪邪势不盛,但子门气血壅滞。湿阻气滞血瘀则见宫颈肥大;血络瘀滞,邪瘀致腐则见宫颈糜烂;瘀积结聚则见宫颈息肉;湿阻痰凝则见囊泡等病变。

(一)致病因素

1.机械性刺激或损伤

已婚妇女半数以上患宫颈炎,与性生活有一定关系;此外,分娩、流产、手术、不洁性交等致宫颈损伤也是宫颈炎的主要原因。

2.病原体感染

病原体主要为葡萄球菌、链球菌、大肠杆菌及厌氧菌、淋病双球菌、沙眼衣原体、疱疹病毒、人乳头状瘤病毒等，还可继发于滴虫性、念珠菌性阴道炎。

3.化学物质刺激

如应用高浓度酸性或碱性溶液冲洗阴道，或放置腐蚀性较强的药物片栓剂，也可造成炎症。

（二）病理

急性宫颈炎的病理变化：宫颈鳞状上皮脱落，内膜腺体分泌亢进，间质内及腺体周围有大量中性白细胞浸润，鳞状上皮的基底膜为中性白细胞浸润，重度者中性白细胞可侵入表层内，组织水肿、血管扩张充血。

急性感染期如未积极治疗，可形成慢性宫颈炎而发生以下几种病理变化。

1.宫颈柱状上皮异位（宫颈糜烂）

由于炎症刺激，宫颈被覆的正常复层鳞状上皮细胞逐渐脱落，为柱状上皮细胞所代替，因柱状上皮下的毛细血管显露，使炎症区呈鲜红色，故称宫颈糜烂，糜烂面边界与周围的正常鳞状上皮有清楚的界限。目前，西方国家的教科书已不再采用宫颈糜烂之术语，而改称宫颈柱状上皮异位，认为是宫颈生理变化之一。我国大多数教科书和学术论文仍沿用宫颈糜烂这一术语，把生理性改变称为假性糜烂。炎性宫颈糜烂在临床上分三型。①单纯型：炎症初期，糜烂面平坦，实为单层柱状上皮。②颗粒型：因宫颈腺上皮和间质增生致使糜烂面凹凸不平，呈颗粒状。③乳头型：腺上皮和间质进一步增生，表面凹凸更显著，形成乳头状突起。此外，女性新生儿由于受母体雌激素的影响，颈管柱状上皮下移到子宫颈外口，如果这种改变继续存在，则为先天性糜烂。未婚女性有先天性宫颈糜烂的占 15 %～20 %，先天性宫颈糜烂的组织可由鳞状上皮化生而自愈，也可以由于感染而继发炎症。

2.宫颈肥大

由于慢性炎症刺激，宫颈组织充血水肿、腺体和间质增生，宫颈呈不同程度的肥大，表面多光滑或伴有糜烂。最后由于纤维结缔组织增生，使宫颈硬度增加。

3.宫颈息肉

慢性炎症刺激，颈管黏膜局部增生向宫颈外口突出形成单个或多个带蒂的小肉芽样组织，质软脆，易出血，其恶变率为 0.2 %～0.4 %。

4.宫颈腺体囊肿

在宫颈糜烂愈合过程中，新生的鳞状上皮覆盖宫颈腺管口或伸入腺管，将腺管口阻塞。腺体分泌物引流受阻、潴留形成腺体囊肿，略突出于宫颈表面，内含黄白色液体。临床检查可见宫颈表面有大小不等的青白色囊泡，微突起于宫颈表面，小的如米粒，大的直径可超过 1 cm，囊肿可单发，也可以多发，表面光滑。

5.慢性宫颈管炎

炎症局限于宫颈管黏膜及其下面的组织，宫颈阴道部外观光滑，仅见颈管口充血水肿，或有脓性分泌物堵塞。

【诊断与鉴别诊断】

一、诊断

（一）病史

常有分娩、流产及妇产科手术损伤史，或经期不卫生、不洁性生活史等。

（二）临床表现

宫颈炎主要症状是白带增多，由于病原体、炎症的范围及病程不同，白带的量、质、色及气味也不同，可呈乳白色黏液状或淡黄色脓性，如息肉形成时易有血性白带或性交后出血。宫颈炎急性阶段多伴有腰骶疼痛及小腹坠胀疼痛，经期、性交时疼痛加重。部分慢性宫颈炎患者也可出现类似症状。此外，宫颈炎尚可并发不孕、盆腔炎，因而出现相应的症状。

（三）检查

1.妇科检查

急性宫颈炎可见宫颈充血、肿胀，有脓性白带从宫颈口流出，量多，严重者宫颈表面上皮剥脱、坏死、溃疡。慢性宫颈炎可见子宫颈有不同程度的糜烂、肥大，有时质硬，有时可见息肉、裂伤、外翻及宫颈腺囊肿，触诊有时感到宫颈质地较硬，宫颈糜烂或宫颈息肉可有接触性出血。

2.辅助检查

（1）阴道分泌物做涂片检查：查找病原体。应做淋病奈瑟菌和衣原体检查。

（2）宫颈细胞学检查：防癌普查的重要措施。方法有宫颈刮片、宫颈管吸芹和薄层液基细胞学检查，目前多采取以 TBS 分类法的液基薄层细胞检测。可及时发现宫颈上皮内瘤样变和宫颈癌。

（3）阴道镜检查：宫颈细胞学检查结果为 ASC-US、ASC-H 的患者应进一步做阴道镜检查，以排除宫颈上皮内瘤变（cervical intraepithelial neoplasia，CIN）或宫颈癌。

（4）宫颈活体组织病理检查：为确诊宫颈鳞状上皮内瘤样变最可靠的方法。

（5）宫颈管分泌物细菌培养及药物敏感试验：可明确病原体并指导用药。

二、鉴别诊断

1.宫颈上皮内瘤样病变

此为与宫颈浸润癌密切相关的一组癌前病变，它反映宫颈癌发生发展中的连续过程。根据异型性细胞占据宫颈上皮层内的范围及细胞的异型性，CIN 分为 3 级。CIN 病史和症状无特异性，妇科检查肉眼观察与慢性宫颈炎不易鉴别。对生育年龄的妇女，在做出慢性宫颈炎的诊断之前要先排除 CIN。通过宫颈细胞学检查、阴道镜、宫颈活检病理学检查，诊断 CIN 并不困难。

（1）宫颈细胞学检查：最简单的宫颈鳞状上皮内瘤变的辅助检查方法，可发现早期病变。生育年龄的妇女应定期做宫颈刮片或刷片细胞学检查，每 1～2 年检查 1 次。如发现异常细胞（TBS 中 ASC 及其以上，或巴氏染色Ⅲ级及Ⅲ级以上），可做阴道镜检查，进一步明确诊断。

（2）阴道镜检查：应注意宫颈移行带区内无血管的醋酸白色上皮、点状血管、异形血管。在上述病变区域活检，可以提高诊断的准确性。对细胞学阳性阴道镜阴性的病例，应刮取宫颈管内组织（ECC）或用宫颈管刷取材做病理学检查，排除颈管型 CIN。

（3）宫颈活组织检查：确诊 CIN 最可靠的方法。任何肉眼可见病灶均应做单点或多点活检。如无明显病灶,可选择宫颈移行带区约 3 点、6 点、9 点、12 点处活检,或在碘试验不染色区取材,提高确诊率。活检最好在阴道镜引导下进行,可以提高检出率。

2.子宫颈癌

宫颈接触性出血或血性白带,或见宫颈有乳头状突起。宫颈赘生物为扁平或水滴样红色质软,通过活体组织病理检查即可确诊。

3.黏膜下子宫肌瘤

黏膜下子宫肌瘤向子宫黏膜面突出于子宫腔,蒂长时则在宫缩后可将肿瘤排出宫颈外,悬于阴道内。一般有蒂连在宫腔,手指压之较硬较圆,通过病理检查可确诊。

【因、证、辨、治】

一、脾气虚弱

[病因病机]素体脾虚,或饮食失节,或劳倦过度,损伤脾气;或肾气虚弱,火不生土,脾虚则运化失职,水湿内停,流注下焦,损伤任带,以致发病。

[临床证候]带下量多,色白或淡黄,质黏稠,无臭气,绵绵不断,或面色㿠白,精神倦怠,食欲不振,大便溏泻,舌淡胖边有齿痕,苔白或腻,脉缓弱。

[辨证依据]

(1)素体脾虚,或饮食不节史。

(2)带下量多,色白或淡黄,质黏稠,无臭气,绵绵不断。

(3)舌淡胖边有齿痕,苔白或腻,脉缓弱。

[治疗原则]健脾益气,除湿止带。

[方药选用]完带汤(方见带下过多)。

气虚重者,加黄芪;纳呆者,加砂仁、厚朴;带下日久,加芡实、金樱子、乌贼骨、白果;脾虚及肾者,加续断、杜仲、菟丝子。

二、湿热蕴结

[病因病机]脾虚湿盛,湿郁化热,或郁怒伤肝,肝木侮脾,肝热脾湿,以致湿热下注,蕴结胞脉,而发病;亦有经行产后,血室正开,忽视卫生,摄生不慎,或妇科手术损伤,或不洁房事,都可导致湿热之邪直犯胞脉而发病。

[临床证候]带下量多,色黄质稠,或为赤带,或赤白相兼,有臭气,口苦口腻,脘闷少食,或伴小腹疼痛,大便溏而不爽,小便短黄,舌红,苔黄腻,脉滑数或弦数。

[辨证依据]

(1)素体湿热体质,或经行产后,摄生不慎,或妇科手术损伤,或不洁房事史。

(2)带下量多,色黄质稠,或为赤带,或赤白相兼,有臭气。

(3)舌红,苔黄腻,脉滑数或弦数。

[治疗原则]清热利湿止带。

[方药选用]止带方(方见带下过多)。

三、湿毒内蕴

[病因病机]经期产后摄生不慎,或妇科手术损伤,或房事不洁,感染邪毒、病虫,侵犯子门;

或内蕴湿热,遏久成毒,与气血搏结,气血壅滞于子门,化腐化脓而发病。

[临床证候]宫颈充血、水肿甚,带下量多,色黄绿如脓,或赤白相兼,其气臭秽,阴部肿痛、灼热,小腹坠胀,腰骶酸痛,心烦口渴,或小腹疼痛,发热,大便干结,小便短赤,舌红,苔黄或黄腻,脉滑数。

[辨证依据]

(1)经期产后摄生不慎,或妇科手术损伤,或房事不洁,感染邪毒、病虫等病史。

(2)宫颈充血、水肿甚,带下量多,色黄绿如脓,或赤白相兼,其气臭秽,阴部肿痛、灼热。

(3)舌红,苔黄或黄腻,脉滑数。

[治疗原则]清热解毒,除湿止带。

[方药选用]五味消毒饮(方见带下过多)加白花蛇舌草、椿根皮、皂角刺。

腰骶酸痛,带下恶臭难闻者,加半枝莲、穿心莲、鱼腥草;小便淋痛,兼有白浊者,加土牛膝、虎杖、甘草梢。

【其他疗法】

(一)外治

(1)先用1‰苯扎溴铵洗净宫颈,将双料喉风散喷布患处,每日1次,连用10日。

(2)保妇康泡沫剂,喷布宫颈糜烂处,每日1次,连用10日。

(3)宫颈炎康栓,置放于阴道穹隆部,隔日1次,20日为1个疗程。

(4)妇炎灵,每次2粒,塞入阴道深部,每日1次。

(5)博性康药膜,每晚2片,塞入阴道。10日为1个疗程。

(6)外用溃疡散,每日1支,喷布宫颈糜烂处,连用20日。

(7)消糜栓,置放于阴道深部宫颈处,隔日1次,8日为1个疗程。

(二)物理治疗

激光疗法、冷冻治疗、红外线凝结疗法、微波疗法、宫颈火烫疗法等可以选择应用,其原理是将宫颈糜烂面单层柱状上皮破坏,使其坏死脱落后,为新生的复层鳞状上皮覆盖。如为未产妇,不推荐使用。治疗时间在月经干净后3~7日,术后2个月禁止性生活和盆浴。

(三)手术

(1)用于宫颈肥大,糜烂面深广,上述治疗无效,或宫颈细胞学检查提示非典型增生,或可疑早期宫颈癌者,可考虑做宫颈锥形切除术,并送病理检查;子宫颈陈旧性撕裂及外翻者,可做宫颈修补术。

(2)对小的宫颈腺囊肿,无临床症状可不予处理;如囊肿较大,可用针刺破,使囊液排出即可,或用微波、激光治疗。

(3)对子宫颈息肉,用止血钳自其根部夹住旋转拧掉,将息肉送病理学检查。对大的息肉或蒂粗者,摘除后可在断端电灼或用重铬酸钾烧灼止血,也可用缝扎法以防止出血。

【转归与预后】

(1)宫颈炎的急性期治疗不彻底,可转变为慢性宫颈炎。

(2)慢性宫颈炎经久不愈,可能导致不孕,也有发生癌变的危险。

(3)宫颈息肉摘除后,仍有可能复发。

(4)经药物治疗与物理治疗无效,或有宫颈肥大,或糜烂面深而广,且累及宫颈管者,可考虑做宫颈锥切术,如合并有子宫疾病需要手术者,应将全子宫切除,以免发生宫颈癌变。

【预防与调护】

(1)注意卫生,保持外阴清洁,防止病原菌侵入。房事有度,注意性卫生,配偶要注意清除包皮垢。

(2)实行计划生育,采取避孕措施,尽量避免多次人流对宫颈的机械性损伤。同时妇科手术操作要严格无菌,动作轻柔,防止医源性的感染、损伤。分娩时宫颈裂伤应及时缝合,并使用抗生素。

(3)注意经期、流产期及产褥期卫生,经期、产后应严禁性交、盆浴,避免致病菌乘虚而入。经期应停止局部用药,用药期间禁止房事。

(4)定期做妇科检查,发现宫颈炎症予以积极治疗。

(5)注意锻炼身体,适当注意营养卫生,保障身心健康。

(6)饮食有节,忌食辛辣及油腻之品,以免湿热缠绵难去,病情反复。

第五节　盆腔炎

盆腔炎,又称盆腔炎性疾病,是指女性内生殖器官及其周围结缔组织的炎症,主要包括子宫内膜炎、输卵管炎、输卵管卵巢炎、盆腔腹膜炎等。盆腔炎是生育期妇女的常见病。盆腔的炎症可局限于一个部位,也可同时累及几个部位,最常见的是输卵管炎及输卵管卵巢炎。急性盆腔炎发病急,病情重,甚者可引起弥漫性腹膜炎、败血症、感染性休克而危及生命。如急性盆腔炎未得到及时有效的治疗,可由于盆腔粘连、输卵管阻塞而导致不孕、输卵管妊娠、炎症反复发作等,严重影响妇女的生活质量。

中医古籍中无盆腔炎病名,但根据其发病特点可属于癥瘕、带下病、热入血室、经病疼痛、妇人腹痛、不孕等范畴。《金匮要略·妇人杂病脉证并治》云:"妇人中风七八日,续来寒热,发作有时,经水适断者,此为热入血室,其血必结,故使如疟状,发作有时。"此症状的描述,与盆腔炎的临床症状相似。《校注妇人良方·调经门》云:"妇人月水不断,淋漓腹痛,或因劳损气血而伤冲任,或因经行合阴阳,以致外邪客于胞内,滞于血海故也"。《景岳全书·妇人规》云:"瘀血留滞作癥,惟妇人有之,其证则或由经期,或由产后,凡内伤生冷,或外受风寒,或恚怒伤肝,气逆而血留……总由血动之时,余血未净,而一有所逆,则留滞日积,而渐以成癥矣。"这些论述与盆腔炎的发病相似。《傅青主女科》云:"黑带者,乃火热之极也……其症必腹中疼痛,小便时如刀刺,口中必热渴……是火结于下而不炎于上也,治法惟以泻火为主,火热退而湿自除矣。"《医宗金鉴》指出:"五色带下,皆从湿化。若少腹胀痛,污水绵绵,属湿热者,宜用导水丸。"

中医学认为盆腔炎的主要发病机制为湿、热、瘀交结,积蓄于胞宫,阻滞胞脉、胞络,以致冲、任、带脉功能失常。由于经期或产后调摄失当,手术时消毒不严,湿热、湿毒之邪乘虚而入,与气血相结,蕴积胞宫、胞脉、胞络,湿热邪毒蕴结日久,影响气血运行;或因久病情志抑郁,肝郁气滞,血行不畅,以致气滞血瘀;或邪毒留恋血分,与血相搏结,瘀血阻滞胞络,积而成癥,甚或素有宿疾,日久不愈,瘀血凝滞,着而不去成癥。

西医学认为盆腔炎是由产褥期、流产后感染,或因宫腔、盆腔手术等原因,影响生殖道自然防御机制,致病菌从外阴、阴道、子宫颈、子宫体的创伤处,经淋巴系统、血液循环系统,或沿生殖器黏膜上行蔓延,或由邻近器官感染后,直接蔓延生殖道所致。引起盆腔生殖系统炎症的病原体种类复杂,常见有葡萄球菌、链球菌、大肠杆菌、厌氧菌、结核菌,还有衣原体、支原体,以及性传播性病原体如淋菌等。人工流产后、放环后、产后、流产后、经期盆浴、经期性交、手术操作等为高危因素,都为上行感染所致。

急性盆腔炎:女性内生殖器官(包括子宫、卵巢、输卵管、盆腔结缔组织、盆腔腹膜等)的急性炎症,称急性盆腔炎。临床特征与中医学的热入血室较相似。根据其发病部位的不同,可有急性子宫内膜炎、急性子宫肌炎、急性输卵管炎、输卵管积脓、输卵管卵巢脓肿、急性盆腔结缔组织炎、急性盆腔腹膜炎。严重时导致败血症及脓毒血症,引起中毒性休克,危及生命。

【诊断与鉴别诊断】

一、诊断

(一)病史

可有经期性交,产褥期感染,宫腔、宫颈、盆腔手术史,或盆腔炎症反复发作病史等。

(二)临床表现

急性病容,寒战高热,腹痛拒按,黄带增多,似脓秽臭,腰脊酸痛,头痛纳减,月经期发病可出现月经过多,经期延长;伴腹膜炎时可有恶心呕吐,腹胀腹泻;炎性肿块形成时可有局部压迫刺激症状,或有尿频、尿痛,排便困难,里急后重等症。

(三)检查

1.妇科检查

阴道黏膜充血,黄色脓性分泌物增多;宫颈充血水肿,明显举痛,后穹隆明显触痛,宫体正常大小或略大,有压痛,或活动受限;子宫两侧压痛明显,如为单纯输卵管炎,可扪及增粗的输卵管,压痛明显;如为输卵管积脓或输卵管卵巢脓肿,则可扪及包块,且压痛明显,不活动;有宫旁结缔组织炎时,可扪及宫旁一侧或两侧片状增厚,或两侧宫骶韧带水肿增粗,触痛明显;伴有腹膜炎时,可有下腹压痛、反跳痛、腹肌紧张等腹膜刺激症状。

2.实验室检查

血常规检查白细胞明显增多,中性粒细胞升高;红细胞沉降率升高;血培养或宫腔分泌物培养可找到致病菌。

3.其他检查

阴道后穹隆部饱满并明显触痛时,后穹隆穿刺可抽出脓液,经培养可找到致病菌。B超检查可显示子宫直肠陷窝积液,或盆腔炎性包块。腹腔镜检查可见子宫、输卵管表面充血水肿,脓性渗出,或粘连包裹病灶,或脓肿形成。

二、鉴别诊断

1.急性阑尾炎

发热,转移性右下腹疼痛。麦氏点压痛、反跳痛。B超显示子宫及附件区无异常声像。

2.异位妊娠

多有停经史,下腹部突然撕裂样剧痛,自下腹一侧开始向全腹扩散,可有不规则阴道出血。妇科检查:后穹隆饱胀,宫颈有抬举痛和摇摆痛,子宫大小正常,患侧附件可扪及包块,压痛明显。尿 HCG 阳性或弱阳性,血红蛋白下降,后穹隆穿刺可抽出不凝固血液。

3.卵巢囊肿

蒂扭转下腹一侧突然发作疼痛,疼痛与体位改变有关,或伴有胃肠道症状,无阴道出血,体温稍高,妇科检查有宫颈举痛,一侧宫旁包块,边界清晰,蒂部触痛明显,B超显示附件有包块。

4.黄体破裂

下腹一侧突发性疼痛,无发热,阴道分泌物无异常,妇科检查未触及盆腔肿块,一侧附件压痛。外周血白细胞正常,血红蛋白可下降,后穹隆穿刺可抽出不凝血。

【因、证、辨、治】

急性盆腔炎发病急,病情重,病势凶险。病因以热毒为主,兼有湿、瘀,故临证以清热解毒为主,祛湿化瘀为辅。急性盆腔炎治疗必须及时彻底,常需中西医结合治疗,以免贻误治疗时机,引起严重后果,或迁延不愈转为慢性盆腔炎,导致不孕或异位妊娠等。

一、热毒壅盛证

[病因病机]经期、产褥、流产后、手术感染湿热邪毒,蕴积下焦所致,损伤冲任带脉。

[临床证候]高热恶寒,甚或寒战,下腹部疼痛拒按,带下量多,色黄,或赤白兼杂,质黏稠,如脓血,气味臭秽,或月经量多或淋漓不净,咽干口苦,大便秘结,小便短赤,舌红,苔黄厚或黄腻,脉滑数。

[妇科检查]子宫略大有压痛,或两侧附件水肿、压痛,或增厚有条索状增粗,或有炎性包块,触痛明显,甚或全腹压痛、反跳痛,壮热持续不退,腹痛拒按时则有盆腔脓肿可能。

[辨证依据]

(1)有经期、产褥、手术感染史。

(2)高热恶寒,腹痛拒按,大便秘结,小便短赤,带下色黄质稠、秽臭。

(3)苔黄厚或黄腻,脉滑数。

(4)妇科检查有急性炎症体征。

[治疗原则]清热解毒,活血化瘀。

[方药选用]

(1)黄连解毒汤(《外台秘要》)加生地黄、牡丹皮、乳香、没药。

黄芩　黄连　黄柏　栀子

带下多而秽臭者,加车前草、生薏苡仁、椿根皮;月经量多,经期延长者,加生地黄、地榆、大蓟;大便干结,加金银花;盆腔有包块者,加冬瓜仁、败酱草、丹参;腹胀甚者,加厚朴、大腹皮。

(2)银翘红酱解毒汤(方见产后腹痛)。

高热汗出,下腹痛未减或加重,烦躁,斑疹隐隐,舌红绛,苔黄燥,脉弦细而数,为邪已入营分。宜清营解毒,凉血养阴。方用清营汤(方见产后发热)加败酱草、蒲公英。

恶寒者,加荆芥、牛蒡子;便秘者,加大黄;腹胀者,加枳实;阴竭阳脱,面色苍白者,加吉林参、生脉饮。

神昏谵语者,加服牛黄清心丸(《痘疹世医心法》)或紫雪丹(方见产后发热)。

牛黄　朱砂　黄连　黄芩　栀子　郁金

二、湿热内结证

[病因病机]经期、产褥期、流产后、手术后湿热入侵,气血阻滞,湿热与血互结,积于下焦,久则成癥。

[临床证候]发热恶寒,或高热虽减,低热起伏,下腹胀坠疼痛拒按,或灼热感,带下量多,色黄质稠,有臭气,食欲缺乏食少,口干,大便不爽或便秘,小便频急涩痛,舌红,苔黄腻,脉弦数。

[妇科检查]子宫体略大或有压痛,两侧或一侧附件增厚、压痛,或可扪及炎性包块,压痛、触痛明显。

[辨证依据]

(1)有经期、产褥、手术感染史。

(2)发热恶寒,或低热起伏,腹坠胀痛拒按,小便频急涩痛,大便秘。

(3)妇科检查为附件增厚,可扪及肿块,压痛、触痛明显。

(4)舌苔黄腻,脉弦数。

[治疗原则]清热利湿,活血止痛。

[方药选用]仙方活命饮(方见前庭大腺炎)加薏苡仁、冬瓜子。

腹痛甚者,加红藤、徐长卿;白带多者,加黄柏、椿根皮;腹胀者,加厚朴、枳实;大便干结者,加大黄、桃仁;有包块者,加皂角刺、三棱、莪术。

【其他疗法】

(一)食疗

(1)皂角刺大枣粥:皂角刺、大枣,水煎煮 30 分钟,取药液加粳米煮粥,分食。

(2)桃仁赤芍粥:桃仁、赤芍、薏苡仁,加清水适量,煮成粥,调入红糖煮沸即可食,每日 1 剂。

(二)外治

(1)清开灵注射液 30 ml,加入 5 ％葡萄糖注射液 500 ml,静脉滴注,每日 1 次,7～10 日为 1 个疗程。

(2)醒脑静注射液 20 ml,加入 5 ％葡萄糖注射液 500 ml,静脉滴注,每日 1 次,7～10 日为 1 个疗程。

(3) 20 ％复方毛冬青灌肠液 100 ml,保留灌肠,每日 1 次,10 次为 1 个疗程。

(4)康宁汤:紫花地丁、蒲公英、败酱草、白花蛇舌草、苦参,浓煎 100 ml,保留灌肠,每日 1 次,10 次为 1 个疗程。

(三)手术

盆腔脓肿形成,保守治疗无效,或脓肿破裂,可做附件脓肿切除术或后穹隆切开引流术。

【转归与预后】

急性盆腔炎经及时有效的治疗,多可在短期内治愈。失治误治,病势加重,可发展为盆腹膜炎、败血症、休克,甚至危及生命;如迁延失治,多转为慢性盆腔炎。

【预防与调护】

(1)坚持经期产后及流产后的卫生保健。

(2)严格掌握妇产科手术指征,术前认真消毒,无菌操作,术后做好护理,预防感染。

(3)急性盆腔炎者应卧床休息,采取半坐卧位,有利于炎症局限。要彻底治愈,防止转为慢性而反复发作。

(4)饮食清淡,忌辛辣燥热之品。

(5)增强体质,提高机体抗病能力。

盆腔炎性疾病后遗症

盆腔炎性疾病后遗症是盆腔炎性疾病的遗留病变,以往称慢性盆腔炎,主要表现为组织破坏、广泛粘连、增生及瘢痕形成。常为急性盆腔炎未能彻底治疗或患者体质较差,病程迁延所致,但也有无急性盆腔炎症病史,初始即表现为慢性炎性病变者。盆腔炎性疾病后遗症较为顽固,当机体抵抗力低下时,可急性发作。根据发病部位及病理不同,可分为慢性输卵管炎与输卵管积水、输卵管卵巢炎及输卵管卵巢囊肿、慢性盆腔结缔组织炎等,可单一或复合发病。本病属中医学痛经、带下病、癥瘕、不孕等范畴。

【诊断与鉴别诊断】

一、诊断

(一)病史

有盆腔炎反复发作史,或产褥期、手术等感染史,或有产后、流产后、经期性生活史等诱因,有邻近器官的炎症病变,也可无明显的急性炎症过程。

(二)临床表现

反复下腹疼痛,肛门坠胀,腰骶酸痛,或低热,白带增多,常在劳累后、性生活后、月经前后发作或加剧,倦怠乏力,或月经失调、不孕、异位妊娠。当抵抗力下降时,可再次发生急性炎症。

(三)检查

1.妇科检查

如为子宫内膜炎,子宫增大、压痛;如为输卵管炎,则在子宫一侧或两侧可扪及呈条索状增粗的输卵管,并有轻压痛;如为输卵管积水或输卵管卵巢囊肿,则在盆腔一侧或两侧扪及囊性肿物,活动多受限;如为盆腔结缔组织炎时,子宫常呈后倾后屈,活动受限或粘连固定,子宫一侧或两侧有片状增厚、压痛,宫骶韧带增粗、变硬,有压痛。

2.B超检查

可有附件区包块,边界不清、实质不均的暗区,内有较密的光点,有输卵管积水时为液性暗区。

3.子宫输卵管造影

输卵管部分或完全阻塞,输卵管与周围粘连扭曲,输卵管积水时远端呈气囊状扩张。结核性盆腔炎可见钙化阴影,输卵管粗细不匀,成串珠状,形态僵直。

4.腹腔镜

可见盆腔内有炎性病变及粘连。

二、鉴别诊断

1.子宫内膜异位症

痛经进行性加剧,体征可与慢性盆腔炎相似,妇科检查可在宫体后壁、宫骶韧带处扪及触痛性结节;或在子宫一侧或两侧扪及囊性肿块,腹腔镜检查可确诊。

2.盆腔瘀血综合征

症状与盆腔炎相似,长期慢性下腹痛,但妇科检查叮无异常,或可见宫颈呈紫色,有举痛,宫旁有压痛,但无增厚或包块,超声多普勒和腹腔镜检查可鉴别。

3.卵巢囊肿

输卵管积水或输卵管卵巢囊肿除有盆腔炎病史外,肿块呈腊肠形,囊壁较薄,周围有粘连;而卵巢囊肿以圆形或椭圆形较多,周围无粘连,活动自如。

【因、证、辨、治】

由湿热、湿毒之邪乘虚入侵,与气血互结,蕴积胞脉、胞络,气血瘀滞,或肝经积郁,气滞血瘀,不通为痛,久则内结成瘕。本病缠绵难愈,重伤正气,故临床常见寒热错综、虚实夹杂之证,以湿热瘀阻、寒凝瘀滞、气滞血瘀、肝郁脾虚、肝肾不足等证型多见。治疗除内服药外,还可结合保留灌肠、中药热敷、理疗等方法,以提高疗效。

一、湿热瘀结证

[病因病机]湿热之邪内侵,余邪未尽,正气未复,气血受阻,湿热瘀血互结,缠绵日久不愈。

[临床证候]低热起伏,少腹隐痛或腹痛拒按,带下增多,色黄黏稠或有秽气,小便赤,大便秘,口干欲饮,舌暗,苔黄腻,脉弦数。

[辨证依据]

(1)可有经期、产后感受湿热、邪毒病史,或有房事不洁史,或有宫腔手术操作史。

(2)少腹疼痛,低热起伏,白带色黄,小便赤,大便秘等。

(3)妇科检查有子宫压痛,活动差,附件增厚、压痛,或有肿块。

(4)舌暗,苔黄腻,脉弦数。

[治疗原则]清热利湿,祛瘀散结。

[方药选用]银甲丸(《中医妇科临床手册》)。

金银花　鳖甲　连翘　升麻　红藤　蒲公英　紫花地丁　生蒲黄　椿根皮　大青叶　茵陈　桔梗　琥珀末

发热者,加柴胡、黄芩;带下量多者,加生薏苡仁、车前草;大便干结者,加冬瓜仁、大黄。

二、寒湿凝滞证

[病因病机]经期产后,血室正开,寒湿之邪乘虚侵袭,与胞宫内余血浊液相结,凝结瘀滞,血行不畅。

[临床证候]少腹冷痛,得温则舒,或坠胀疼痛,月经后期,量少色暗有块,白带增多,舌淡略胖,苔白腻,脉沉迟。

[辨证依据]

(1)可有经期、产后感受寒湿,或有房事不洁史,或素体阳虚。

(2)少腹坠胀冷痛,得温则舒,白带增多。

(3)妇科检查有子宫压痛,活动差,附件增厚、压痛,或有肿块。

(4)舌淡略胖,苔白腻,脉沉迟。

[治疗原则]温经散寒,活血祛瘀。

[方药选用]少腹逐瘀汤(方见痛经)。

少腹冷痛甚者,加艾叶、乌药、吴茱萸;白带增多者,加白术、扁豆、芡实;炎性肿块者,加皂角刺、三棱、莪术;腰骶痛者,加桑寄生、续断、牛膝;久病体虚乏力者,加党参、黄芪。

三、气滞血瘀证

[病因病机]因病致郁,七情所伤,肝气郁结,气机不畅,气滞血瘀;或外感湿热之邪,余毒未清,滞留于冲任胞宫,气机不畅,瘀血内停,脉络不通。

[临床证候]少腹胀痛、刺痛,白带增多,经行腹痛,瘀下量多,瘀块排出则痛减,经前乳房胀痛,情志抑郁,舌暗有瘀点或瘀斑,苔薄,脉弦涩。

[辨证依据]

(1)平素情志抑郁,少腹或可扪有包块。

(2)少腹胀痛或刺痛,经前乳房胀痛等。

(3)妇科检查有子宫压痛,活动差,附件增厚、压痛,或有肿块。

(4)舌暗有瘀点或瘀斑,苔薄,脉沉弦。

[治疗原则]调气活血,消癥散结。

[方药选用]血府逐瘀汤(方见崩漏)。

腹痛较甚者,加蒲黄、五灵脂;低热者,加败酱草、红藤、蒲公英;带下量多者,加薏苡仁、白芷;月经量多者,加地榆、三七;有癥块者,加皂角刺、三棱、莪术;胸胁乳房胀痛者,加青皮、郁金、川楝子;大便秘结者,加大黄、槟榔。

四、脾虚瘀浊证

[病因病机]素体脾虚,或过服苦寒攻伐之品,损伤脾气,运化失职,水湿内停,或久病正气内伤,气虚则血行不畅,瘀血停聚,湿浊与瘀血互结,滞于下焦,损伤冲任、带脉而致病。

[临床证候]少腹疼痛,隐隐而作,缠绵不休,带下增多,色白黏稠,大便溏薄,精神疲倦,四肢乏力,食欲不振,有时低热,舌淡暗,苔薄白,脉细缓。

[辨证依据]

(1)素体虚弱,久病史。

(2)少腹疼痛,缠绵不休,带下增多,大便溏薄,神疲乏力。

(3)妇科检查有子宫压痛,活动差,附件增厚、压痛,或有肿块。

(4)舌淡暗,苔薄白,脉细缓。

[治疗原则]健脾化浊,活血祛瘀。

[方药选用]香砂六君子丸(方见恶阻)合桂枝茯苓丸(方见妊娠腹痛)。

经期小腹胀痛明显者,加乌药、延胡索;经量过多者,经期去桂枝、赤芍,加蒲黄、茜草根;带下量多者,加苍术、车前草;腰酸者,加桑寄生、续断;有癥块者,加皂角刺、穿山甲、三棱、莪术。

五、肾虚瘀滞证

[病因病机]湿热,寒湿之邪外袭,气血阻滞,积于下焦,病久伤肾,肾气亏损,虚实夹杂之证。

[临床证候]少腹疼痛,绵绵不休,白带增多,腰脊酸楚,头晕目眩,神疲乏力,舌暗或有瘀点,苔薄,脉沉细。

[辨证依据]

(1)素体虚弱,或有久病史。

(2)少腹疼痛,日久不愈,腰脊酸楚,头晕目眩,白带增多。

(3)妇科检查有子宫压痛,活动差,附件增厚、压痛,或有肿块。

(4)舌暗或有瘀点,苔薄,脉沉细。

[治疗原则]补益肝肾,活血祛瘀。

[方药选用]左归丸(方见崩漏)加丹参、当归、白芍、甘草、鸡血藤。

腰酸痛甚者,加狗脊、桑寄生、乌药;兼气虚者,加党参、黄芪;白带多者,加芡实、莲子肉、薏苡仁、牡蛎。

六、阴虚血热证

[病因病机]素体阴亏,湿热之邪内侵,邪热重伤阴液,阴虚则生内热所致。

[临床证候]少腹坠痛、疼痛,午后潮热,盗汗,手足心热,月经量少,甚或闭经,或月经失调,舌红,苔少或薄黄,脉细数。

[辨证依据]

(1)素体阴虚内热。

(2)少腹坠痛,午后潮热,盗汗,手足心热。

(3)妇科检查有子宫压痛,活动差,附件增厚、压痛,或有肿块。

(4)舌红,苔少或薄黄,脉细数。

[治疗原则]养阴清热,活血止痛。

[方药选用]慢盆方(经验方)。

地黄　龟版　鳖甲　牡丹皮　青蒿　丹参　百部　玄参　白芍　地骨皮　野菊花

【其他疗法】

(一)中成药

(1)妇乐冲剂,每次2包,冲服,每日2次,连服1～3个月。

(2)金刚藤糖浆,每次20 ml,每日2次,连服1～3个月。

(3)妇科千金片,每次4片,每日3次,连服1～3个月。

(4)妇炎康(当归、丹参、赤芍、延胡索、川楝子、三棱、莪术、山药、芡实、土茯苓、香附。上药以蜜泛丸,每丸10 g),每次1丸,每日3次,连服30日。

(二)食疗

(1)佛手玫瑰花煎:佛手12 g,玫瑰花10 g,败酱草40 g,加水300 ml,水煎取汁,加入红糖适量,每日分 2 次服。

(2)桃仁赤芍粥:桃仁 10 g,赤芍 12 g,薏苡仁 50 g,加水适量,煮成粥,调入红糖煮沸食,每日 1 剂。

(3)当归川芎地榆煎:当归 12 g,川芎 12 g,地榆 10 g,加水适量,煮 20 分钟,取汁调入红糖煮沸饮服。分 2～3 次服,每日 1 剂,连服 5～7 日为 1 个疗程。

(4)生地黄鸡:生地黄 250 g,乌鸡 1 只,饴糖 150 g。将鸡去毛,肠肚洗净切细,将生地黄与饴糖和匀,纳鸡腹中,隔水蒸熟,不用盐醋等调料。

(三)针灸

(1)体针:主穴取中极、关元、气海,配穴取八髎、三阴交、阴陵泉、气海、子宫、中极。

(2)耳针:取子宫、卵巢、内分泌、肾上腺、盆腔、交感穴,可用磁粒或王不留行敷贴并按压。

(3)隔姜艾灸法:主穴取气海、中极、归来,配穴取大肠俞、次髎。用艾绒做成直径 1.5 cm,高 1.8 cm,重约 800 mg 的圆柱置于 0.4 cm 厚的鲜姜片上(姜片置于穴位上)点燃灸之,每穴灸 3 壮,每壮 6～7 分钟。

(4)穴位敷贴:炮姜、红花、肉桂、白芥子、麻黄、胆南星、生半夏、生附子、红娘子、红芽大戟、香油。上药用香油炸枯去渣后,加入章丹即成膏油,再加入麝香、藤黄,摊成膏药,大膏药每张 6 g,小膏药每张 3 g,外敷。用时膏药微火温化后贴穴位。腰痛为主者,贴命门、肾俞、气海俞、阳关俞;腹痛为主者,贴归来、水道;腰骶痛为主者,贴关元俞、膀胱俞、上髎、次髎;炎性包块者,则用大膏药敷贴于局部皮肤上。夏天每日 1 次,冬天每 2 日 1 次,连用 12 次为 1 个疗程。

(四)外治

(1)双黄连注射液 20 ml,加入 5 ％葡萄糖注射液 500 ml,静脉滴注,每日 1 次,7～10 日为 1 个疗程。

(2)丹参注射液 20 ml,加入 5 ％葡萄糖注射液 500 ml,静脉滴注,每日 1 次,7～10 日为 1 个疗程。

(3)胎盘组织液 4 ml,肌注,隔日 1 次,7 次为 1 个疗程。

(4)20 ％复方毛冬青注射液 100 ml,保留灌肠,每日 1 次,10 日为 1 个疗程。

(5)紫花地丁、野菊花、鸭跖草、鱼腥草、蒲公英。水浓煎 100 ml,保留灌肠,每日 1 次,10 次为 1 个疗程。

(6)康妇消炎栓,每次 1 粒,每日 1 次,纳肛内。

(7)双柏散(侧柏叶、大黄、黄柏、薄荷、泽兰)水蜜 200 g,外敷下腹痛,每日 1～2 次,7 日为 1 个疗程。

(8)妇炎散:大黄、姜黄、败酱草、丹参、赤芍、乳香、延胡索、羌活、独活、千年健、透骨草。上药切细末,温水加酒,调成糊状,敷下腹,每日 2 次,每次 30～60 分钟,连敷 10 日。

(9)乌头、艾叶、鸡血藤、防风、五加皮、红花、白芷、川椒、羌活、独活、皂角刺、透骨草、千年健。上药切细末,布包隔水蒸,热敷少腹,每日 1～2 次。

(10)1 ％黄连素或复方丹参注射液,用纸吸透药液,置消毒布垫上,放在外阴,连接电离子导入治疗仪阳极,用无药的湿布垫放在腰骶部,连接阴极,每次 20～30 分钟,每日 1 次,10 次为1个疗程。经期停用。

(五)物理治疗

温热的良性刺激可促进盆腔局部血液循环,改善组织的营养状态,提高新陈代谢,有利于炎症的吸收和消散。常用的有离子透入、短波、超短波、蜡疗等。

(六)手术

经长期非手术治疗无效而症状明显,或反复急性发作者,或已形成较大炎性包块者,可采用手术治疗。手术以彻底治愈为原则,避免遗留病灶有再复发的机会,可做一侧附件或两侧附件切除术。对年轻妇女应尽量保留卵巢功能,对有生育要求的输卵管积水者可做输卵管造口术,对无生育要求者可做患侧输卵管切除术。

【转归与预后】

盆腔炎性疾病后遗症经积极有效的治疗,大多可好转或治愈。未愈者常伴有疲劳、周身不适等症状,对患者生活质量有一定影响,也易于再次感染而发生急性盆腔炎。如影响输卵管通畅者,可导致不孕或异位妊娠。

【预防与调护】

(1)注重经期、产后及流产后的卫生保健。

(2)解除患者的思想顾虑,保持心情舒畅,鼓励患者树立战胜疾病的信心。

(3)注意劳逸结合,加强体育锻炼,适当增加营养,增强体质,提高抗病能力。

(4)积极彻底治疗急性盆腔炎,以防转化为慢性盆腔炎。

第六节　生殖器结核

由结核杆菌引起的女性生殖器炎症称为生殖器结核,又称结核性盆腔炎。多发生于20~40岁妇女,也可见于绝经后的老年妇女。以输卵管及子宫内膜结核最多见。

生殖器结核常为继发性、下行性感染,且绝大多数患者都有原发性结核病灶,腹腔结核占原发病灶50％以上,其次是肺结核、结核性胸膜炎,也可偶发自肾、骨、关节结核。经血传播,由腹腔直接蔓延的也不少,淋巴传播少见,因性传染的则更少。盆腔结核的首犯部位是输卵管,临床发生率为90％~100％,继而蔓延至子宫内膜、卵巢,很少累及子宫颈,而阴道、外阴结核更属罕见,发病率仅为1％~2％。发生在生殖器官各部位的结核,其表现和后果均有不同。

本病属中医学痨瘵之一种,根据其不同病理阶段的临床表现,分见于血枯经闭、崩漏、月经不调、癥瘕、不孕、虚劳等有关疾病中。

【致病机制】

主要是由于素禀薄弱,或起居不慎,忧思恼怒,房事不节,劳倦过度,耗伤阴血,损伤元气,日久不复,则痨虫趁虚袭人而为害。痨虫为患,内耗精血,导致阴虚内热,或气血虚弱,或肾阳虚衰,或久而致瘀,致胞脉闭阻。

西医学认为生殖器结核是全身结核的一个表现,常继发于身体其他部位结核如肺结核、肠结核、腹膜结核、肠系膜淋巴的结核病灶,也可继发于骨结核或泌尿系统结核。以血行传播最多见,上行感染者极为罕见。青春期时正值生殖器官发育,血供丰富,结核菌借血行传播,使生殖器受累,首先是输卵管,然后逐渐蔓延至子宫内膜及卵巢。由腹腔内腹膜或肠道、膀胱结核直接蔓延,以及淋巴道传播、性交传播均较少见。一般文献报道输卵管是最多受侵犯部位,占90％～100％,而子宫内膜受累者为60％～80％。

【诊断与鉴别诊断】

一、诊断

(一)病史

可有肺结核病史,或有肺结核家族史。

(二)临床表现

因其病程发展缓慢,不少患者可无症状,有的以不孕为唯一症状,表现如下。

1.月经失调

早期因子宫内膜充血及溃疡,可有月经过多、经期延长或不规则阴道出血。多数患者就诊时患病已久,子宫内膜遭受不同程度的破坏,而表现为月经稀少,继而发生闭经。

2.下腹坠痛

由于盆腔炎症及粘连,有40％～50％的患者有不同程度的下腹坠痛,在体力活动或性交时加重,经期时因盆腔充血也加重。当输卵管或卵巢结核有继发性化脓性感染或形成脓肿时,腹痛剧烈并可伴有发热。

3.不孕

输卵管黏膜破坏与粘连,常使管腔阻塞;或由于输卵管周围粘连,输卵管僵硬、蠕动受限,影响受精卵的输送;子宫内膜受到不同程度的破坏,使子宫腔粘连变形、缩小,不宜于孕卵的种植,故绝大多数患者表现为不孕。国外有资料显示生殖器结核患者中约有85％为原发性不孕。

4.白带增多

患结核性子宫内膜炎、结核性盆腔炎或结核性宫颈炎时,可使分泌物增多,呈脓性或脓血性。

5.其他

午后微热,周身倦乏等全身症状。

(三)检查

1.妇科检查

多无明显的体征和自觉症状。较严重的患者如有腹膜结核,检查时腹部有柔韧感,或有腹水征,形成包裹性积液时,可扪及囊性肿块,边界不清,不活动,表面因有肠管粘连,叩诊为浊音。子宫往往因周围有粘连而活动受限。如宫旁组织受累,在子宫两侧可扪及大小不等及形状不规则的肿块,质硬、表面不平感,呈结节状或乳头状突起,或可扪及钙化结节。

2.子宫内膜病理检查

经前1周或月经来潮12小时内做刮宫术,在诊刮前后1周,应每日肌注链霉素0.75 g,以预防刮宫引起结核病灶扩散。

3.X线检查

胸部X线平片可提示肺结核,但许多患者在发现生殖器结核时,其原发病灶往往已经痊愈。盆腔X线平片检查,发现孤立的钙化点,提示曾有盆腔淋巴结核病灶。

4.子宫输卵管碘油造影

可见子宫腔呈不同形态和不同程度的狭窄或畸形,边缘呈锯齿状;输卵管管腔多处变窄,呈典型串珠状,或管腔细小而僵硬;盆腔有散在钙化灶;如碘油进入子宫一侧或两侧的静脉丛,应考虑有子宫内膜结核的可能。子宫输卵管碘油造影前后应使用链霉素及异烟肼等抗结核药物,以免将输卵管腔中的干酪样物质及结核菌带到腹腔。

5.腹腔镜检查

对诊断早期盆腔结核,较其他方法更有价值,可直接观察盆腔情况,并可取腹水做结核菌培养,或取活体组织做病理检查。但盆腔结核可引起盆腔器官的广泛粘连,故而腹腔镜检查有损伤肠管的危险,必须十分注意。

6.结核菌培养

月经血或刮出的子宫内膜做结核菌培养或动物接种,但培养阳性率不高,急性活动期可能高些。动物接种则需时较长,作为常规检查法不易做到。

7.其他检查

(1)血常规:白细胞计数不高,分类中淋巴细胞可增高,不同于化脓性盆腔炎。

(2)红细胞沉降率:活动期升高,但血沉正常不能排除结核病变。

(3)结核菌素试验:如为阳性说明体内曾有结核感染;年轻女性如为强阳性说明目前仍有活动性病灶,但不能说明病灶部位;如为阴性表示未有过结核感染。

二、鉴别诊断

1.盆腔炎(非特异性)

慢性盆腔炎多有分娩、流产、急性盆腔炎的病史,月经量较多,闭经极少见;而生殖器结核多数不孕,月经量明显减少甚至闭经,盆腔检查有时可扪及包块。

2.子宫内膜异位症

子宫内膜异位症常表现为渐进性痛经、月经过多,盆腔有粘连、增厚及痛性结节等。通过诊断性刮宫及子宫输卵管碘油造影可帮助诊断。

3.子宫颈癌

宫颈结核可有乳头状增生或溃疡,与宫颈癌不易鉴别,做宫颈刮片及宫颈活检可鉴别。

【因、证、辨、治】

一、阴虚内热证

[病因病机]痨虫为患,与血相结,内耗精血,营阴亏损,内热由生,热灼阴血,血海焦枯;或

久而致瘀,阻滞冲任胞脉,瘀久成癥,并可致胞脉闭阻。

[临床证候]下腹隐痛,经期加重,五心烦热,或骨蒸劳热,或午后潮热,或经行发热,月经量少,色鲜红,甚则经闭不行;或经期延长,或漏下不止,或下腹结块,婚久不孕,或颧红面赤,口燥咽干,夜寐盗汗,舌红,苔少,脉细数无力。

[辨证依据]

(1)可有肺结核病史,或不孕病史。

(2)下腹隐痛,经期加重,五心烦热,或骨蒸劳热,或午后潮热,或经行发热,月经量少,色鲜红,甚则经闭不行;或经期延长,或漏下不止,或下腹结块,婚久不孕。

(3)颧红面赤,口燥咽干,夜寐盗汗,舌红,苔少,脉细数无力。

[治疗原则]养阴清热杀虫。

[方药选用]秦艽鳖甲散(方见闭经)。

二、气血虚弱证

[病因病机]脾胃素弱,或饮食劳倦,思虑过度,损伤脾气,气血化源不足;或大病久病,久患虫疾痨瘵,耗伤阴血,以致冲任气血虚少,血海空虚,而致月经停闭。

[临床证候]下腹隐痛,经后加重,月经后期,或月经量少,或点滴即止,色淡质稀,甚或停闭不行,婚久不孕,面色萎黄,头晕乏力,心悸怔忡,饮食不振,大便溏泻,舌淡,苔薄白,脉细弱。

[辨证依据]

(1)脾胃虚弱,可有肺结核病史,或不孕病史。

(2)下腹隐痛,经后加重,月经后期,或月经量少,或点滴即止,色淡质稀,甚或停闭不行,婚久不孕。

(3)面色萎黄,头晕乏力,心悸怔忡,饮食不振,大便溏泻,舌淡,苔薄白,脉细弱。

[治疗原则]益气养血。

[方药选用]人参养荣汤(方见月经后期)。

三、肾阳虚衰证

[病因病机]痨瘵日久,阴精亏耗,阳气无以化生,最终可转化为肾阳虚衰,命火衰微,胞宫失于温煦,而致阳虚内寒,宫寒不孕。

[临床证候]小腹冷痛,腰膝酸冷,喜温喜按,肢冷畏寒,月经量少,色淡暗,质稀,甚至闭经,食欲不振,大便溏薄,小便清长,或夜尿频多,婚久不孕,或小腹结块,舌淡,苔白,脉沉迟。

[辨证依据]

(1)肾阳不足,或有肺结核病史,或不孕病史。

(2)小腹冷痛,腰膝酸冷,喜温喜按,肢冷畏寒,月经量少,色淡暗,质稀,甚至闭经。

(3)食欲不振,大便溏薄,小便清长,或夜尿频多,婚久不孕,或小腹结块,舌淡,苔白,脉沉迟。

[治疗原则]温补肾阳,散寒通滞。

[方药选用]阳和汤(方见前庭大腺炎)。

【其他疗法】

(一)中成药

(1)大补阴丸,每次 1 丸,每日 2～3 次,温盐水或温开水送服。用于阴虚内热证。

(2)乌鸡白凤丸,每次 1 丸,每日 2 次。用于气血虚弱证。

(3)十全大补丸,每次 1 丸,每日 2 次。用于气血虚弱证。

(4)复方阿胶浆,每次 10 ml,每日 2 次。用于气血虚弱证。

(5)河车大造丸,每次 1 丸,每日 2 次。用于肾阳虚衰证。

(二)单方验方

(1)覆盆子(酒炒)12 g,杜仲(盐炒)9 g,水煎加红糖服,每日 3 次。于经前 1 周开始服,连服半个月。下次经前再按同法服半个月。

(2)丁香、硫黄各 1 g,研细末,放入蛋内(蛋先开一小孔),湿纸封口,蒸熟。空腹时食蛋,食后喝米酒少许,每日 1 次,连食 3～5 日。

(三)食疗

(1)百合鸭(《中国历代食疗进补养生大观》):新鲜百合 300 g,母鸭 1 只,黄酒、白糖、细盐适量。将鸭洗净,百合洗净放入鸭肚内,淋上黄酒、细盐,用线将鸭身扎牢,旺火隔水蒸至鸭肉酥烂,饭前空腹食,每次 1 小碗,每日 2 次。用于阴虚火旺型。

(2)山药粥(《疾病饮食疗法》):生山药 30 g,生薏苡仁 30 g,白萝卜(切片)150 g,水 1 000 ml,共煮粥,每日 1 次服食。用于盆腔有粘连的结核病。

(3)乌鸡汤(《饮膳正要》):雄乌骨鸡 500 g,陈皮 6 g,良姜 3 g,胡椒 6 g,苹果 2 个,葱、醋、酱适量。加水 2 000 ml,以葱醋酱炖熟,饮汤食肉,每日 1 次,连服 3 个月。用于气血虚弱型。

(4)荸荠炖海蜇(《中华食物疗法大全》):荸荠 40 个,海蜇头 120 g(漂洗尽盐),加水 2 000 ml,煮至熟烂,连汤服食,4 日 1 次。用于盆腔包块或粘连型。

(四)西药

抗结核治疗对女性生殖器结核 90 ％有效。近年采用利福平、异烟肼、乙胺丁醇、链霉素及吡嗪酰胺等抗结核药物联合治疗。

(五)手术

生殖器结核主要为保守疗法,一旦诊断成立,首先给予抗结核药物治疗 12～18 个月,此时如治疗效果不理想则可考虑手术治疗。

【转归与预后】

结核是一种慢性消耗性疾病,且具有复发性倾向。盆腔结核造成输卵管不通,用输卵管复通手术治疗无效。所以导致生殖器结核患者绝大多数不孕,少数可发生异位妊娠。

对病灶广泛的重度结核,妊娠后由于发热及营养不良,易致结核菌通过血源播散,在胎盘内形成结核病灶,破坏绒毛,进入胎体,可引起流产,流产的发生率约为无结核感染的孕妇的 10 倍。

【预防与调护】

(1)加强防痨宣教,预防肺结核是预防生殖器结核的一个重要前提,对儿童应普遍做卡介苗接种,对青春期少女结核菌素试验阴性者应做结核菌苗接种。

(2)生殖器结核多为继发性感染,而肺结核常为原发病灶,积极治疗肺结核、淋巴结核和肠结核,以防止结核病扩散至内生殖器。

(3)在结核活动期内,应卧床休息,注意避孕,不宜妊娠。盆腔结核禁止使用理疗。病变受到控制后,可进行适当的活动及体力锻炼。待病情稳定后5年或以上时,才可考虑妊娠。

(4)注意营养,增加富于维生素的食物,保持精神舒畅,保证充分的睡眠,注意全身健康状况的改善。

第十章　不孕症

育龄妇女婚后未避孕,有正常性生活,男方生殖功能正常,同居 2 年而未受孕者,称不孕症。其中从未妊娠者,称原发性不孕,古称全不产;曾妊娠而后又 2 年以上不孕者,称继发性不孕,古称断绪。

不孕症病名最早见于《黄帝内经·素问·骨空论》,"督脉者……此生病……其女子不孕"。《山海经》称"无子",《千金方》称"全不产""断绪"。历代医家对不孕症的论述,散见于"求嗣""种子""嗣育"等篇章中。

不孕症有绝对不孕和相对不孕之分,绝对不孕是指经过各种治疗措施仍不能怀孕者,见于夫妇一方或双方先天性或后天性解剖上的缺陷,无法矫治者,如生殖器缺如或畸形等,即明代万全《广嗣纪要》所载的 5 种不宜:"一曰螺,阴户外纹如螺蛳样,旋入内;二曰纹,阴户小如箸头大,只可通溺,难交合,名曰石女;三曰鼓,花头绷急似无孔;四曰角,花头尖削似角;五曰脉,或经脉未及十四而先来,或十五十六而始至,或不调或全无。此五种无花之器,不能配合太阳,焉能结仙胎也哉?"螺、纹、鼓、角等 4 种属于生殖器畸形所致的不孕。相对不孕是指经过治疗可获得妊娠,这类不孕症是本章主要论述的内容。

【致病机制】

不孕症的原因十分复杂,与男女双方均有关,导致女性不孕的原因有肾虚、肝郁、痰湿、血瘀等。肾主生殖,"胞络系于肾""肾者主蛰,封藏之本,精之处也",故肾虚是不孕症的重要原因。由于脏腑、经络之间的生克制化,寒、湿、痰、热之邪的相互影响及转化,临床上有多种病因,产生不同的证候,这些病因导致肾和冲任的病变,不能摄精受孕而致病。陈士铎《石室秘录》认为女子不孕症有十病,为胞宫寒、脾胃寒、带脉急、肝气郁、痰气盛、相火旺、肾水衰、任督病、膀胱气化不利、气血虚。又云:"任督之间有疝瘕之症,则外多障碍,胞胎缩入于疝瘕之内,往往精不能施。"前者以功能性多见,如失调、排卵功能障碍等;后者以器质性疾病多见,如子宫内膜异位症、子宫肌瘤等。陈士铎同时认为:"男子不能生子有六病,为精寒、气衰、痰多、相火盛、精少、气郁。"

西医学认为受孕是一个复杂的生理过程,包括正常精子、卵子的发育、成熟、运行,精卵结合,孕卵的着床、生长等,其中任何一个环节发生障碍都可导致不孕。据调查统计,不孕的总发生率为 10 %～15 %,其中男方因素占 25 %～40 %,女方因素占 40 %～55 %,男女双方因素约 20 %,不明原因约 10 %。

一、女方因素

主要概括为排卵障碍性不孕、输卵管阻塞性不孕、免疫性不孕和心因性不孕。

(一)排卵障碍

排卵是生育的必要条件,下丘脑—垂体—卵巢性腺轴上任何一个环节的功能性或器质性异常都可影响排卵,其主要表现为无排卵或黄体不健两类。

1.无排卵

无排卵导致不孕症约占 29 %,如先天性卵巢发育不良、卵巢早衰、希恩综合征、多囊卵巢综合征、闭经—溢乳综合征、高催乳素血症、未破裂滤泡黄素化综合征,还有甲状腺、肾上腺皮质功能失调导致的不排卵等。

2.黄体不健

黄体生成激素分泌受到干扰,影响黄体的合成和孕酮的分泌,导致黄体分泌孕酮不足或黄体过早萎缩,子宫内膜分泌反应不良影响受精卵着床。多见于经前期综合征、月经失调或多囊卵巢综合征,促排卵治疗后,即使妊娠也较易流产。

(二)输卵管因素

输卵管具有拾卵、运送精子、运送受精卵到宫腔的功能,也是精卵结合的场所。任何影响输卵管功能的病变都可导致不孕,如输卵管发育不良、过长、过细或缺如;输卵管炎症、粘连或阻塞;还有子宫内膜异位症、盆腔炎症等引起输卵管的迂曲或影响其蠕动;腹腔液中前列腺素分泌量的异常、比例失调等,影响输卵管的正常功能。

(三)免疫因素

原因不明的不孕症大多为免疫因素所致,主要有精子同种免疫及卵透明带自身免疫产生抗体,影响精子活力或阻止精子穿透卵子而影响受孕。此外,针对血管内皮磷脂成分的自身抗体也可影响胚泡的着床。

(四)心理因素

生育是大多数夫妇和家庭的重要需求,由于盼子心切而引起的焦虑、紧张可影响神经—内分泌功能而影响受孕;而久不受孕,又使妇女产生心理挫折,引起抑郁、悲伤。两者互为因果,往往使不孕的原因更加复杂、治疗愈加困难。

二、男方因素

男方因素主要是精子发生障碍和输送障碍,包括睾丸发育不良、隐睾、精索静脉曲张、睾丸炎等引起的少精症、无精症,或精子异常;输精管阻塞、创伤或先天缺如导致精子输送障碍;勃起障碍、不射精、逆行射精等性功能异常导致的排精障碍;自身免疫反应产生精子抗体引起精子凝集、影响精子活力等。

三、男女双方因素

男女双方均存在一些影响孕育的因素,如缺乏性知识,或情绪焦虑、精神紧张等心理障碍,导致性生活不够协调;男方生殖道炎症影响精浆免疫抑制成分,从而使女方产生抗精子抗体等。

上述因素可单一存在,也常多因素复合作用而造成不孕。

【诊断】

一、女方检查与诊断

(一)病史

询问夫妇双方的个人史及既往史,注意了解月经和婚育史、性生活情况、避孕情况、同居与否,有无生殖道炎症、腮腺炎、结核等。根据结婚或产后、流产后 2 年,男方生殖功能正常,未采取避孕措施而未怀孕,即可诊断。

（二）临床表现

常伴有月经失调、闭经、痛经、溢乳、乳房胀痛或下腹疼痛等，也可无临床症状。

（三）检查

1.全身检查

了解营养及第二性发育情况，尤其是乳房的发育、毛发和脂肪的分布、体重指数等情况，并要排除导致不孕的其他疾病，如甲状腺、垂体、肾上腺疾病。

2.妇科检查

了解生殖道包括外阴、处女膜、阴道、宫颈、子宫及盆腔有无畸形、炎症、肿瘤等。尤其是盆腔炎常可导致输卵管不通畅，甚至梗阻、积水而不孕。

3.卵巢功能检查

主要了解排卵功能、黄体功能和卵巢储备能力。通过基础体温、宫颈黏液评分、内分泌激素测定、B超监测卵泡发育与排卵、子宫内膜活检等方法了解排卵功能。

4.输卵管通畅试验

通常做输卵管通液作为初步的筛查。对有盆腔炎病史或流产后不孕者，可做子宫输卵管造影以了解输卵管通畅程度和盆腔粘连状况，或在腹腔镜下做美蓝液输卵管通液。

5.影像学检查

超声检查可发现子宫、卵巢、输卵管的器质性病变，观察卵泡的数目、发育情况、排卵，以及子宫内膜厚度等。超声多普勒（彩色B超）可观察卵巢与子宫的血流情况。MRI有助于子宫肌瘤和子宫腺肌病的鉴别。

6.免疫学检查

检测血清、宫颈黏液的抗精子抗体、抗心磷脂抗体、抗透明带抗体等可发现影响怀孕的免疫学因素。还可以通过性交后试验、精液与宫颈黏液相合试验、精子穿透性试验等判断免疫因素对精子的影响。

7.腹腔镜与宫腔镜检查

（1）腹腔镜：主要针对输卵管因素、腹腔因素。在腹腔镜下直视盆腔、子宫、输卵管、卵巢状况，借以了解内生殖器有无器质性疾病及输卵管通畅情况与盆腔粘连、内异症、积水等，并同时做相应手术。

（2）宫腔镜：直视下检查宫腔内情况，对内膜息肉、增生、黏膜下子宫肌瘤、宫腔粘连、子宫纵隔等进行诊断，并可做相应手术，常与腹腔镜同时进行。

8.其他检查

（1）阴道分泌物镜检或培养，可诊断滴虫、假丝酵母菌、支原体、衣原体感染等。

（2）宫颈细胞涂片、阴道镜检查可排除宫颈疾患。

（3）染色体检查对于原发性闭经或卵巢早衰患者的诊断有一定的帮助。

二、男方检查与诊断

1.全身检查

了解营养、第二性征及影响生育的慢性疾病如结核等情况。

2.外生殖器检查

了解发育及功能状况。

3.精液检查

了解其生精功能,评价精子数量及活动能力。WHO 在 1999 年建议的精液参考标准是:射精量≥2.0 ml,精子密度≥$20×10^6$/ml,总精子数≥$40×10^6$,活精≥50%,其中(a+b级)≥50%,严格形态学分析标准的正常形态精子≥15%,白细胞<$1×10^6$/ml。如精子数量<$20×10^6$/ml则为少精症;(a+b级)<50%或 a 级<25%则为弱精症;正常形态精子<15%为畸形精子症;精液常规检查无精子为无精症。

不孕症往往是男女双方综合因素影响的结果,必须有计划有步骤地做检查,通过对男女双方全面的检查了解,找出原因,有的放矢地治疗是诊治不孕症的关键。临床上应首先排除男方因素,同时了解女方排卵功能及输卵管通畅情况,检查双方免疫因素,根据先简后繁的原则逐步检查,明确诊断不孕的原因。

年龄在 30 岁以上的妇女,倘未避孕 1 年而未怀孕,应对夫妇双方做系统检查。如婚龄在 35 岁及以上的妇女,半年未能怀孕并有迫切的生育要求,也应做检查和诊治。

第一节 排卵障碍性不孕

排卵障碍是不孕症较常见的因素,多伴月经不调或闭经、崩漏,往往是生殖内分泌疾病的综合表现。

【诊断】

一、无排卵

(一)病史

注意月经初潮年龄,以及周期、经期和经量的情况,多数有月经稀发、周期紊乱、经量减少,甚或闭经、阴道不规则流血等病史。如属于继发性不孕,应注意有无产后出血、哺乳期过长等情况。如曾经避孕,要了解避孕方法,尤其是有无长期使用避孕药。如有子宫内膜异位症、子宫肌瘤等病史,要询问既往的治疗方法,如药物抑制排卵、介入治疗、手术治疗等都可能影响卵巢功能。

(二)临床表现

多数有月经的异常,包括月经后期、先期、先后无定期、月经过少、过多、闭经、崩漏等,也可以表现为月经基本正常但无排卵。

(三)检查

1.基础体温

多数为单相型。滤泡黄素化未破裂综合征可表现为不典型双相。

2.宫颈黏液

少或黏稠,不出现蛋清样的黏液,涂片未出现羊齿叶状结晶。

3.生殖内分泌激素

月经周期2～5日测定早卵泡期基础值,如FSH升高表明卵巢储备能力下降;如FSH≥40 IU/ml,伴E2低水平,表明卵巢功能衰退;如基础LH/FSH≥2,T升高,考虑为多囊卵巢综合征;PRL升高则属于高催乳素血症,应进一步检查是否患垂体疾病。

4.排卵监测

B超连续监测卵泡发育、成熟和排卵。优势卵泡直径应达到18 mm以上,并有排卵的声像表现。如LH高峰后2日卵泡仍持续生长,而后逐渐缩小,应考虑为卵泡黄素化不破裂;如两侧卵巢均有超过10个直径在10 mm以下的小卵泡,应考虑为多囊卵巢综合征。

二、黄体不健

(一)病史

多数有月经频发、经期延长等病史,或有复发性流产史。

(二)临床表现

可有月经先期、月经过少或过多、经期延长,也可表现为月经后期,或周期、经期正常。

(三)检查

1.基础体温

高温相持续时间＜12日,或体温上升幅度＜0.3 ℃,或在高温相体温波动。黄体中期孕酮＜31.8 mmol/L。

2.激素测定

黄体中期血清E2、P水平偏低。

3.子宫内膜组织学检查

黄体中期子宫内膜呈分泌期腺体分泌不足,或较正常落后2日以上。

【因、证、辨、治】

排卵障碍的病机主要是冲任损伤,多由肾虚、痰湿内阻、肝经郁火(或湿热)、肝气郁结(或肝郁肾虚)导致冲任损伤,胞宫功能失常,不能摄精成孕。治疗以调理冲任为大法,具体治法应根据辨证施以补肾益精,养血调经;或燥湿涤痰,活血调经;或清肝泻火,涤痰软坚;或疏肝解郁,养血调经;或补肾疏肝。通过调理冲任,调养胞宫以促排卵健黄体。

一、肾虚证

[病因病机]肾为先天之本,元气之根,肾藏精主生殖;任主胞胎,任脉系于肾。禀赋不足,肾气亏损,或房事不节,久病伤肾,肾气暗耗,冲任虚衰,胞脉失养,不能摄精成孕;肾阳不足,命门火衰,冲任失于温煦,宫寒不孕;肾阴不足,精血亏损,胞失滋润,甚或阴虚火旺,血海蕴热,冲任失调而致不孕。

[临床证候]婚久不孕,月经初潮推迟,或经行紊乱或先后不定,量少色淡,或月经稀发,或闭经,腰脊酸痛,头晕目眩,神疲乏力,耳鸣,眼眶暗黑,舌淡红,苔薄白,脉细软。偏于阳虚则形寒肢冷,四肢欠温,少腹寒冷,或小便频,大便溏,舌淡胖,苔薄白,脉细软;偏于阴虚则兼咽干口燥,五心烦热,大便干结,舌红,苔薄或少苔,脉细数。基础体温呈单相,或虽双相但黄体不健,多见于子宫发育不良、排卵功能障碍的多囊卵巢综合征、卵巢发育不全、卵巢早衰、月经失调、

月经稀发、闭经等病证。

[辨证依据]

(1)先天肾气不足,冲任亏损病史。

(2)婚久不孕,月经失调,月经稀发,闭经,腰脊酸痛,头晕目眩,耳鸣乏力,眼眶暗黑。

(3)舌淡红,苔薄白,脉细软。

[治疗原则]补肾益精,养血调经。

[方药选用]

(1)归肾丸(方见月经先期)合五子衍宗丸(《摄生众妙方》)。

菟丝子 覆盆子 五味子 枸杞子 车前子

偏于阳虚者,合右归丸(方见崩漏);偏于阴虚者,合左归丸(方见崩漏);子宫发育不良者,加紫河车、海马、龟甲等血肉有情之品,合当归、芫蔚子补肾活血以促排卵和助子宫发育。

(2)毓麟珠(《景岳全书》)去川椒,加淫羊藿。

人参 白术 茯苓 白芍 川芎 炙甘草 当归 熟地黄 菟丝子 杜仲 鹿角霜 川椒

二、痰湿内阻证

[病因病机]寒湿外侵,困扰脾胃,劳倦内伤,或脾虚气弱,水湿内聚,蕴而化痰,或肾虚气化失司,痰湿内生,流注下焦,滞于冲任,壅阻胞宫,不能摄精成孕。

[临床证候]不孕,月经失调,稀发或稀少,甚则闭经,形体渐胖,肢体多毛,面色㿠白,胸闷纳减,喉中多痰,嗜睡乏力,头晕目眩,白带增多,大便不实,脉濡滑,舌淡略胖,苔白腻。多见于多囊卵巢综合征。

[辨证依据]

(1)体胖痰多。

(2)不孕,月经稀发或稀少,甚则闭经,肢体多毛,嗜睡乏力。

(3)舌淡胖,苔白腻,脉濡滑。

[治疗原则]燥湿涤痰,活血调经。

[方药选用]苍附导痰丸(方见闭经)加当归、川芎或黄芪、淫羊藿。

肾虚腰酸者,加熟地黄、山茱萸、续断、菟丝子、仙茅、巴戟天;多毛者,加玉竹、黄精、何首乌;卵巢增大者,加皂角刺、浙贝母;嗜睡乏力者,加礞石、石菖蒲;形寒怕冷者,加熟附片、肉桂。

三、肝经郁火(或湿热)证

[病因病机]素体肝火偏旺,或过食辛辣燥热助阳之品,或情志不遂,肝郁化火,火灼阴伤,冲任失调不能摄精成孕。

[临床证候]月经稀发或稀少,或闭经,或经行频发,经来难净,毛发浓密,面赤唇红,面部痤疮,性急易烦易怒,口干喜饮,大便干结,小便黄,舌尖边红,苔黄,脉弦数。

[辨证依据]

(1)素体肝旺,或情志内伤史。

(2)月经稀发或稀少,或闭经,或经行频发。

(3)毛发浓密,面赤唇红,面部痤疮,性急易烦易怒,口干喜饮,大便干结,小便黄。

(4)舌尖边红,苔黄,脉弦数。

[治疗原则]清肝泻火,涤痰软坚。

[方药选用]

(1)丹栀逍遥散(方见月经先期)选加浙贝母、皂角刺、夏枯草、郁金。

(2)龙胆泻肝汤(方见带下过多)。

四、肝郁证

[病因病机]女子以血为本,肝主藏血,喜疏泄条达,冲脉隶属于肝,司血海,为机体调节气血的枢纽。肝血不足,冲任失养,或七情所伤,情志抑郁,暴怒伤肝,疏泄失常,气血不和,冲任不能相资而不孕。

[临床证候]婚久不孕,月经失调,先后不定,经量不多,或经行不畅,经前乳房胀痛,胸胁胀痛,或有溢乳,少腹胀痛,情志抑郁,多思善太息,舌暗红,苔薄白或微黄,脉弦。多见于经前期综合征、溢乳—闭经综合征、高催乳素血症、黄体不健等病证。

[辨证依据]

(1)平素精神抑郁,或有情志创伤史。

(2)不孕,经前乳房胀痛,或胁肋少腹胀痛,月经不调,闭经,或溢乳。

(3)舌暗红,苔薄或薄微黄,脉弦。

[治疗原则]疏肝解郁,养血调经。

[方药选用]开郁种玉汤(《傅青主女科》)加合欢皮、柴胡。

白芍　香附　当归　白术　牡丹皮　茯苓　天花粉

肝郁及肾,子病及母,发展为肝郁肾虚,可致开合失司,排卵功能障碍,尤多见黄体不健,治宜补肾疏肝调经,方选定经汤(《傅青主女科》)。

菟丝子　白芍　当归　熟地黄　山药　白茯苓　炒芥穗　柴胡

【其他疗法】

(1)促排卵汤(《罗元恺论医集》)。

菟丝子　巴戟天　淫羊藿　当归　党参　炙甘草　枸杞子　熟附子　熟地黄

罗元恺认为"检查如属无排卵者,多属以肾阳虚为主,而兼肾阴不足,治以温肾为主而兼滋阴,可于经净后服促排卵汤约12剂,以促进其排卵"。

(2)以调补肝肾为主的中药周期疗法,用于肝肾两虚之闭经。

第1阶段。滋补肝肾,养血调经方:菟丝子、党参、枸杞子、黄精、山茱萸、桑寄生、当归、白芍、川芎。从假设的月经第1日开始服,共7日。

第2阶段。补肾助阳方:上方加淫羊藿、锁阳、巴戟天、阳起石、肉苁蓉。月经第8日开始服,共7日。

第3阶段。补肾疏肝理气方:上方加柴胡、香附、郁金、佛手。月经第15日开始服,共7日。

第4阶段。通经活血方:当归、赤芍、川芎、丹参、鸡血藤、益母草、泽兰、牛膝。月经第22

日开始服,共服 7 日。

(3)以"补肾—活血化瘀—补肾—活血调经"立法的中药周期疗法,用于肾虚夹瘀证。

①肾阳衰惫,冲任虚损型。

促卵泡汤:仙茅、淫羊藿、当归、山药、菟丝子、巴戟天、肉苁蓉、熟地黄。

促排卵汤:当归、丹参、茺蔚子、桃仁、红花、鸡血藤、续断、香附、桂枝。

促黄体汤:阿胶、龟版、当归、熟地黄、何首乌、菟丝子、续断、山药。

活血调经汤:当归、熟地黄、丹参、赤芍、泽兰、川芎、香附、茺蔚子。

②肾阴不足,冲任郁热型。

促卵泡汤:女贞子、墨旱莲、丹参、山药、菟丝子、熟地黄、肉苁蓉、何首乌。

促排卵汤:丹参、赤芍、泽兰、熟地黄、枸杞子、桃仁、红花、薏苡仁、香附。

促黄体汤:丹参、赤芍、泽兰、熟地黄、枸杞子、何首乌、肉苁蓉、菟丝子。

活血通经汤:丹参、赤芍、泽兰、熟地黄、茯苓、茺蔚子、当归、香附。

子宫发育不良者,加小剂量雌激素周期治疗。

用于排卵功能障碍、黄体功能不佳患者。

第二节　输卵管性不孕

输卵管性不孕多因管腔粘连而导致机械性阻塞,或因盆腔粘连导致迂曲,或影响输卵管的蠕动功能和伞端的拾卵功能,使卵子无法与精子会合所致。输卵管因素引起的不孕症占女性不孕的 1/3。临床多见于慢性输卵管炎导致输卵管阻塞、输卵管结核、子宫内膜异位症或盆腔手术后输卵管粘连,以及输卵管发育不全等。

【诊断】

(一)病史

可有盆腔炎、结核病史,或有人工流产术、清宫术等宫腔操作史,或有痛经。

(二)临床表现

可有下腹疼痛,或腰骶疼痛,或肛门坠胀痛,在经行前后、劳累或性交后加重。或有带下异常、月经不调、痛经等。也有少数患者除不孕外,并无任何自觉症状。

(三)检查

1.妇科检查

部分患者有子宫抬举痛、摇摆痛;子宫固定,或有压痛;附件可增粗、增厚,或有包块,并有压痛;或子宫直肠陷窝及宫骶韧带触及痛性结节。

2.输卵管通畅试验

子宫输卵管造影或输卵管通液,或腹腔镜下输卵管通液检查,显示输卵管阻塞,或通而不畅,或迂曲、积液等。

【因、证、辨、治】

输卵管阻塞的形成主要是瘀血阻滞，脉络闭阻不通，使两精不能相搏而致不孕。血瘀的形成，可因经期产后摄生不慎，感受寒邪，血遇寒凝而成瘀；或感受热邪，血受热灼而成瘀；或情志抑郁，肝气郁结，气滞血瘀；或先天禀赋不足，房劳多产伤肾气，气虚运血无力而成瘀；或因手术创伤，直接损伤胞宫、胞脉，使气血失和，聚而成瘀。由于病程较长，往往虚实夹杂。需根据月经、带下的情况，结合全身症状与舌脉辨证。

治疗大法以活血通络为主，可辅以外治，必要时配合手术治疗。

一、气滞血瘀证

[病因病机]精神抑郁，肝郁气结，疏泄失常，胞络不通，血行不畅，冲任不能相资，以致不孕。

[临床证候]继发不孕，或婚久不孕，平时少腹胀痛或刺痛，月经先后不定期，经行不畅，经色紫暗夹血块，经前乳房胀痛，心烦易怒，精神抑郁，舌紫暗或有瘀斑瘀点，苔薄白，脉弦细。

[辨证依据]

(1)素性抑郁。

(2)继发不孕或婚久不孕，月经先后不定期，少腹、乳房胀痛。

(3)心烦易怒，精神抑郁，舌紫暗或有瘀斑瘀点，苔薄白，脉弦细。

[治疗原则]理气疏肝，化瘀通络。

[方药选用]膈下逐瘀汤(方见痛经)加路路通。

心烦易怒者，加郁金、合欢皮。

二、寒凝瘀滞证

[病因病机]经期产后或流产后摄生不慎，感受寒邪，血遇寒凝而成瘀，瘀血阻滞冲任，精血不能相汇，以致不孕。

[临床证候]继发不孕或婚久不孕，月经后期量少，色暗，有血块，带下量多质稀，少腹冷痛，得温则舒，大便溏薄，小便清长，舌淡，苔薄白，脉沉细或沉滑。

[辨证依据]

(1)经行产后摄生不慎，感受寒邪。

(2)继发不孕或婚久不孕，月经后期量少，色暗，有血块，少腹冷痛。

(3)带下量多质稀，大便溏薄，小便清长，舌淡，苔薄白，脉沉细或沉滑。

[治疗原则]温经散寒，祛瘀通络。

[方药选用]少腹逐瘀汤(方见痛经)加鸡血藤、地鳖虫。

下腹冷痛者，加紫石英、乌药；带下量多者，加芡实、补骨脂。

三、湿热瘀阻证

[病因病机]经行产后，摄生不慎，感受湿热邪气，湿热蕴结，或血受热灼而成瘀，瘀血阻滞，冲任不能相资，以致不孕。

[临床证候]婚久不孕，月经先期，或经期延长，量多质稠，色鲜红或紫红，夹有血块，带下量多色黄，少腹疼痛，经行尤甚，面红身热，口苦咽干，大便干结，小便短赤，舌红，苔薄黄或黄腻，

脉弦数或滑数。

[辨证依据]

(1)经行产后摄生不慎,房劳不洁。

(2)继发不孕或婚久不孕,月经先期,或经期延长,量多质稠,有血块,少腹疼痛。

(3)带下量多色黄,口苦咽干,大便干结,小便短赤,舌红,苔薄黄或黄腻,脉弦数或滑数。

[治疗原则]清热祛湿,活血调经。

[方药选用]解毒活血汤(方见葡萄胎)加败酱草、薏苡仁、泽泻、皂角刺。

腹痛明显者,加川楝子、延胡索;大便干结者,加枳实、大黄。

四、肾虚血瘀证

[病因病机]先天禀赋不足,或堕胎小产、房劳不节损伤肾气,气虚运血无力而成瘀,瘀血阻滞,精血不能相汇,以致不孕。

[临床证候]继发不孕,或婚久不孕,月经量多或淋漓不净,色淡暗,有血块,神疲乏力,腰膝酸软,面色晦暗,头晕目眩,时有少腹隐痛,舌淡,苔薄白,脉沉细。

[辨证依据]

(1)先天禀赋不足,或多次堕胎小产,房劳不节。

(2)继发不孕或婚久不孕,月经量多或淋漓不净,色淡暗,有血块,时有少腹隐痛。

(3)腰膝酸软,面色晦暗,头晕目眩,舌淡,苔薄白,脉沉细。

[治疗原则]补肾益气,活血祛瘀。

[方药选用]宽带汤(《傅青主女科》)加炮山甲、鸡血藤。

巴戟天　补骨脂　白术　人参　麦冬　熟地黄　杜仲　肉苁蓉　白芍　当归　五味子　莲子

月经量多或淋漓不净者,加续断、鹿角霜;头晕目眩者,加制何首乌、枸杞子。

【其他疗法】

(一)中成药

(1)桂枝茯苓胶囊,每次3粒,每日3次,经期停服。用于瘀血阻滞、寒湿凝滞者。

(2)大黄蟅虫胶囊,每次4粒,每日3次。经期停服。用于瘀血阻滞者。

(3)经带宁胶囊,每次3片,每日3次。用于湿热瘀阻者。

(二)外治

可采用中药保留灌肠、中药外敷、中药离子导入等方法(参见慢性盆腔炎)。

(1)复方丹参注射液20 ml,加入5 %葡萄糖注射液500 ml,静脉滴注,7～10日为1个疗程。

(2)清开灵注射液30 ml,加入5 %葡萄糖注射液500 ml,静脉滴注,每日1次,7～10日为1个疗程。

(三)西医治疗

(1)物理治疗:超短波、透热、离子透入等物理疗法,以促进局部血液循环,消除水肿,缓解组织粘连。

(2)输卵管内注药:用透明质酸酶 1 500 U、庆大霉素 8 万 U、地塞米松 5 mg,加入生理盐水 20 ml,在 150 mmHg 压力下,以每分钟 1 ml 的速度经输卵管通液器缓慢注入。能减轻局部充血、水肿,抑制纤维组织形成,溶解或软化粘连,达到闭塞部位通畅的目的。于月经干净后 2~3 日开始,每周 2 次,连用 2~3 个周期。

(3)放射介入:在 X 线荧光屏下,将导管或微导丝经宫颈插入至输卵管阻塞部位做扩通。用于输卵管近端阻塞。

(4)腹腔镜手术:腹腔镜下做盆腔粘连松解术,输卵管伞端造口术;对散在的内膜异位灶做电凝术。

(5)宫腹腔镜联合手术:对于输卵管近端阻塞,在宫腹腔镜直视下做介入术及盆腔粘连松解术。

(6)显微外科手术:针对输卵管不同部位的阻塞,做输卵管伞端周围粘连分离术及造口术、输卵管端端吻合术、输卵管子宫植入术等。

(7)宫腔配子移植:将成熟卵子与经获能处理的精液及适量培养液用导管送入宫腔深部,即直接将配子移植在宫腔内受精、着床。

(8)体外受精与胚胎移植:试管婴儿。将卵子和精子取出体外,在体外培养系统中受精,发育成胚胎后,将优质胚胎移植入宫腔内,让其种植、着床。

【预防与调护】

(1)注意经期卫生,严禁经期性生活,以防盆腔感染。

(2)应重视婚前教育,避免婚前妊娠,做好新婚夫妇的避孕指导及计划生育宣传工作,减少人工流产率。

(3)积极预防和早期治疗人工流产及分娩所致的生殖道感染。人工流产术前应严格检查生殖道分泌物的清洁度,术中应严格执行无菌操作,术后常规预防性应用抗生素。如有盆腔感染,则应及时彻底治疗,以降低输卵管阻塞继发不孕症的发生。

第三节　免疫性不孕

女性卵巢功能正常、输卵管通畅,配偶精液正常而未受孕者,以往归于原因不明性不孕症。近 20 年来,对生殖免疫调节的研究发现与不孕相关的免疫学因素主要为抗精子抗体(antisperm antibody,ASAb)、抗透明带抗体(抗卵巢抗体)等。在原因不明性不孕症中相当大的部分属于免疫性不孕。

【诊断】

根据中国中西医结合学会妇产科专业委员会 1991 年制定的女性不孕症诊疗标准,凡符合不孕症的诊断,临床及各项检查除外排卵功能障碍、子宫内膜异位症、输卵管炎、子宫腺肌病、宫腔粘连等引起的不孕,血清或宫颈黏液 ASAb 阳性,或抗透明带抗体阳性,则可确诊为免疫性不孕。此外,性交后试验每高倍视野下宫颈黏液中有力前进的精子<5 个;精子-宫颈黏液

接触试验见与宫颈黏液接触面的精子不活动或活动迟缓,可作为参考指标。

(一)病史

应详细询问,了解有无经期性交、盆腔炎、宫颈炎病史,或配偶有生殖道炎症病史。

(二)临床表现

可有月经异常,带下异常,腰骶疼痛,或性交后出血。部分患者除不孕外,并无症状。

(三)检查

1.妇科检查

部分患者有宫颈糜烂、息肉,接触性出血;子宫固定,抬举痛;两侧附件增厚或输卵管增粗、压痛等。

2.实验室检查

凡是符合不孕症诊断的患者,在常规检查后未发现异常,已排除排卵障碍、输卵管阻塞、男性精液异常等情况,应做免疫学检查以了解有无免疫学因素存在。

(1) ASAb 测定:可采用酶联免疫吸附测定(enzyme linked immunosorbent assay,ELISA)、免疫珠试验(IBT)、混合抗球蛋白试验、精子制动试验等方法检测血清、宫颈黏液或男性精浆的 ASAb。目前多数医院采用 ELISA 法,并可以测定 Ig 类型,血清中主要是 IgG 和 IgM,宫颈黏液或男性精浆中主要是 IgG 和 IgA。

(2)抗卵巢抗体(AOAb)测定:采用 ELISA 法检测。但敏感度不高,未能定量,仅可作临床诊断的参考。

(3)性交后试验:排卵期性交后 2～8 小时取宫颈黏液涂片,每高倍视野下有 20 个活动精子属于正常。如活动精子<5 个,则提示局部有免疫异常。

(4)精子-宫颈黏液接触试验:排卵期取宫颈黏液和配偶精液,分别置一滴于玻片,镜下观察,如在宫颈黏液接触面的精子不活动或活动迟缓,提示有免疫异常。

如宫颈有炎症,或黏液黏稠,或白带常规检查有白细胞等均不宜进行性交后试验或精子-宫颈黏液接触试验。

【因、证、辨、治】

抗精子抗体是引起免疫性不孕的最常见的原因。女性 ASAb 的产生主要与免疫反应的个体差异、配偶精液中缺乏免疫抑制因子、生殖道感染及在生殖道黏膜损伤的情况下性交有关。ASAb 可引起精子凝集,降低精子的活动能力。IgA 类 ASAb 能使精子呈现"震颤现象",从而抑制精子穿透宫颈黏液,并可能干扰精子获能,影响顶体酶的释放,阻碍顶体反应的发生。

抗卵巢/透明带抗体干扰生育的机制可能是封闭透明带上的精子受体,干扰精子与透明带的结合,影响精子穿透透明带;并使透明带变硬而影响着床。

免疫性不孕的辨证主要根据症状与舌脉,对没有明显症状的患者可根据月经、带下的表现进行辨证。

一、邪瘀内结证

[病因病机]经期、产后血室正开,如不节房事,引致邪毒内侵,损伤血络,瘀毒内阻,冲任不畅,精不循常道,变为精邪,与血搏结,凝聚成瘀,阻滞冲任;或素有带下病,湿热蕴结,流注于肝

经、冲任,使冲任不得相资,胎孕难成。

[临床证候]婚后不孕,或下腹胀坠,或腰骶酸痛,或带下量多,色黄质稠,或交接出血,口干,大便不爽或便秘,舌红,苔黄或腻,脉弦数。

[辨证依据]

(1)有经期、产后不节房事,或宫颈炎、盆腔感染史。

(2)下腹胀坠,或腰骶酸痛,或带下量多,色黄质稠,或交接出血,口干,大便不爽或便秘。

(3)舌红,苔黄或腻,脉弦数。

[治疗原则]清热活血。

[方药选用]龙胆泻肝汤(方见带下过多)加牡丹皮、地骨皮。

日久伤阴,肝阴不足,虚火亢盛,心烦失眠,渴不欲饮者,去当归,加沙参、墨旱莲、白芍、郁金。

二、阴虚夹瘀证

[病因病机]素体虚弱,或情志抑郁,五志化火,肾精耗损,冲任不充,胞脉失养,阴虚内热,灼伤精血,瘀热内结,使精不循常道,与瘀热相搏结,冲任不能相资,难以孕育。

[临床证候]月经先期,或经期延长,量少,色鲜红或紫暗,有小血块,口干咽燥,心烦失眠,舌边尖红,苔少,脉细数。

[辨证依据]

(1)素体阴虚,或情志抑郁。

(2)月经先期,或经期延长,量少,色鲜红或紫暗,有小血块,口干咽燥,心烦失眠。

(3)舌边尖红,苔少,脉细数。

[治疗原则]滋阴降火,佐以活血。

[方药选用]知柏地黄丸(方见月经后期)加丹参、郁金、甘草。

月经量少,经行不畅者,加益母草、桃仁;大便秘结者,加玄参、生地黄、桃仁。

肝肾阴虚,而瘀热不甚,治宜滋养肝肾,用五子衍宗丸(《证治准绳》)。

菟丝子 覆盆子 五味子 枸杞子 车前子

三、脾虚夹湿证

[病因病机]素体脾虚,或脾肾气虚,水湿内蕴;或房事不节,湿邪乘虚而入,邪与血相搏结,形成湿浊、痰瘀,阻于冲任,不能摄精成孕。

[临床证候]月经量多,色淡暗,或经期延长,或腹痛隐隐,带下增多,色白黏稠,大便溏薄,神疲乏力,舌淡暗,苔薄白,脉细缓。

[辨证依据]

(1)素体虚弱。

(2)月经量多,色淡暗,或经期延长,或腹痛隐隐,带下增多,色白黏稠,大便溏薄,神疲乏力。

(3)舌淡暗,苔薄白,脉细缓。

[治疗原则]升阳化湿,佐以活血。

[方药选用]助阳抑抗汤(经验方)。

黄芪　党参　鹿角片　丹参　赤芍　白芍　茯苓　川芎　山楂

【其他疗法】

(一)外治

(1)复方黄柏液：将浸透药液的带线棉球置于宫颈处,保留 6～8 小时自行拉出,每日 1 次,连续 10 日为 1 个疗程,经期停用。用于邪瘀内结证,合并宫颈炎者。

(2)博性康药膜：每次 1 片,纳入阴道,连续 10 日为 1 个疗程,经期停用。用于邪瘀内结证,合并宫颈炎者。

(二)隔绝疗法

性交时使用避孕套,避免精子抗原再次进入其免疫系统,使抗体效价逐渐下降。6 个月为 1 个疗程。用于 ASAb 阳性者。

(三)西医治疗

1.西药

主要是免疫抑制剂治疗。常用皮质激素类,有中剂量、小剂量疗法,以及局部用药法。

(1)中剂量疗法：脱氢可的松每日 40～60 mg,内服,每 3～4 日减少 10 mg,减至每日 5 mg,再维持 3～5 日后停药。

(2)小剂量疗法：地塞米松每日 2～3 mg,内服 9～13 周,再经过 7 周的逐渐减量后停药。或用泼尼松 5 mg,每日 3 次,于排卵前内服 14 日。

(3)局部用药：泼尼松每日 10 mg,阴道用药 3～6 个月,经期停用。用于宫颈黏液 ASAb 阳性者。

2.辅助生育技术

可采取宫腔内人工授精或体外受精-胚胎移植。

【预防与调护】

(1)避免经期、产后、宫腔手术后性生活。

(2)积极治疗宫颈炎、盆腔炎等生殖道感染,尤其是沙眼衣原体、支原体引起的感染。

(3)男性生殖道感染时应避免性交或使用避孕套。

第四节　心因性不孕

在不孕夫妇中,有 10 ％～15 ％经各种临床及病理检查不能确定病因,社会心理因素在其发病及病程演变中起着重要的作用,则属于心因性不孕,具有可缓解和复发倾向。不孕患者存在着复杂的心理威胁和情绪紧张。不孕可导致精神情绪变化,反过来精神情绪的变化又影响受孕,如得不到心理治疗,不能控制自身感受和情感,则将进一步影响治疗的效果。

中医学认为女子的情绪状态与生育有很大的关系,《大生要旨》云"种子求嗣",必须"毋伤于思虑,毋耗其心神,毋意弛于外而内虚,毋志伤于内而外驰……"。《景岳全书·妇人规》也云:"产育由于血气,血气由于情怀,情怀不畅则冲任不充,冲任不充则胎孕不受。"《济阴纲目·

求子门》云:"凡妇人无子,多因七情内伤,致使血衰气盛,经水不调……不能受孕。"陈修园在《女科要旨》云:"妇人无子,皆由经水不调者,皆由内有七情之伤……"指出心理失调,肝气郁结,情志不达,冲任失和,则不能摄精成孕。《傅青主女科》云,"盖子母相依,郁必不喜,喜必不郁也。其郁而不能成胎者,以肝木不舒,必下克脾土而致塞……则胞胎之门必闭,精即到门,亦不得其门而入矣。"说明情绪不佳可致生殖功能紊乱,影响受精而致不孕。

【诊断】

(一)病史

详细询问病史,尤其注意社会生活因素、家庭、婚姻、性生活、有无精神刺激、环境变迁及其他原因。精神情绪稳定性及涉及自主神经系统功能失调的某些陈诉,如肩酸、便秘、头重、潮红、蚁行感和皮肤症状等。

(二)临床表现

婚后多年不孕夫妇,常无明显症状,经系统检查,双方未发现器质性病变及生殖功能异常的,应详细询问,并用心理量表做生活事件的调查,可有下面临床心理特征。

1.焦虑心理

不孕早期常紧张不安,消极焦虑。

2.耻辱心理

因不能生子女感到自卑无能,被歧视耻笑,心情烦闷、抑郁、悲伤,羞于见人。

3.绝望心理

对不孕的检查而未得出异常的诊断结果时,患者常有挫折感、失落感,或有绝望之念。

4.性功能障碍

由于不孕,患者往往自认为在社交和性方面都是缺乏吸引力的、孤立无援的,所以常出现性欲下降、性反应能力和性快感降低等性功能障碍。

5.假孕体验

主要在暗示性强或病症性格者中多见。可有妊娠反应、停经、腹部隆起,甚至自感胎动等,临床检查均正常。

(三)检查

1.不孕症

专科检查生殖器官、排卵功能、输卵管、免疫功能等无异常。

2.心理学试验

包括精神分析及脑电图、皮肤电阻反应,以及指尖容积波形测定等其他检查。

3.自主神经系统功能检查

包括眼球压迫试验、颈动脉压迫试验、自主神经张力测定以及肾上腺素、Mecholyl(乙酰胆碱前体,拟副交感神经剂及血管舒张剂)等药物试验。

【因、证、辨、治】

心因性不孕的发病因素十分复杂,社会因素、心理因素与生物学因素往往交织在一起,共同起作用。社会压力、工作挫折、家庭关系紧张等生活事件对心身疾病起激发作用;人格特征、情绪状态和童年精神创伤等内在因素可影响患者对外部不良刺激的反应,从而导致心身障碍。

中医学认为情志与脏腑关系密切,情感活动是以五脏精气作为物质基础的。肝主疏泄,脾为气血生化之源,肾主生殖。抑郁忿怒,肝气郁结,疏泄失常,气血不和,冲任不能相资,以致不孕。反过来,婚久不孕的过度忧郁又往往会导致肝的疏泄功能失常,从而加重不孕。忧思不解,损伤脾气,脾虚血少,血海不充,可致月经不调,乃至不孕。惊恐过度,肾气虚损,冲任失养,不成摄精成孕,而导致不孕。此外,肝郁日久,血行不畅,瘀血阻滞,两精不能结合,以致不孕。

一、肝气郁结证

[病因病机]抑郁忿怒,肝郁气结,疏泄失常,气血不和,冲任不能相资,以致不孕。

[临床证候]经期先后不定,经来少腹胀痛,经行不畅,量少色暗,有小血块,经前乳房胀痛,胸胁不舒,精神抑郁,或烦躁易怒,舌质正常或暗红,苔薄白,脉弦。

[辨证依据]

(1)素性抑郁。

(2)经期先后不定,经来少腹、乳房胀痛。

(3)精神抑郁,或烦躁易怒,舌质正常或暗红,苔薄白,脉弦。

[治疗原则]舒肝解郁,调经助孕。

[方药选用]开郁种玉汤(方见排卵障碍性不孕)。

二、脾虚血少证

[病因病机]忧思不解,损伤脾气,气血生化乏源,血海不充,可致闭经、崩漏、月经不调等,乃至不孕。

[临床证候]神疲乏力,食欲不佳,食后腹胀,月经不调,量或多或少,色淡质薄,带下量多,少腹下坠,头晕心悸,面色萎黄,四肢不温,大便溏薄,面目浮肿,下肢水肿,舌淡边有齿痕,苔薄白,脉虚弱。

[辨证依据]

(1)忧思不解病史,或有闭经、崩漏、月经不调等病史。

(2)月经不调,量或多或少,色淡质薄,带下量多。

(3)纳呆神疲,面色萎黄,舌淡边有齿痕,苔薄白,脉虚弱。

[治疗原则]益气补血,健脾助孕。

[方药选用]归脾汤(方见月经先期)。

三、肾气不足证

[病因病机]悲伤、惊恐过度,肾气虚损,冲任失养,不成摄精成孕,而导致不孕。

[临床证候]月经后期,量少色淡,质稀,或月经稀发、闭经,面色晦暗,腰酸腿软,性欲淡漠,头晕耳鸣,精神疲倦,小便清长,大便不实,舌淡,苔白,脉沉细或沉迟。

[辨证依据]

(1)惊恐过度病史,或有崩漏、闭经病史。

(2)月经后期,量少色淡,质稀,或月经稀发、闭经。

(3)面色晦暗,腰酸腿软,性欲淡漠,头晕耳鸣,精神疲倦,舌淡,苔白,脉沉细或沉迟。

[治疗原则]补肾益气,调经助孕。

[方药选用]毓麟珠(方见排卵障碍性不孕)加紫河车、丹参、香附。

四、瘀血阻滞证

[病因病机]肝郁日久,血行不畅,瘀血阻滞胞脉,两精不能结合,以致不孕。

[临床证候]月经后期,量少或多,色紫黑,有血块,经行不畅,或少腹疼痛,经时加重拒按,舌紫暗或有瘀点,脉细弦。

[辨证依据]

(1)素性抑郁,情怀不畅病史。

(2)月经后期,量少或多,色紫黑,有血块,经行不畅,或少腹疼痛,经时加重拒按。

(3)舌紫暗或有瘀点,脉细弦。

[治疗原则]活血化瘀,调经助孕。

[方药选用]少腹逐瘀汤(方见痛经)。

【其他疗法】

(一)针灸

(1)肾虚证取关元、气海、三阴交、足三里、肾俞,隔日1次。

(2)脾虚血少证取任脉、中极、关元、冲脉、大赫、三阴交、血海、脾俞,在行经第1日即埋针。有促排卵作用。

(3)瘀血阻滞证取关元、归来、水道、曲骨、三阴交、外陵,隔日1次。

(4)耳针取屏间、卵巢、子宫、肝、肾,每次2~4穴,每日1次,10日为1个疗程。

(二)心理治疗

心因性不孕涉及了人与社会,人与人,以及疾病和患者之间的关系,从调节心理和躯体的平衡入手,从身心两方面治疗,从而达到整体治疗的目的。

(1)建立良好医患关系:不孕妇女身心蒙受着极大的痛苦,表现为心情烦躁、焦虑、心神不定等。医院的环境、人际关系及作息时间都与家里不同,需要医生细心了解患者的心理活动和病情。在治疗中应同情和关怀患者,建立和谐、融洽的医患关系,仔细倾听她们的意见,给她们讲解性知识,预测排卵期。指导她们性交次数应适度,保持愉快情绪,消除因情绪引起的性功能障碍。

(2)夫妻同治:不孕是夫妇双方的问题,应对双方进行诊治。当夫妇一同就诊时,他们的焦虑可能会少些。医生和不孕夫妇一起讨论他们的期望,讲解有关疾病的发生、发展、经过和治疗前景,指导他们学会自我消除紧张状态,自我松弛,对待人生、对待婚姻和生育要有正确的态度,使他们在精神上得到安慰和情绪上得到稳定。

(3)小组治疗:医生可与多名不孕夫妇共同讨论有关不孕的知识,并回答他们的各种疑问,鼓励他们之间相互交流各自的感受和治疗过程,减轻精神压力,帮助他们逐渐打破恶性心理循环。同时还应告诉他们做好心理准备,以便完成各项检查和治疗,以及可能的治疗失败。

（4）必要时给予暗示疗法、音乐疗法、催眠疗法、气功疗法及辅助用药，以调整心态，化解困境，减轻或消除各种心理症状。如在心情烦躁、忧郁时，可以欣赏优美抒情的轻音乐或喜爱的戏曲唱段，以消除紧张的情绪。也可以看戏、跳舞，到花丛中漫步或旅游等，改善生活环境，暂时忘掉生活中的烦恼。还可以做气功、打太极拳，以及按摩等活动，以放松肌肉，缓解紧张的情绪，对神经内分泌紊乱所致的不孕颇有裨益。

（三）辅助用药

对处于应激状态及自主神经系统功能失调的妇女，给予精神安定、镇静剂及自主神经阻滞剂等有一定疗效，可于排卵期前后酌情服用精神安定、镇静药。

【预防与调护】

（1）培养健全的人格，增强心理应激的承受力和抗病能力。

（2）提供精神文明，讲社会公德，培养良好的人际关系，减少和缓解心理冲突，提高应激能力，以适应社会发展的需要。

（3）提高对身心健康的认识，增强心理素质，积极锻炼身体，增强机体免疫力。以理智应付突发事件，锻炼和提高心理应激的承受能力，避免心因性不孕的发生。

（4）加强体质和健康锻炼，加强营养，积极治疗全身慢性病灶。

第十一章　前阴疾病

前阴疾病是指发生在外阴、阴道的疾病,包括阴痒、阴疮、阴痛、阴挺等。导致阴痒、阴痛的原因很多,属于生殖系统炎症所致者,已在第九章阐述。本章仅介绍外阴上皮内非瘤样病变和盆底功能障碍性疾病(阴挺)。

第一节　外阴上皮内非瘤样病变

外阴上皮内非瘤样病变是指外阴部皮肤和黏膜组织发生变性及色素改变的慢性疾病,又称外阴色素减退疾病。因病变部位皮肤和黏膜多呈白色,故又称外阴白色病变。以往曾称外阴白斑,认为是癌前期病变,随着研究的深入,渐渐改变了这一观点。1975 年国际外阴阴道病研究协会(international society for the study of vulvovaginal disease, ISSVD) 将此病命名为慢性外阴营养不良,但迄今未发现病变部位有明确的血管神经营养失调,因而 1987 年国际外阴阴道病研究协会与国际妇科病理学家又共同讨论,建议废止慢性外阴营养不良的术语,以皮肤和黏膜上皮内非瘤样病变替代之,并根据其病理特征分为外阴鳞状上皮细胞增生、硬化性苔癣及其他皮肤病。

其临床特点是外阴奇痒难忍、灼热疼痛,阴蒂阴唇萎缩,甚则粘连、性交困难等,目前尚无理想的治疗手段,严重影响妇女心身健康。

中医古籍中无此病名,但根据其症状及体征表现,可属阴痒、阴疮、阴痛等范畴。这些病证的论述首见于《金匮要略·妇人杂病脉证并治》。以后历代中医妇科及中医外科书籍如《诸病源候论》称"阴门痒""阴𧏾"。《济阴纲目》云:"妇人阴痒者……微则为痒,重者乃痛。"《外科正宗》《疡医大全》也有论述,不少内服外治的方药至今仍应用于临床,可作为诊治此病的借鉴。

【致病机制】

本病表现在皮肤黏膜,其根在脏腑气血的虚损,是肝、脾、肾三脏功能失常所致。前阴为厥阴肝经循行的部位,肝为风木之脏,主藏血及疏泄,脾司生化气血,主肌肉,肾藏精,开窍于二阴。《诸病源候论》云:"肾荣于阴器,肾气虚,则为风邪所乘,邪客腠理,而正气不泄,邪正相干,在于皮肤故痒。"《女科经纶》云:"肝经血少,津液枯竭,致气血不能荣运,则壅郁生湿,湿生热,热生浊是也。"可见肝、脾、肾三脏功能紊乱,则生化乏源,精血不充,气血失和,外阴失于濡养,血虚则营燥,血虚生风,是以外阴瘙痒干燥,灼热疼痛,为病之本。一旦正虚邪侵,或湿毒内袭,或肝经郁热,外阴破溃,湿热下注,为病之标。不注意个人卫生、劳累过度、房事不节、外阴局部过度刺激等,常为本病发生的诱因。

西医学对其病因尚不清楚。鳞状上皮细胞增生以往称增生性营养不良,目前尚无确切证据表明慢性损伤、过敏、局部营养失调或代谢紊乱是导致此病的直接原因,但外阴局部皮肤长期处于潮湿状态和阴道排出物的刺激等因素可能与其发病有关。

外阴硬化性苔癣有家族性发病的报道,有报道患者 HLA-B40 抗原的阳性率较高,故认为此病与 HLA-B40 有关。也有发现患者可合并斑秃、白癜风、甲状腺功能亢进或减退等自身免疫性疾病,说明此病与自身免疫有关。此病好发于成年女性,患者血中二氢睾酮水平明显低于正常同龄妇女,且当对患处皮肤采用睾酮进行局部治疗时往往有效,因而提示患者血中睾酮水平低下可能为发病原因之一。

在增生型和混合型中若发现有非典型增生,则有继发癌变的可能。

【诊断与鉴别诊断】

一、诊断

(一)病史

可有反复的阴道炎病史,或有白癜风、甲状腺功能亢进或减退等病史。

(二)临床表现

外阴瘙痒,灼热疼痛,溃烂渗液,性交困难,或尿痛、尿频、失眠等。

(三)检查

1.妇科检查

(1)鳞状上皮细胞增生:外阴大阴唇,阴唇间沟、阴蒂包皮和后联合处皮肤粗糙、肥厚,颜色减退,呈暗红或粉红色,并有界限清晰的白色斑块,或表面有鳞屑、湿疹样改变。多见于 50 岁以前的中年妇女。一般无萎缩或粘连。

(2)外阴硬化性苔癣:外阴皮肤、黏膜及肛门周围皮肤变薄失去弹性,干燥易皲裂,色素减退或变白,阴蒂萎缩且与其包皮粘连,小阴唇平坦萎缩,逐渐与大阴唇内侧融合以致完全消失。晚期皮肤菲薄皱缩似卷烟纸,阴道口挛缩狭窄以致性交困难。可见于任何年龄,但以 40 岁左右妇女发病率最高。

(3)硬化性苔癣合并鳞状上皮细胞增生(混合型):增生型与萎缩型外阴局部体征并见。

2.辅助检查

活体组织病理检查是确定增生型、萎缩型、混合型,或是否存在不典型增生或癌变的唯一确诊方法。

鳞状上皮增生,如出现溃疡长期不愈,特别是有结节隆起时,应警惕局部癌变的可能,应及早活检确诊。活检应在皲裂、溃疡、隆起、硬结或粗糙处进行,并应选择不同部位多点取材。

二、鉴别诊断

外阴鳞状上皮增生需与外阴白癜风、外阴白化病、外阴炎相鉴别;外阴硬化性苔癣需与老年生理性萎缩相鉴别。

1.外阴白癜风

除外阴皮肤发白外,全身其他部位也可伴发白癜风。发白区界限分明,表面光滑润泽,质地完全正常,且无任何自觉症状。

2.外阴白化病

外阴白化病为全身性遗传性疾病,仅外阴局部发病为外阴白化病,无自觉症状,也不致癌,不必治疗。

3.外阴炎

各种慢性外阴病变如糖尿病性外阴炎、念珠菌性外阴炎、外阴擦伤、湿疣等长期刺激,可使外阴表皮过度角化,经渗出物浸渍,角化表皮常脱屑而呈白色。此类患者多有局部瘙痒、灼热、疼痛、带下增多等自觉症状。

4.老年生理性萎缩

老年生理性萎缩仅见于老年妇女,其外阴部皮肤的萎缩情况与身体其他部位皮肤相同,表现为外阴组织包括皮肤各层及皮下脂肪层萎缩,因而大阴唇变平,小阴唇退化,但患者无任何自觉症状。

【因、证、辨、治】

本病可分虚实两端:虚者有因脏阴亏虚,或由阳虚内寒,或血虚失荣化燥,乃至冲任虚损,阴部失于濡养或温煦所致;实者可因肝郁伐脾,肝热脾湿,湿热浸渍,冲任受损,阴部为湿热阻遏,因而出现此病证。根据局部所见,结合兼证,外阴皮肤呈灰白色,薄脆干燥,或增厚粗糙,外阴萎缩,弹力下降者,或溃疡经久不愈者属虚;局部皮色发白,粗糙增厚,周围肤色发红,溃烂流黄水或带浊多者为实。

[治疗原则]虚者补之,实者泻之。方法上应内服外治并举,采用补益肝肾、养荣润燥、祛风止痒、清热利湿为主的治则,辅以其他外治法。

一、肝肾不足证

[病因病机]肾藏精,肝藏血,乙癸同源,肾开窍于二阴,肝脉绕阴器。素体虚弱,或久病失养,或多产房劳,或失血过多,重耗精血,肝肾亏损,外阴失于滋养。

[临床证候]外阴干燥瘙痒,烧灼疼痛,性交困难,头晕目眩,双目干涩,腰膝酸楚,耳鸣乏力,外阴局部皮肤黏膜变薄变脆,弹性减弱或丧失,色素减退或消失,阴蒂及小阴唇萎缩平坦,甚或粘连,舌红,苔薄,脉细软。病理活检多见为硬化苔癣型。

[辨证依据]

(1)素体肝肾亏损,有久病、失血病史。

(2)外阴局部萎缩性改变,伴头晕目眩,腰膝酸楚,耳鸣。

(3)病理活检多见硬化苔癣型。

(4)舌红,苔薄,脉细软。

[治疗原则]补益肝肾,养荣润燥。

[方药选用]

(1)左归丸(方见崩漏)合二至丸(方见经间期出血)。

头晕目眩者,加当归、白芍、川芎、钩藤;外阴黏膜弹性减退,性交困难者,加淫羊藿、菟丝子、仙茅、肉苁蓉;大便干结者,加玄参、麦冬、何首乌;阴户烧灼疼痛者,加知母、黄柏。

(2)杞菊地黄丸(方见月经先后无定期)。

二、肝郁气滞证

[病因病机]情志所伤,性情抑郁,肝失疏泄,气机不畅,气血失和,化燥生风。

[临床证候]外阴瘙痒干燥,灼热疼痛,性情抑郁,经前乳房胀痛,胸闷嗳气,两胁胀痛,外阴局部皮肤粗糙肥厚,或皲裂、脱屑、溃疡,或色素减退,可发生在大小阴唇间或波及阴蒂会阴处,舌苔薄,脉细弦。病理活检多见于增生型改变。

[辨证依据]

(1)有情志创伤史。

(2)外阴局部呈增生型改变,伴情志抑郁,乳房胀痛等。

(3)病理活检为增生型改变。

(4)舌苔薄,脉细弦。

[治疗原则]疏肝解郁,养血祛风。

[方药选用]

(1)黑逍遥散(《太平惠民和剂局方》)。

地黄　柴胡　当归　白芍　白术　茯苓　甘草　生姜　薄荷

肝阴不足,咽干口燥,头晕目眩者,加枸杞子、麦冬、北沙参;肝郁化热,心烦易怒者,加牡丹皮、黑栀子、郁金;胸胁乳房胀痛者,加橘核、丝瓜络、川楝子。

(2)清肝引经汤(方见月经前后诸证)。

三、心脾两虚证

[病因病机]素体虚弱,久病失养,脾虚气弱,心血不足,气血两亏,外阴络脉失养。

[临床证候]外阴干燥瘙痒,头晕目眩,心悸怔忡,夜寝梦扰,面色萎黄,气短乏力,外阴局部皮肤黏膜变薄,色素减退,脱屑皲裂或阴唇阴蒂萎缩粘连,或局部增厚,舌淡胖,苔薄,脉细弱。病理活检多见于萎缩型改变,也可见增生型。

[辨证依据]

(1)素体脾虚气弱,或久病史。

(2)外阴呈萎缩型改变,或可见增生型,伴头晕目眩,面色萎黄,心悸怔忡。

(3)病理活检多见萎缩型,少数见增生型。

(4)舌淡胖,苔薄,脉细弱。

[治疗原则]益气养血,润燥止痒。

[方药选用]

(1)归脾汤(方见月经先期)。

脱屑皲裂者,加桃仁、红花、穿山甲、鳖甲;阴蒂、阴唇萎缩者,加菟丝子、肉苁蓉、制何首乌。

(2)人参养荣汤(方见月经后期)。

四、脾肾阳虚证

[病因病机]素体虚弱,肾阳不足,脾失温煦,阳气不得敷布,外阴络脉失养。

[临床证候]外阴瘙痒,腰脊酸楚,尿频尿多,四肢欠温,形寒畏冷,面浮肢肿,食欲缺乏,大便溏,外阴局部皮肤黏膜变薄变脆,色素减退,弹性减弱,阴蒂阴唇萎缩平坦,甚或粘连,舌淡胖,苔薄白或薄润,脉沉细无力。病理活检多见萎缩型改变。

[辨证依据]

(1)素体脾肾阳虚。

(2)外阴局部呈萎缩型改变,伴腰酸怕冷,面浮肢肿,大便溏,尿频。

(3)病理活检多呈萎缩型改变。

(4)舌淡胖,苔薄白或薄润,脉沉细无力。

[治疗原则]温补肝肾,祛风止痒。

[方药选用]

(1)右归丸(方见崩漏)。

外阴瘙痒者,加荆芥、防风、地肤子;阴蒂、阴唇萎缩者,加仙茅、淫羊藿、肉苁蓉。

(2)二仙汤(方见妊娠身痒)。

五、湿热下注证

[病因病机]肝经郁热,脾运失职,蕴湿化热,或湿毒内袭,流注下焦,浸渍外阴所致。

[临床证候]外阴瘙痒,烧灼疼痛,或破损溃疡,渗流黄水,白带增多,色黄气秽,胸闷烦躁,口苦口干,小便赤,大便秘,外阴局部皮肤黏膜粗糙肥厚,或变薄变脆,破损溃疡,红肿疼痛,渗流脓水,舌边尖红,苔黄腻,脉弦数。病理活检可见萎缩型、增生型或混合型、伴有感染炎症。

[辨证依据]

(1)素体肝郁脾虚。外阴瘙痒灼痛,局部破损溃疡,渗流黄水,伴口苦口干,小便赤,大便秘。

(2)病理活检为外阴营养不良,伴有感染炎症改变。

(3)舌边尖红,苔黄腻,脉弦数。

[治疗原则]清热凉血,利湿止痒。

[方药选用]

(1)龙胆泻肝汤(方见带下过多)。

局部红肿,渗流黄水者,加蚤休、土茯苓、连翘、大黄、牡丹皮;黄带增多者,加椿根皮、薏苡仁、车前草。

(2)止带方(方见带下过多)。

【其他疗法】

(一)针灸

(1)用 DRl-1 型电热针仪,针刺局部,电流量 55～110 mA,留针 30 分钟。

(2)体针取会阴、曲骨、中极,隔日 1 次,15 次为 1 个疗程,增生型浅刺,萎缩型深刺。

(3)耳针取神门、外生殖区、皮质下区、内分泌区。

(4)艾灸足三里、三阴交、外阴局部。

(5)穴位注射取肾俞、阴廉及脾俞、坐骨点,两组交替,每次每穴 1～2 ml 丹参注射液。也可配合针刺肾俞、横骨、三阴交、蠡沟。萎缩型,加脾俞、血海;瘙痒,加阴廉、坐骨点。

(二)外治

(1)中药外洗一方(《中医妇科治疗大成》):地肤子 15 g,蛇床子 15 g,白鲜皮 15 g,苦参 15 g,鹿衔草 15 g,淫羊藿 15 g,月石 15 g。水煎去渣,熏洗坐浴,每日 2 次。用于湿热蕴结证。

(2)中药外洗二方(《中医妇科治疗大成》):当归 20 g,川芎 10 g,生地黄 20 g,白芍 20 g,何首乌 20 g,防风 20 g,补骨脂 20 g。水煎去渣,熏洗坐浴,每日 2 次。用于肝肾亏损证。

(3)当归、苦参、蛇床子、菟丝子、地肤子、苍耳子、蒺藜、补骨脂、紫荆皮、淫羊藿、皂角刺,水煎取液湿敷外阴。

(4)消斑膏 1 号:由补骨脂、生狼毒、淫羊藿、白鲜皮、蛇床子、徐长卿、薄荷组成。用乙醇浸出液,回收浓缩后,制成霜剂。用于外阴无破溃皲裂者。

(5)消斑膏 2 号:1 号方去薄荷加 0.1 %泼尼松粉。用于 1 号消斑膏过敏者。

(6)消斑膏 3 号:1 号方去狼毒、薄荷,加白花蛇舌草、七枝黄花。用于局部有感染、破溃、皲裂者。

(7)消斑膏 4 号:1 号方去薄荷,加丙酸睾酮做成 0.2 %的霜剂。用于外阴萎缩粘连者。

(8)治白膏 1 号:由血竭、马齿苋、生蒲黄、章丹、延胡索、枯矾组成,制成软膏。用于外阴白色病损无破溃者。

(9)治白膏 2 号:由血竭、生蒲黄、章丹、蛤粉、白芷、铜绿组成,制成软膏。用于应用 1 号膏症状好转,或有反应者局部痛痒及皲裂破溃者。

(10)珍珠散:珍珠、青黛、雄黄各 30 g,黄柏 9 g,儿茶 6 g,冰片 0.5 g,共研细末,外搽。治疗阴痒,皮肤破溃者。

(11) 60 %乙醇 500 ml,浸泡射干 100 g,1 周后用,湿敷外阴。

(12)当归注射液 2 ml,维生素 B_{12} 1 000 μg,2 %普鲁卡因 4 ml,地塞米松注射液 4 mg,混匀分别在阴蒂注入药液 1/4 量,然后将针头转向两侧小阴唇,各注药液 1/4 量,余 1/4 量注入阴道后联合,每周 1 次。

(三)西药

局部激素治疗用于控制局部阴痒。

(1)外阴鳞状上皮增生:常用 0.025 %氟轻松软膏、0.01 %曲安奈德软膏、1 %~2 %氢化可的松软膏或霜剂等制剂,涂擦局部,每日 3~4 次。

(2)外阴硬化性苔癣:丙酸睾酮 200 mg 加入 10 g 凡士林油膏或软膏配制成 2 %制剂涂擦患部,擦后稍予按摩,每日 3~4 次,连续治疗 3~6 个月。瘙痒严重者,加入 1 %或 2.5 %氢化可的松软膏混合涂擦。如出现男性化副作用明显时,改用黄体酮油剂 100 mg 加入 30 g 凡士林软膏或油膏。凡瘙痒顽固表面用药无效者,用曲安奈德混悬液皮下注射。

幼女可采用 1 %氢化可的松软膏或用黄体酮油剂 100 mg 加入 30 g 凡士林软膏或油膏中,涂擦局部。

(四)激光

采用 CO_2 激光或氦氖激光治疗,破坏深达 2 mm 的皮肤层即可消失异常上皮组织和破坏真皮层内神经末梢,从而阻断瘙痒和搔抓所引起的恶性循环。激光治疗有手术精确,操作简易,破坏性较小,愈合后瘢痕组织较少的优点,但远期复发率在 50 %左右。

(五)手术

由于外阴鳞状上皮增生发生癌变的机会仅 5 %左右,且术后患者约 50 %发生远期复发,故手术治疗仅适应于已有恶变或恶变可能者;或长期药物治疗无效者。如病灶局限,可考虑做单纯病灶切除。病变范围较广,多需做单纯外阴切除术。由于术后形成瘢痕,常导致术后性交痛,故有主张手术时同时做皮片移植以减少瘢痕挛缩。术后应定期随访,远期复发率在50 %左右。

【转归与预后】

(1)通过药物治疗可以使异常细胞逆转而恢复正常,其转变的过程可由病变组织增厚部分脱屑,逐渐出现斑点状或弥漫状色素沉着,萎缩组织逐渐生长直到痊愈。病理活检也可见明显改善,即使不典型增生组织细胞也有可逆性的。

(2)密切随访,尤其是不典型增生型的患者,必须早期发现,积极治疗,密切随访是预防癌变的关键。

【预防与调护】

(1)积极治疗阴道炎、盆腔炎、子宫颈炎等,以避免外阴部经常受白带浸渍而发生炎症。

(2)持外阴皮肤清洁干燥,避免用手抓搔等刺激,避免刺激性药物及肥皂的刺激。

(3)衣着宽大,穿棉织内衣裤,勤换内裤。

(4)避免食用辛辣食物及过敏食物,多食蔬菜,保持大便通畅。

(5)保持精神情绪乐观,避免一切不良精神刺激,注意足够的睡眠和丰富的营养。

第二节　阴　挺

子宫从正常位置沿阴道下降,子宫颈外口达坐骨棘以下水平,甚则子宫全部脱出于阴道口外,或阴道前后壁膨出,统称为阴挺,或称阴挺下脱。前者为子宫脱垂,后者为阴道壁膨出。中医古籍又称"阴脱""阴颓""阴菌""阴蕈""阴痔""产肠不收"等,是妇科常见病,常与产时损伤、产后调护不当等因素有关。

阴挺病证首见于《诸病源候论·妇人杂病诸候四》,曰:"胞络伤损,子脏虚冷,气下冲则令阴挺出,谓之下脱。亦有因产而用力偃气而阴下脱者。诊其少阴脉浮动,浮则为虚,动则为悸,故令脱也。"巢元方总结正气内虚,临产损伤致阴挺的病因病机为后世医家所认同,也与西医学的认识基本一致。《景岳全书·妇人规》描述阴挺的临床特征:"妇人阴中突出如菌如芝,或挺出数寸,谓之阴挺。"提出"当以升补元气,固涩真阴为主"。至今不失为中医治疗阴挺的指导原则。历代医家对本病病因病机、辨证、治则及方药的论述,至今仍有较大的临床指导价值。

【致病机制】

病机以脾虚肾亏为主。产伤未复,中气不足,升提无权,带脉失约;年老体衰,肾气虚弱,冲任不固,系胞无力,导致子宫升提摄纳失司,此为虚证。脾肾亏损,湿浊内蕴,流注下焦,或体虚湿毒内侵,冲任、带脉失束,此为本虚标实证。

西医学认为子宫主要依靠盆底组织及附着于子宫的4对韧带,特别是主韧带的维持,使子宫在盆腔内处于正常的前倾位置。如盆底支持组织损伤,韧带松弛,则子宫失去支持而沿阴道方向下降,导致子宫脱垂。影响盆底组织及韧带损伤的原因有妊娠分娩损伤、长期腹压增加、盆底组织发育不良或退行性变。

【诊断与鉴别诊断】

一、诊断

(一)病史

有分娩损伤、产程过长、产后过早负重劳动、产后调护不当等病史,或有慢性咳嗽、便秘,或盆腔内巨大肿瘤等增加腹压的病史。

(二)临床表现

外阴及阴户坠胀,自觉有物自阴道脱出,在站立过久、劳累或下蹲、负重后症状加重,经休息后或可好转,尿频或大小便困难,甚则须用手将膨出的阴道脱出物上托后,方能得以大小便。长期摩擦可导致宫颈溃疡,甚至出血。溃疡继发感染时,有脓性分泌物渗出。

(三)检查

妇科检查子宫正常大小,子宫颈外口位于坐骨棘水平以下,或阴道前后壁膨出,两侧附件无异常。

以患者平卧用力向下屏气时子宫下降的最低点为分度标准,将子宫脱垂的程度分为 3 度。

Ⅰ度轻型:宫颈外口距处女膜缘<4 cm,未达处女膜缘。重型:宫颈外口已达处女膜缘,未超出该缘,检查时在阴道口可见到宫颈。

Ⅱ度轻型:宫颈已脱出阴道口外,宫体仍在阴道内。重型:宫颈和部分宫体已脱出阴道口外。

Ⅲ度:宫颈及宫体全部脱出于阴道口外。

二、鉴别诊断

1.阴道壁囊

肿壁薄,呈囊性,界限清楚,位置固定不变,不能移动。

2.子宫颈延长

单纯子宫颈延长者可见于未产妇,前后阴道壁不脱出,前后穹隆部很高,子宫体仍在盆腔内。用子宫探针探测宫颈外口至宫颈内口的距离,即可确诊。

3.子宫黏膜下肌瘤或宫颈肌瘤

为鲜红色球状块物,质硬,表面找不到宫颈口,但在其周围或一侧可扪及被扩张变薄的宫颈边缘。

【因、证、辨、治】

本病因体虚或产伤而致,属于虚证。虚者补之、陷者举之、脱者固之为其治疗原则。或补中气,或补肾气,佐以升提。病久体虚受邪,湿毒内侵,或湿热下注为虚中夹实,治疗以清热除湿治其标,热清湿去,仍以补气扶正固其本。

一、中气下陷证

[病因病机]素体虚弱,脾虚气陷,或劳倦伤脾,或分娩损伤,或努责太甚,产后失养,过早负重劳动,或长期咳嗽,长期从事下蹲劳动等,导致脾气虚弱,中气下陷所致。

[临床证候]子宫下垂,或见阴道前后壁膨出,劳累后加剧,伴头晕目眩,气短乏力,少腹及

阴户坠胀,白带清稀,小便频或尿后余沥,或大便不畅,舌淡胖边有齿痕,苔薄白,脉细软无力。

[辨证依据]

(1)素体虚弱,产伤史,产后过早劳动史,慢性咳嗽病史。

(2)子宫脱垂,或见阴道前后壁膨出,伴头晕乏力,少腹坠胀,气短。

(3)舌淡胖边有齿痕,脉细软无力。

[治疗原则]补气升提。

[方药选用]

(1)补中益气汤(方见月经先期)加枳壳、诃子肉。

形寒怕冷者,加附子、肉桂;白带增多者,加扁豆、山药、莲子肉。

(2)回阳升陷汤(《医学衷中参西录》)。

黄芪　桂枝　当归　干姜　炙甘草

二、肾虚不摄证

[病因病机]禀赋不足,肾亏气弱;或年高体弱,肾气虚衰;或房室劳倦,重伤肾气,封藏失职,冲任不因,带脉失约,摄纳无权所致。

[临床证候]子宫脱垂,或见阴道前后壁膨出,腰脊酸楚,头晕目眩,尿频尿多,舌淡,苔薄白,脉沉细无力。

[辨证依据]

(1)素体肾虚,有房劳多产史、产伤史、产后过早操劳史。

(2)子宫脱垂,或见阴道前后壁膨出,腰脊酸楚等。

(3)舌淡,苔薄白,脉沉细无力。

[治疗原则]益气补肾。

[方药选用]

(1)内补丸(方见带下过多)加升麻、柴胡、党参、枳壳。

尿频尿多者,加缩泉丸(《校注妇人良方》)。

益智仁　山药　乌药

(2)举元煎(方见月经过多)合肾气丸(方见卵巢早衰)。

三、湿热下注证

[病因病机]气虚脾弱,或肾气亏损,邪气乘虚而入;或外阴调护不当,湿毒外袭,湿热流注下焦所致。

[临床证候]子宫脱垂,或见阴道前后膨出,表面红肿、疼痛,甚或溃疡渗液,色黄秽臭,舌略红,苔黄腻,脉弦数。

[辨证依据]

(1)素体脾虚,有产后劳动过度及护理不当史。

(2)子宫脱垂,阴道前后壁膨出,局部红肿、疼痛、溃疡、渗液,色黄气秽。

(3)舌略红,苔黄腻,脉弦数。

[治疗原则]清热利湿。

[方药选用]龙胆泻肝汤(方见带下过多)合五味消毒饮(方见带下过多)。

【其他疗法】

(一)单方验方

(1)鸡蛋 1 个,在蛋壳上开一小口,将升麻 9 g 研细末放入鸡蛋内搅匀,用白纸封口,蒸熟服食,每日 1 次。

(2)枳实乌梅散:枳实、乌梅等分研细末,每次 5～8 g,每日 2 次。

(二)外治

(1)核桃皮水煎外洗。有较强的促进子宫肌肉收缩和收敛作用,并有祛湿杀虫之功。

(2)枳壳 100 g,水煎熏洗,每日 1 次。用于子宫脱垂无溃损者。

(3)丹参 15 g,五倍子 9 g,诃子 9 g,水煎熏洗,每日 1 次。用于子宫脱垂无溃损者。

(4)鲜马齿苋 100 g,蒲公英 50 g,枯矾 10 g,水煎温洗。用于黄水淋漓者。

(三)针灸

取子宫、三阴交、维胞、百会、气海、足三里,补法。腹部穴位可用长针,百会可采用隔附片灸法。

(四)子宫托

常用的为塑料制的环状及喇叭形子宫托,放入阴道内将子宫上托,早放晚取,月经期、妊娠期停放。现已较少使用。用于Ⅰ～Ⅱ度子宫脱垂。

(五)手术

保守治疗效果不理想者,可采用手术治疗。按患者子宫脱垂的程度、年龄、对生育的要求等选用相应的术式。

【转归与预后】

轻度子宫脱垂者,坚持中医药治疗,注意卫生保健,病情可好转或治愈。子宫脱垂较重者,尤其是合并阴道前后壁膨出者,药物治疗效果不佳,随着年龄的增长,子宫脱出常加重,易伴有小便失禁,影响身心健康。

【预防与调护】

(1)采用新法接生,如会阴裂伤者应及时修补。

(2)注重产后保健,新产后应多卧床休息,避免过早操劳,尤其是久站、负重及下蹲等。

(3)老年妇女有慢性咳嗽或习惯性便秘者,要积极治疗。

(4)老年妇女应多食蔬菜水果,保持大便通畅。多做缩肛运动,提高盆底肌肉张力。

(5)患者应注意外阴清洁,防止继发感染。

参考文献

[1] 陈镜合，周海平. 中医急诊学 [M]. 广州：广东高等教育出版社，1997.

[2] 罗元恺. 中医妇科学 [M]. 北京：人民卫生出版社，1988.

[3] 乐杰. 妇产科学 [M]. 北京：人民卫生出版社，2008.

[4] 罗颂平，罗元恺. 月经节律与月相的联系初探 [J]. 上海中医药杂志，1984（12）：42-44.

[5] 王清云，孙红光，赵君玫，等. 脾胃气虚生物化学基础的研究 [J]. 河南中医，1986（3）：6-12.

[6] 陈国桢. 肝郁脾虚证的本质探讨 [J]. 中西医结合杂志，1985（12）：732-735，708.

[7] 金益强，黎杏群，陈国林，等. 肝阳上亢证本质研究 [J]. 中西医结合杂志，1988（3）：136-140，131.

[8] 叶雪清，杨少文，李安，等. 阳虚患者植物神经系统功能、甲皱微循环和血液流变学的改变及相互关系 [J]. 中西医结合杂志，1989（10）：618-619.

[9] 罗元恺. 罗元恺论医集 [M]. 北京：人民卫生出版社，1990.

[10] 付金荣，李祥云，董肇杨. 血管加压素与子宫内膜异位症疼痛的关系及中药对其的影响 [J]. 上海中医药杂志，2000（10）：10-11.

[11] 张贵清. 王渭川老中医诊治妇科病的特点 [J]. 四川中医，1985（5）：9

[12] 哈荔田. 哈荔田妇科医案医话选 [M]. 天津：天津科学技术出版社，1982.

[13] 王竑. 早孕期间测定带下中蛋白含量变化的意义初探 [J]. 天津中医，1987（2）：23.

[14] 赵惠芳，刘德傅，朱德敏，等. 413 例正常妊娠妇女舌象和舌下脉观察 [J]. 上海中医药杂志，1988（10）：38-39.

[15] 薛秀珍. 不同月经周期类型与青春期多囊卵巢综合征的关系 [J]. 中国误诊学杂志，2003（4）：506-508.

[16] 唐吉父，罗元恺，孙宁铨，等. 闭经证治 [J]. 中医杂志，1985（8）：9-15.

[17] 程泾，谢侠人，高谷音. 功能性闭经和月经稀少辨证论治初探 [J]. 中医杂志，1984（7）：35-38.

[19] 王少华，王淑善，王卫中. 脾胃学说在妇科领域内的应用 [J]. 辽宁中医杂志，1982（4）：16-19.

[20] 中国中医研究院. 蒲辅周医案 [M]. 北京：人民卫生出版社，2005.

[21] 刘敏如，谭万信. 中医妇产科学 [M]. 2 版. 北京：人民卫生出版社，2011.

[22] 代慧. 绝经后阴道出血的临床分析 [J]. 临床医学，2006（10）：73.

[23] 张晓彤. 绝经后出血 112 例临床体会 [J]. 大连医科大学学报，2005（2）：132-133.

[24] 张军，夏恩兰，李斌. 阴道超声和宫腔镜检查对绝经后子宫出血的诊断价值 [J]. 中华妇产科杂志，2004（6）：55-56.